临床外科疾病诊疗与麻醉

耿直 等 主编

吉林科学技术出版社

图书在版编目（CIP）数据

临床外科疾病诊疗与麻醉 / 耿直等主编 . -- 长春：
吉林科学技术出版社，2023.6
ISBN 978-7-5744-0593-6

Ⅰ . ①临 … Ⅱ . ①耿 … Ⅲ . ①外科－疾病－诊疗②外
科手术－麻醉学 Ⅳ . ① R6

中国国家版本馆 CIP 数据核字 (2023) 第 129916 号

临床外科疾病诊疗与麻醉

主　　编　耿　直等
出 版 人　宛　霞
责任编辑　韩铭鑫
封面设计　刘　雨
制　　版　刘　雨
幅面尺寸　185mm × 260mm
开　　本　16
字　　数　313 千字
印　　张　14.5
印　　数　1–1500 册
版　　次　2023年6月第1版
印　　次　2024年1月第1次印刷

出　　版　吉林科学技术出版社
发　　行　吉林科学技术出版社
地　　址　长春市福祉大路5788号
邮　　编　130118
发行部电话/传真　0431-81629529 81629530 81629531
81629532 81629533 81629534
储运部电话　0431-86059116
编辑部电话　0431-81629518
印　　刷　廊坊市印艺阁数字科技有限公司

书　　号　ISBN 978-7-5744-0593-6
定　　价　114.00元

前 言

随着现代医学的快速发展，国内医学领域新理论、新方法不断涌现，各科疾病的基础理论研究、临床诊断和治疗均取得了重大进展。治疗方法不断推陈出新，传统治疗模式更加完善，外科疾病的诊疗效果也明显改善。同时，随着人们生活水平的提高和生活方式的改变，一些原来不被重视或未被发现的疾病进入人类的生活，影响着人类的健康。为了使广大临床医师在较短时间内，系统、全面地掌握外科疾病的诊断与治疗，我们特在有关专家的指导下编写了本书。

本书是由有丰富临床经验的外科医生编写，保持一定的学科系统性，突出临床疾病的重点和难点问题，并参阅大量相关资料，旨在向社会提供一部融实用性、先进性、独特性为一体，既有一定的广度、又有相当深度的外科参考书。本书内容尽量涵盖外科疾病的多方面，使医师、医学院校师生可从不同层次、不同角度学习到相关的知识。本书具体包括以下内容：麻醉机、胃肠手术麻醉、肝脏手术麻醉、胆道手术麻醉、骨科手术麻醉、高风险患者的麻醉、肝脏外科手术、胆道外科手术和骨外科手术。

由于编者的学术水平和经验有限，书中存在的错漏之处，衷心希望同仁们不吝赐教，使本书更趋完善。

目 录

第一章　麻醉机

麻醉机可用于实施全身麻醉、供氧及进行辅助或控制呼吸。要求提供的氧及吸入麻醉药浓度应精确、稳定和容易控制。现代麻醉机除了具有气路部分的基本构件外，还配备了电子、电脑控制和监测等仪器设备，因此，对操作和管理的要求较高。高水平的麻醉医师和多功能现代麻醉机相结合，是当今麻醉的发展趋势，必将大大减少机械故障所致的意外事故发生。

麻醉机按功能多少、结构繁简可分为：

(1) 全能型：结构复杂、功能齐全，具有电子或电脑控制的呼吸管理系统、监测仪器、报警系统，有的还有自动记录系统。

(2) 普及型：结构及功能较前项简单，但仍具备基本和重要的结构和部件，如氧化亚氮自动截断装置等安全系统以及装备结构和功能简单的麻醉呼吸机。

(3) 轻便型：具备麻醉机的基本功能，但结构简单、轻便、搬动灵活或携带方便。

麻醉机按流量高低可分为：

(1) 高流量麻醉机：氧及氧化亚氮最低流量大多在 0.5L/min 以上，故只能进行较高流量麻醉。

(2) 低流量麻醉机：氧及氧化亚氮的最低流量可达 0.02 ～ 0.03L/min，既可用于低流量麻醉，亦可施行高流量麻醉。

麻醉机按使用对象年龄可分为：

(1) 成人用麻醉机。

(2) 小儿用麻醉机。

(3) 兼用型麻醉机：成人麻醉机附有小儿呼吸回路和小儿呼吸机风箱。

第一节　麻醉机的结构和原理

麻醉机包括供气装置、流量计、蒸发器、通气系统、麻醉呼吸机、监测和报警装置、麻醉残气清除系统和各种附件与接头等。

一、供气装置

（一）气源

现代麻醉机一般有氧、氧化亚氮以及空气的管道进气接口，通气硬质皮管与中心供气系统或压缩气筒连接。此外，还配备相应的接口，直接与小压缩气筒联接，以供紧急时备用。

1. 压缩气筒

压缩气筒亦称贮气筒或气瓶，是贮存压缩氧气、二氧化碳、压缩空气和氧化亚氮等气体的密闭容器。压缩气筒均由能抗物理因素和化学因素影响、耐高温的全钢制成，筒壁至少厚 0.94cm。压缩气筒应有一定的膨胀性，但不应超过 10%。压缩气筒分为筒体、阀门和保护帽两部分。筒体容积有 1 ～ 9m^3 数种。为便于识别各种气体种类，避免错用，在筒体肩部必须刻有标记，包括：管理机构代号、气体化学名称符号、钢筒自重、耐受压力、出厂日期、复检日期及制造工厂等。国内氧漆成浅蓝色、氧化亚氮为银灰色、二氧化碳为黑色等。筒体的顶端的气筒阀门有两种类型：

(1) 隔膜型阀：适用于高压大气筒，为全开全关阀，必须与压力调节器连接，经减压后使用。

(2) 直接顶压型阀：适用于低压小气筒，可通过调节阀形状的大小控制输出气流。

压缩气筒使用时应注意：

(1) 应有完整的标签 (气体种类、级别和日期)。

(2) 阀门、接头、压力表等高压部分严禁接触油脂类物质。

(3) 高压气筒必须连接压力调节器后才能使用。

(4) 运输、贮存和使用应防震、防高温、禁忌接近火源或有导电可能的场所。

为杜绝接错气源，一般采用口径和轴针安全装置。更换气源时，应仔细核对，不得任意修改接口的安全装置，明显漏气时亦不得使用一个以上的垫圈，以防误用。

轴针安全系统：一般用于备用小气筒的接口处。其基本结构为：在气筒阀接头上增设两个大小不同的针突。只有在轴眼与针突两者完全相符合时，才能相互连接，由此可保证连接绝对正确。按国际统一规定，每种麻醉气体有其各自固定的轴眼和针突，此即为轴针指数安全系统，其划定标准为：从气筒接头出气口的中心点作一垂直纵线，再从中心点向右侧及向左侧各划一条呈 30° 的角线。在右侧角线上定出一个点，编号为：(1) 点开始，向左在每隔 12° 的角线上取一个点，这样可定出 6 个点，顺序编号为 (1)(2)(3)(4)(5)(6) 点，此即为 6 个轴眼的规定位置。依同样方法，在麻醉机进气口接头上定出相应的 6 个点，作为针突的规定位置。然后，按统一规定，每一种气体从 6 个点中取其两个点作为它的固定不变的轴眼和针突位置，这样一共可组成 10 种不同的组合，例如氧气规定取 (2)(5) 点，氧化亚氮规定取 (3)(5) 点。

2. 中心供气系统

中心供气系统有的只供氧气，也有的供给多种气体 (如 O_2、N_2O、压缩空气)。中心供气系统由气源、贮气装置、压力调节器、输送管道、墙式压力表和流量计组成。不同气源的接口应有明显的差别，以防误接。

口径安全系统：为防止麻醉机的管道气源接口接错气源，一般采用不同的接口口径系统。不同气筒除了接口口径明显不同外，接头的内芯长度也应不同。目前国内外临床使用的气源，无论来自压缩气筒或中心供气系统均采用口径安全系统。

3. 压力调节器

压力调节器又称减压阀。压力调节器把高压气源 (中心供气或压缩气筒) 内高而变化的压力降为低而稳定的压力，供麻醉机安全使用。常用有间接型压力调节器，使高压气筒经减压调节，降至 0.3 ～ 0.4mPa(3 ～ 4kg)/cm^2。利用调节螺杆可以调节输出气的压力。低氧压自动切断调节器定在使用氧和氧化亚氮混合气时，一旦氧压低于 0.25mPa(2.5kg)/cm^2，能自动截断氧化亚氮的输出，是防止患者缺氧的一种安全装置。

4. 压力表

压力表连接在气筒阀和减压阀之间，用以指示压缩气筒内气体压力，实际上压力表常与压力调节器制成一体出厂的。有些压力调节器上装有两个压力表，一个是高压表，用于指示压缩气筒内气体的压强；另一个是低压表，用于测量减压后气体的压强。

(二) 流量计

流量计是测定流动气体流量的工具。目前最常用的为进气口可变的悬浮转子式流量计。基本结构包括针栓阀、带刻度的玻璃管和轻金属制的浮标。临床上习惯将针栓归于流量计中一起讨论。

打开针栓阀，气流自玻璃管下方冲入，将浮标顶起，因浮标与玻璃管的间隙越往上越大，所以气体流量就越大或流速越快，与浮标顶面平齐的刻度数，即为气流量值。此外，还有浮标式流量计、滑球式流量计、水柱式流量计和弹簧指针式流量计等，已很少采用。

为了测定出更精确的流量值，近年来设计出各种宽范围的流量计，常用的有三种。

(1) 串联型流量计：由两个浮标重量不同的流量计串联，轻浮标测低气流量，重浮标测高气量。

(2) 单管双刻度流量计：刻度玻璃管下段直径细，圆锥度小，供测低流量用；玻璃管上段的直径粗、圆锥大，供测高气流量用。

(3) 并立型流量计：同时设置高低两个流量计和针型阀，一个为 10 ～ 100mL/min，另一个为 1 ～ 15L/min，根据需要时选择。

使用进气口可变型流量计时须注意防止灰尘、油脂或水分进入流量计或堵塞进气口，否则可妨碍浮标活动而影响读数的正确性；微调部件旋转时不能用力过猛，像针形阀旋拧过紧会使阀针变形，以致关闭不全而漏气，读数将不准确。

为防止麻醉机输出低氧性气体，除气源接口采用轴针安全系统和口径安全系统外，麻醉机还常用流量计联动装置和氧比例监控装置，以控制气体的输出比例。

1. 流量计联动装置

当代的 Ohmeda 麻醉机在流量计内附有 N_2O-O 联动安全装置，该装置通过齿轮联动的力学原理起作用。在 N_2O 流量钮上装有一个 14 齿的齿轮，在 O_2 流量钮上装有一个 28 齿的齿轮，两个齿轮之间用链条相连，因此，两个流量钮按 2∶1 比例联动，O_2 流量钮转动一圈，N_2O 流量钮则转动两圈。另外，由于 N_2O 源和 O_2 源的限压分别为 26PSIG 和 14PSIG，这样输出的 N_2O-O 比例约为 3∶1，而且保证了 O_2 的输出浓度不低于 25%。当单独旋开 O_2 流量计针形阀时，N_2O 流量计保持不动；当旋开 N_2O 流量计针形阀时，O_2 流量计开放，以确保所需氧浓度；当 O_2 和 N_2O 流量计均已开放，逐渐关小 O_2 流量计时，N_2O 也联动关小，保证吸入氧浓度，防止缺氧。

2. 氧比例监控装置

在北美 Drager2A、2B、3、4 等型号的麻醉机中，装有一种氧比例监控装置，该装置由 O_2 室、N_2O 室和 N_2O 从动控制阀及可活动横杆组成。其作用原理是利用流体力学、机械及电学联合组成。气体经流量控制阀后遇一定阻力器后产生回压分别作用于氧气室和氧化亚氮室的隔膜之上。两隔膜之间有横杆联动。气体回压的压差决定横杆移动方向，从而调节或关闭氧化亚氮从动控制阀。当 O_2 室内气压增高时，推动横杆向左移，使得 N_2O 从动控制阀打开，N_2O 进入 N_2O 流量计。当 N_2O 流量过高时，横杆右移，N_2O 从动控制阀相应关小，限制 N_2O 流量，而 O_2 仍然可以进入 O_2 室。如果 O_2 压力不足时，横杆完全右移，N_2O 从动控制阀则完全关闭，从而防止缺氧发生。

3. 局限性

即使配备了气体比例装置，若发生下列情况，麻醉机仍将输出低氧性气体，应引起注意。

(1) 气源错误：流量表联动装置和氧比例监控装置只能感受和调节其内的气体压力和流量，不能识别氧源的真伪。氧浓度监测是防止这种错误的最好方法。

(2) 气体比例装置故障：联动装置和比例监控装置的各部件可能损坏，出现故障，从而输出低氧气体。

(3) 其他气体的加入：目前麻醉机的气体比例装置只限于控制氧化亚氮和氧的比例，并未考虑其他气体的加入。因此，若加入氦、氮或二氧化碳等气体于麻醉气体中，则有可能产生低氧性的气体输出。此时，强调进行氧浓度监测。

(4) 流量计泄露：流量计的相对位置的安排对于可能发生的漏气所致的缺氧有重要意义。玻璃流量管出口处常因垫圈问题发生漏气。此外，玻璃流量管是麻醉机气路部件中最易破损的部件。若存在轻微裂痕不易被察觉，使输出气流量发生错误。若空气流量管泄漏，则部分氧气将从空气管中漏出，而 N_2O 流量管因处于下游位置泄漏较少，从而将导致共同输出口的 N_2O 浓度过高，使患者缺氧。为此，流量管的相对位置应进行安排，即使氧流量计设为最下游，以保证安全。但是，即使如此安排，若是氧流量计本身泄漏，缺氧的危险仍无法克服。

二、蒸发器

蒸发器是麻醉机提供给患者吸入麻醉药蒸气的重要装置。现代的蒸发器采用了一些专门的结构，以排除温度、流量、压力等因素的影响，并精确地稀释麻醉药蒸气的浓度。

（一）基本原理

蒸发器的结构原理：气流 (O_2 和 N_2O) 到达蒸发器时分成两部分，一部分小于 20% 的气流经过蒸发器带出饱和麻醉蒸气；另一部分大于 80% 的气流从旁路直接通过蒸发器，两者于出口处汇合，其间比例根据两者的不同阻力而定。浓度控制位于旁路通道或蒸发室出口处。转动浓度转盘后可引起其间阻力的改变，从而使两者汇合的比例发生变化。为了保持比较恒定的麻醉药浓度，麻醉蒸发器都应具有完善的温度补偿、压力补偿和流量控制等装置，这类蒸发器都是为特定的麻醉药设计的，不能混用，称为可变旁路蒸发器。此外，还有一种铜罐蒸发器，根据温度和麻醉药的不同，分别调节载气和稀释气的流量，而改变输出气的麻醉药浓度，可用于各种麻醉药，称为定流量型蒸发器，临床上已很少使用。

影响蒸发器输出浓度的因素如下所述。

理想的蒸发器应能在诸如流量、温度、逆压和载气等因素变动时保持输出麻醉药的浓度恒定不变。当前的蒸发器已接近理想的要求，但尚有下列常见的几种影响因素：

(1) 大气压：大气压高则蒸发器输出浓度降低。反之，大气压低输出浓度升高。如在 1 个大气压下时输出 3% 蒸气，而在 3 个大气压的高压舱内只输出 1% 蒸气。

(2) 流量：在流经蒸发器的流量极低或极高时，蒸发器的输出浓度可能会发生一定程度地降低。可变旁路型蒸发器在流量低于 250mL/min 时，因挥发性麻醉药蒸气的比重较大，进入蒸发室的气流压力较低，不足以向上推动麻醉药蒸气，使输出浓度低于调节盘的刻度值。相反，当流量高于 15L/min 时，蒸发室内麻醉药的饱和及混合不能完全，而使输出浓度低于调节盘的刻度值。此外，在较高流量时，旁路室与蒸发室的阻力特性可能发生改变，导致输出浓度下降。显示了三种蒸发器的流量与输出的曲线。Tec4 和 Vapor19.1 增加了纱芯和挡板系统，从而扩大了气化的有效面积，在临床使用的流量范围内，能保持恒定的阻力特性。

(3) 温度：温度的变化可直接影响蒸发作用。除室温外，麻醉药在蒸发过程中消耗热能使液温下降是影响蒸发器输出浓度的主要原因。现代蒸发器除了采用大块青铜作为热源外，一般采取自动调节载气与稀释气流的配比关系的温度补偿方式。可采用双金属片或膨胀性材料，当蒸发室温度下降时，旁路的阻力增加，而蒸发室的阻力减少，使流经蒸发室的气流增加，从而保持输出浓度的恒定。一般温度在 20℃～ 35℃之间可保持输出浓度恒定。

(4) 间歇逆压和泵吸作用：间歇正压通气和快速充氧可使蒸发室受到间歇逆压表现为蒸发器的输出浓度高于刻度数值，称为“泵吸作用”。泵吸作用在低流量、低浓度设定及蒸发室内液体麻醉药较少时更加明显。此外，呼吸机频率越快、吸气相峰高越高或呼气期压力下降越快时，泵吸作用越明显。

Tec4 和 Vapor19.1 的泵吸作用已不明显。设计时主要采取了下列方法：

1) 缩小蒸发室内药液上方的空间，尽可能增大旁路通道。

2) 将螺旋盘卷的长管接到蒸发器的入口处，使增加的气体所造成的压力影响在螺旋管中得以缓冲。

3) 在蒸发器的输出口处安装一个低压的单向阀 (阻控阀)，以减少逆压对蒸发器的影响。

(5) 载气成分：流经蒸发器的载气成分可影响蒸发器的输出浓度，N_2O 增高时蒸发器输出浓度即下降，以后略有回升。N_2O 的液态挥发性麻醉药的溶解度大于 O_2，因此使离开蒸发室的气体量有所减少，输出浓度下降。以后 N_2O 的溶解趋于饱和，输出浓度得以回升。反之，停用 N_2O 改为纯 O_2 时，蒸发器输出浓度会一过性升高。

(二) 常用的几种蒸发器

1. Ohmeda Tec4 蒸发器

当蒸发室内温度下降时，双金属阀门开大，通过蒸发室的气流增多，从而保持蒸发器的输出浓度的稳定。调节钮顺时针旋转时，开启蒸发器，并调节蒸发器的输出浓度。

2. Vapor19.1 蒸发器

蒸发器采用温度敏感的锥形轴柱，调节气流的分配比例。调节钮顺时钟旋转时，开启蒸发器，并调节输出浓度。

3. 地氟烷蒸发器

地氟烷蒸发器不采用可变旁路型的设计，而用电加热并保持 39℃恒温，使蒸发室内的地氟烷蒸气压保持 200kPa(2 个大气压)。新鲜气 (O_2 和 N_2O) 并不进入蒸发室。根据调节组的开启位置和流量传感器测得的新鲜气的大小，蒸发室自动释放出一定量的地氟烷蒸气，与新鲜气混合后输出。

蒸发器内有两路气流相互独立。经流量表后的新鲜气 (O_2 和 N_2O) 又称稀释气流经过固定阻力 (R1) 在出口与气态地氟烷会合。在流经 R1 时产生回压，称为工作压力。工作压力取决于稀释气流量，1L/min 时约 1kPa，10L/min 时约 10kPa。地氟烷经电加热 39℃成为气态地氟烷 (200kPa)。压差传感器感受处 R1 工作压力，使压差传感器控制的阻力变化 (压力控制阀)，控制气态地氟烷的流出量大小，即将 R2 工作压力调节至相同于 R1 工作压力。此后，再经浓度控制转盘 (R2) 调节后在出口与稀释气会合输出。简言之，通过电路将地氟烷气流调节至与新鲜气流相同的压力，再经刻度转盘调节浓度后输出。新鲜气增加，工作压力相应增加。在特定转盘刻度下，在不同新鲜气流时流经气流的比例不变，从而保证蒸发器输出的恒定。

4. Aladin 蒸发器

Aladin 蒸发器属于可变旁路、电子控制型蒸发器。其结构与 Ohmeda Tec4 蒸发器及 Drager vapor19.1 蒸发器的结构相似。蒸发器主要由固定于麻醉机上的控制部分 (包括浓度控制转盘) 和可变换的手提式 Aladin 蒸发室组成。Aladin 蒸发室有不同的颜色及电磁条码，使 ADU 麻醉机能自动识别常用的五种吸入麻醉剂。在旁路部分有一个限制器将新鲜气流分为两部分，在蒸发室入口处有一个止回阀，可以防止蒸发室中麻醉气体回流。在旁路部分和蒸发室出口部分各有一个流量传感器。在蒸发室内还有一个压力传感器和一个温度传感器。所有传感器监测到的信息均汇总到中央处理器 (CPU)，根据这些信息，中央处理器控制位于蒸发室出口处的流量控制阀，调节蒸发室气体的流量，达到浓度控制转盘所设定的浓度。

(三) 蒸发器的位置

蒸发器在麻醉机上有两种不同的安置位置，产生的蒸发效能不同。

(1) 呼吸环路内 (VIC) 蒸发器安置在麻醉呼吸环路系统内。蒸发的浓度与患者通气量和蒸发器开关开启时间呈正比，只能间断开放，浓度不易准确地加以控制。此外，蒸发器受泵吸作用十分明显。在施行控制呼吸入麻醉蒸气时，蒸发器的调节钮必须尽量关心，禁忌长时间开启，否则易导致麻醉过深意外，这种位置已很少使用。

(2) 呼吸环路外 (VOC) 蒸发器安置在麻醉呼吸环路系统外。经流量表后的新鲜气流 (O_2 和 N_2O) 先通入蒸发器，麻醉蒸气与主气流混合后经共同输出口送入麻醉呼吸环路。该位置所输出的麻醉蒸气浓度较为恒定，不受通气量的影响，能够正确调节浓度，现代麻醉机大多已采用本型装置。

(四) 蒸发器的联锁装置

现代麻醉机多装置 2 ～ 3 种不同药物的专用蒸发器，一般以串联形式相联，使用十分方便。为防止同时开启两种蒸发器多装有联锁装置。

(五) 注意事项

(1) 专用蒸发器不可加错药液，不然其浓度不准确，且有危险。

(2) 不可斜放，不然药液进入旁路，使蒸发浓度升高。

(3) 药液不能加入过多，超过玻璃管刻度指示。

(4) 气流太多或突然开启，可产生湍流，药液易进入呼吸环路。

(5) 倒流：是由于气流方向接错所引起，蒸发器入口和出口有标记，不应接错。

(6) 浓度转盘错位，导致浓度不准确。

(7) 漏气：应事先加强检查。

(8) 要深刻理解蒸发器输出浓度吸入浓度和肺泡浓度 (MAC) 等概念，以便掌握麻醉深度。

三、二氧化碳 (CO_2) 吸收装置

CO_2 吸收装置为循环紧闭式麻醉机的必备设置。CO_2 吸收器中的碱石灰 (钠石灰或钡石灰) 与 CO_2 起化学反应，清除呼出气中的 CO_2，可分为两种类型。来回吸收式 CO_2 吸收器现已废弃不用，本文讲解循环吸收式 CO_2 吸收器。

(一) 结构

循环吸收式 CO_2 吸收器需由导向活瓣控制气流方向，气流自上向下或自下而上通过。容积大小相当于成人潮气量或约 2L 大容积吸收器，采用无色透明材料制成，可分为上下两罐串联使用，当上罐碱石灰指示剂变色后，可上下罐交替后使用，以提高碱石灰的利用率。

(二) 碱石灰

1. 规格

由 80% $Ca(OH)_2$ 和 5% NaOH 以及硅酸盐等加适量水分 (15%) 所组成。颗粒大小以每平方厘米 4 ～ 8 较适宜。颗粒过大接触面积小影响吸收效果；颗粒过小影响通气，增加呼吸阻力。碱石灰与 CO_2 反应后由碱性变为中性，加用适当指示剂 (表 1-1)，观察颜色的变化可了解碱石灰的消耗程度，但碱石灰颜色的变化并非判断碱石灰消耗程度的可靠指标，最可靠的依据是吸入气二氧化碳监测和临床观察有无二氧化碳蓄积征象出现，所以，一般在碱石灰 3/4 变色时即作更换。

表 1-1　碱石灰常用指示剂

指示剂	碱石灰颜色		指示剂	碱石灰颜色	
	新鲜时	耗竭时		新鲜时	耗竭时
甲基橙	桔红	黄	乙酯紫	无色	紫
酚酞	无色	粉红	陶土黄	粉红	黄

2. 化学反应

碱石灰吸收 CO_2 时化学反应方程式为：

(1) $CO_2 + H_2O \rightarrow H_2CO_3$

(2) $2H_2CO_3 + 2NaOH \rightarrow Na_2CO_3 + 2H_2O$ ＋热 (反应迅速)

(3) $NaCO_3 + Ca(OH)_2 \rightarrow 2NaOH + CaCO_3\downarrow$(反应缓慢)

反应 (1)、(2) 十分迅速 (0.032s)，而反应 (3) 较缓慢 (约 60min)。碱石灰吸收 CO_2 能力相当强。1kg 碱石灰的吸收时间约为 8h 左右。

3. 注意事项

(1) 碱石灰与常用麻醉药接触并不产生毒性物质，但与三氯乙烯接触会产生很强的二氯乙烯和光气。此外，碱石灰能一定程度地分解七氟烷，分解速率与温度有关，虽然无明显的毒性作用，仍应引起注意。

(2) 国产碱石灰在装罐前必须认真筛去粉末，以免吸入肺内诱发肺水肿或支气管痉挛。

(3) CO_2 吸收罐一般应装满碱石灰，以确保吸收效果。

(4) CO_2 吸收罐过热时，应及时更换并行降温处理。

(5) 碱石灰失效时应及时更换，以免造成 CO_2 蓄积。

四、螺纹管、贮气囊和面罩

螺纹管、贮气囊和面罩均为橡胶或塑料制品，要求柔韧适中、易弯而不易折断或压瘪、有抗静电性能，内壁光滑平整，易清洗和消毒。

(一) 螺纹管

在闭式环路麻醉机吸入和呼出活瓣两端各接一根螺纹管，称为吸气和呼气管。通过 Y 形管与面罩或气管导管相连，一般长 100cm，其质量应符合 ISO 的规定标准，应作压力及扭折试验。压力试验是在螺纹管端连接标准金属塞，将它放入蒸馏水，周围施加 20.0kPa 的压力时应仍能保持管内的气密性。扭折试验是将螺纹管紧贴在一个直径为 50mm 的棒上进行缠绕，螺纹管不应产生扭折。橡胶螺纹管在气流压力过高时气体容积可被压缩，因而减少了潮气量，故应了解螺纹管的内部顺应性。顺应性的测定方法是堵住螺纹管，向管内注入一定量的空气，同时测定及记录其压力改变。试验的压力是 1 分钟加压 10 次达到 74mmHg，由首次及末次的测定值得知顺应性。塑料和硅橡胶质地较好，顺应性小，透明、易清洗，一次性使用者则有免除清洗和彻底防止交叉感染的优点。20kg 以下小儿使用麻醉机时，应更换较细的小儿螺纹管。

(二) 贮气囊

用于贮存气体，成人为 5L(等于肺活量)，130 推荐还有 0.5，1，1.5，3L 等规格。容积的允许误差是 ±15%。贮气囊的主要作用有：

(1) 进行辅助或控制呼吸，提供足够的气量。

(2) 缓冲和防止高压气流对肺的损伤。

(3) 便于观察患者的呼吸频率、幅度和呼吸道阻力。

(4) 便于麻醉气体和氧的均匀混合。

(5) 可使萎缩肺膨胀。

(三)面罩

由富有弹性的橡胶制成。中央为透明塑料或有机玻璃罩，周围套上可充气的橡胶圈，使外形和边缘更易于适合口鼻的形状，并与皮肤接触良好，防止漏气。面罩供氧是麻醉诱导和复苏的重要工具。在面罩接口周围有 4 只小钩，供(四头带)固定面罩使用。

五、活瓣

呼吸活瓣是单向活瓣，用来控制呼吸气流动的方向，是保证呼吸正常功能的关键部件之一。吸气时开启，呼气时关闭者，称吸气活瓣；呼气时开启，吸气时关闭者，称呼气活瓣。这些活瓣引导气流呈单方向运行，使呼吸气体不会混杂。如无此呼吸活瓣，则环路气体几乎全重复吸入，可引起严重的呼吸性酸中毒，最严重者可使 pH 达 6.1，$PaCO_2$ 达 243mmHg。活瓣由轻质金属、塑料或云母制成圆形薄片，呈薄膜型，要求四周光滑、表面平整、轻巧耐用和启用灵活，不积水滴，又不易受潮变形或粘住。活瓣常装有透明玻璃罩，罩内面有几个延伸的小柱，以使活瓣及时均匀启闭。

逸气活瓣平时处于关闭状态，仅于需要时作临时开启，由弹簧阀门控制，调节范围为 18mmHg。用于施行高流量半紧闭式麻醉、排出麻醉机内过剩的气体。

六、麻醉残气清除系统

麻醉残气清除系统的作用收集麻醉机内多余的残气，并通过管道排出手术室外，以免造成手术室内空气污染，手术室内空气要求卤族麻醉药浓度不高于 2ppm，N_2O 浓度不高于 25ppm。

(一)分类

残气清除系统可分为主动型和被动型；或分为有活瓣(密闭)和无活瓣(开放)等形式。主动型一般采用负压系统将残气抽出，通过管道排出室外；而被动型则将残气通过较粗的管道排出室外。

(二)基本结构

麻醉残气清除系统包括五个基本组成部分。

(1) 残气收集装置，由麻醉机的排气阀 (pop-off valve) 或通气机的溢气阀及其附带装置收集残气。

(2) 输送管道。

(3) 连接装置。

(4) 残气处理管。

(5) 排除装置可由管道通向室外、化学吸附(如活性炭)及真空泵吸引等方式。

残气处理系统的设计和选择应根据简单、有效、自动、方便、经济和安全的原则，力求实效。使用残气清除装置要防止漏气或真空泵吸引造成患者环流系统压力改变和管道接错等。

(三) 开放性装置

开放性装置一般无活瓣，与大气相通，可装备正压或负压释放阀。该装置采用中央真空系统将残气抽出室外，因为残气产生是间歇的，而抽吸装置是持续工作的，因此，需装备储气部件。

许多因素可影响开放性残气清除系统的效果。负压装置的流量应等于或大于残气的生成量。储气部件的容量应大于单次呼吸排出的残气量。

(四) 闭合性装置

闭合性装置通过活瓣与大气相通，并装有正压释放阀，以防排出管道阻塞时的气体压力过高。若采用真空抽吸方式，还需配备负压释放方法。同时装有这两种释放阀的闭合性装置既可用于被动方式，也可用于主动抽吸方式。

(五) 注意事项

残气清除系统减少了手术室内污染，但也增加了麻醉机的复杂性和一定的特殊性，处理不当可造成患者的危险。主要问题是残气清除系统的管道堵塞引起正压或负压传到患者呼吸回路。

1. 正压过高

排气管道的堵塞使呼吸回路压力过高。常见有：

(1) 麻醉机轮子压住了排气管。

(2) 管道扭曲打折。

(3) 异物堵塞。

(4) 管道接错等。若未及时识别处理，可使患者肺部产生气压伤危险。

2. 负压过度

当负压释放阀或开口因尘埃积聚或胶布、塑料袋等异物阻塞时，或者真空泵负压过大，可造成患者呼吸回路内气体被大量抽出，影响麻醉机的正常工作。

第二节　麻醉通气系统

麻醉通气系统，或称患者系统和麻醉呼吸回路，是与患者相连接的联合气路装置。麻醉由此系统提供麻醉混合气体传送给患者，同时，患者通过此系统进行呼吸。通气系统的结构或用法的不同，可影响患者吸入的混合气体的浓度。全身麻醉期间利用不同的通气系统来管理呼吸、调节吸入麻醉药浓度和剂量是临床麻醉工作的基本知识。

一、麻醉通气系统的分类

主要根据呼吸气体与大气相通程度、呼气再吸入量、有无贮气囊、二氧化碳吸收罐及导向活瓣等情况进行分类(表 1-2)。

表 1-2　吸入麻醉方式的分类

吸入方式	大气吸入	呼气通向大气	呼气再吸入	贮气囊	CO_2 吸收罐	导管活瓣
开放式	−	+	−，=	−	−	−
无再吸入式	−	+	−	+	−	2 个
半开放式	−	+	±	+	−	2 个
半密闭式	−	+	+	+	+	2 个
密闭式			+	+	+	2 个

呼出气体完全不被重复吸入为开放式或无再吸入式；无二氧化碳吸收装置，有部分呼出气体被重复吸入者为半开放式；有二氧化碳吸收装置，呼出气体较多的部分被重吸入者为半紧闭式；有二氧化碳吸收装置，呼出气体全部(经二氧化碳吸收后)被重复吸入者为紧闭式。

二、各类通气系统

(一)开放系统

开放系统无贮气囊和呼出气重复吸入，是结构最简单、低廉的装置，系统与患者呼吸道之间无机械连接，因此，并不增加呼吸阻力。由于大量麻醉药弥散在手术室内，不能控制通气，麻醉深度不易稳定，现已淘汰不用。

(二)无再吸入系统

由无重复吸入活瓣及贮气囊组装起来的吸收回路，有些教科书将其归入开放式通气系统。无重复吸入活瓣由吸入和呼出两个活瓣构成，常用的是鲁平(Ruben)活瓣。由贮气囊提供的新鲜气流。人工通气时使新鲜气流量等于患者每分通气量即可。自主呼吸时保持贮气囊 3/4 充盈即可。

(三) 麦氏 (Mapleson) 通气系统

该系统均无二氧化碳吸收装置，二氧化碳的重吸入程度决定于新鲜气流量、自主呼吸还是控制吸收、环路结构及患者通气量。按照新鲜气流、管道、面罩、贮气囊及排气阀的安装位置不同，可分为六型。麦氏系统在实际使用中属于半开放抑或半紧闭式仍有异议。各型在自主呼吸和控制呼吸时的气体分布各不相同。

(四) 贝因 (Bain) 系统

Bain 系统为麦氏 D 系统的改良型。它有一根长 1.8m 直径 22mm 的透明呼气波纹管，其中有一根内径约 7mm 的内管用于输送新鲜气体和挥发性麻醉药，两管形成一个同轴系统，运行吸气和呼气。自主呼吸时，只要新鲜气流量大于 1.5 ～ 2 倍每分通气量，即可避免 CO_2 重复吸入。控制呼吸时，成人只要 CO_2 生成量正常，用 70mL/(kg·min) 的新鲜气流量可维持二氧化碳分压在正常范围。小儿新鲜气流量要比成人相对增大。体重小于 10kg，气流量 2L/min，10 ～ 35kg 者，3.5L/min，40kg 以上者按 100mL/(kg·min) 计算。

三、循环回路系统

循环回路系统是临床上最为常用的麻醉通气系统，具有贮气囊和呼出气的部分复吸入。根据新鲜气流量的高低，该系统可用于半开放、半紧闭，也可用于紧闭系统。

为防止呼出气重复吸入，回路中设有两个单向活瓣，使回路中气流量单向流动。每次呼出气体均经过 CO_2 吸收装置。回路主干为广口螺纹管 (直径 22mm)，这部分的阻力可以忽略不计，CO_2 吸收罐的横截面积较大，对气流阻力较小。其他部件包括一个排除过量气体的排气活瓣，一个贮气囊和一个 Y 形接头，用于连接面罩或气管导管，尚可选择性地配备细菌过滤器和回路内蒸发器。

为了防止回路内呼出 CO_2 的重复呼吸，各部件的排列顺序要遵循三条原则：

(1) 单向活瓣要安装在患者与贮气囊之间，吸气管和呼气管上各放置一个。

(2) 新鲜气流不能在呼气活瓣与患者之间进入回路。

(3) 呼气活瓣不能置于患者与吸气活瓣之间。

总之，循环回路的主要特点是：允许呼出气重复呼吸，这样能减少呼吸道水和热丢失，同时能减轻手术室污染，减少麻醉气体燃烧、爆炸的危险性，吸入全麻药的浓度相对较稳定；不足之处为：这种回路可增加呼吸阻力，不便于清洗、消毒，相对笨重。呼出气中水分易凝集在活瓣叶片上，一旦瓣膜启闭不灵，不仅影响整个回路的顺应性，也可使呼吸阻力增加，甚至回路内气体不能单向循环，引起 CO_2 复吸入。除非加大新鲜气流量，否则吸入气中麻药浓度变化缓慢。

第三节　麻醉呼吸机

麻醉呼吸机是现代麻醉机的主要部件之一。与常规呼吸机相比，麻醉呼吸机要求性能稳定，而呼吸模式相对简单。

一、麻醉呼吸机的分类

麻醉呼吸机可按驱动源、驱动机制、转换机制和风箱形式等进行分类。

(一)驱动源

按驱动的动力麻醉呼吸机可分为气动或电动两类，或者兼而用之。老式的气动呼吸机，如 Ohio VS 和 Drage Sulla808 等只需压缩气源就能工作。当代的电动呼吸机，如北美 Drage AV-E，Ohmeda7000 和 Ohmeda7810 则需要电源和压缩气源。

(二)驱动机制

多数麻醉呼吸机可归类为双回路气动呼吸机。在双回路系统中，驱动力挤压呼吸皮囊或风箱，后者将气体送入患者肺内。驱动力由压缩气体提供，称为气动呼吸机。Ohmeda 7000 系列采用纯氧驱动，而北美 Drager AV-E 则利用了 Venturi 装置，以空氧混合气作为驱动气。

(三)转换机制

多数麻醉呼吸机属于时间转换的控制模式。定时装置触发吸气。老式气动呼吸机采用液体定时装置。现代的电动呼吸多采用固态定期装置，属于定时、电控模式。

(四)风箱位置

按呼气期风箱的移动方向，麻醉呼吸机可分为上升型风箱(立式)和下降型(挂式)风箱两类。管道发生脱开时，上升型风箱将不再充盈、容易被发现，因此较为安全。与此相反，下降型风箱在管道脱开时，上下活动无异常表现，甚至容量监测装置亦无异常表现，应引起警惕。

二、基本工作原理

上升型风箱的工作：呼吸皮囊(风箱)位于透明塑料的风箱盒内。驱动气与患者回路气相互隔离，驱动气在风箱外，而患者回路气体在风箱内。吸气期，驱动气进入风箱盒，盒内压力随之升高，呼吸机的释放活瓣首先关闭，以防止麻醉气体泄入废气处理系统，风箱随之受压，风箱内气体进入患者肺部。呼气期，驱动气泄出风箱盒，风箱盒内压力降至大气压，释放活瓣开放，患者呼出气先充盈风箱，然后多余部分泄入废气处理系统。释放活瓣内有一重量球，产生大约 2 ～ 3cm 的回压，保证气体优先充盈风箱。只有当风箱内压力超过此阈值，始泄入废气系统。因此，上升型风箱将在呼吸回路内产生 2 ～ 3cmH_2O 的 PEEP 压力。

麻醉机进入回路的气流是持续的，而释放活瓣只在呼气期开放。因此，在机械通气的吸气期，患者接受来自风箱和流量表两方面的气体。因此，能影响设定潮气量与呼出气潮气量之间相互关系的因素很多，如流量表的设定，吸气时间、呼吸回路的顺应性、漏气以及潮气量传感器的位置等。一般说来，吸气期来自新鲜气流的容量与在呼吸回路中失去的容量大致相等。这样，设定潮气量约等于呼出潮气量。然而，吸气期快速充氧过多，可能导致气压伤并发症。

三、常用麻醉呼吸机

（一）气动呼吸机

气动呼吸机仍是手术室内机械通气的主要类型，主要有 Ohio 麻醉呼吸机，北美 Drager AV 等型号，可以归纳为气动、双回路、下降风箱、时间转换、潮气量设定和控制呼吸模式等特点，多数使用 Venturi 装置的空氧动力驱动。气动呼吸机如只需气源就能工作，在电源故障或无电源的边远地区仍能正常运转。该类呼吸机的设计简单，易于搬运和操作使用，维修工作方便。主要缺点是管道脱开时不易发觉。此外，一般只配备低压报警装置。

（二）电动呼吸机

近年来，电动呼吸机发展迅速，主要代表有北美 Drager AV-E，Ohmeda 7000 系列等。现举例说明：

1. 北美 Drager AV-E 麻醉呼吸机

属于气动和电动双动力、双回路、气体驱动、上升型风箱、时间转换、电控型呼吸机。主要部件分为控制部分和风箱部分。控制部分主要有：呼吸机开关、频率控制、I∶E 调节和吸气流速等控制键。潮气量则由风箱盒上的旋钮设定风箱上移的位置来进行控制。

2. Detax-Ohmeda 7000 系列电动麻醉呼吸机

属气动和电动双动力，双回路、气体驱动、上升型风箱、时间转换、电控和每分通气量预调型呼吸机。控制部分有 6 个旋钮，分别是：分钟通气量、频率、I∶E 比、动力开关、信号开关和手动转换钮等组成。潮气量不再直接调节，而由分钟气量与频率所决定。工作原理与北美 Drdger AV-E 相似。

与北美麻醉机不同，Ohmeda 7000 麻醉呼吸的驱动气由 5 个螺纹阀精确调节，容量与潮气量相当，风箱在吸气期部分压缩，排出潮气量。

Ohmeda 7810 电动麻醉呼吸结构和工作原理与 Ohmeda7000 相似。控制部分还增加了氧浓度、气道压力和容量的监测和报警等功能。吸气流速旋钮调节 I:E 比，比例更加广泛，从 1:0.33 ～ 1:999。此外，增设吸气屏气钮，按下时，使吸气时间增加 25%。Detax-Ohmeda 7900 麻醉呼吸机的性能更加先进。

第四节 低流量循环紧闭麻醉对麻醉机的要求

低流量循环紧闭麻醉 (LFCCA) 是具有麻醉平衡、用药量少，不污染环境，有利于维持气道湿度等显著优点。为了施行 LFCCA，对麻醉有如下要求：

(1) 麻醉机低压系统和呼吸回路的状态良好，可按安全操作检查进行泄漏试验。泄漏不得大于 200mL/min。

(2) 精确的低流量的 O_2 和 N_2O 流量计，必要时可用皂沫流量计等测定其准确程度。

(3) 蒸发器在流量很低时 (200mL/min) 应能输出准确麻醉药浓度。监测蒸发器的流量 - 浓度曲线进行判断。

(4) 麻醉呼吸机以呼气上升型风箱 (立式) 为好。呼气下降型风箱 (挂式) 因风箱本身的重量，使呼吸回路内产生一定的负压，因而有时可能从孔隙吸入空气，很容易冲淡麻醉药和氧浓度，而产生麻醉过浅或缺氧。

(5) CO_2 吸收罐应有足够容积，至少容纳 500g 以上的钠石灰。

(6) 呼吸回路以聚乙烯管为好。因橡胶管可吸收大量的麻醉药，而聚乙烯管的吸收量仅为橡胶管的 1/5。

第五节 麻醉工作站

优良的麻醉机，对于减少装置故障所造成的麻醉意外及对患者的安全，起着十分重要的作用。随着医学工程技术的发展，随着几十年来人们对麻醉机的不断研究和改进，现代麻醉机除了具有气路部分的基础构件外，还配备了电子、电脑控制和监测等仪器，已发展成为一种高度集成化、高度智能型的麻醉装置一麻醉工作站。麻醉工作站为麻醉医师提供了更好的工作环境以及先进的操作界面，同时进一步提高了麻醉的安全性。

一、麻醉工作站的含义

新一代麻醉工作站是为现代麻醉的要求而专门设计的，它已经超出传统的麻醉机的概念，它是麻醉机与现代微电子技术及电脑的完美结合，是高度一体化、集成化和智能化的一种麻醉工作平台。

二、麻醉工作站的主要组成部分及特点

（一）一体化的麻醉机和操作界面

(1) 整个麻醉机具有一体化的气体、电源和通信供应，无拖曳的管线及电缆。

(2) 具有电子控制的完善、精确的气体输送系统，并带有所有的安全装置。

(3) 所有的操作功能和参数通过一个用户界面可以直观地进行观察、选择、调整和确认。

(4) 单个主机开关能迅速启动并进行全自动的整机自检和泄漏测试，所有传感器自动定标。

（二）高质量的蒸发器

(1) 具有良好的温度、流量、压力自动补偿功能，保证了蒸发器输出浓度的精准和恒定。

(2) 具有吸入麻醉药自动识别系统，使吸入麻醉药的选择和调换更方便、安全。

（三）集成化的呼吸回路

(1) 集压力、流量传感器、活瓣于一体，拆装方便，易于清洗和消毒。

(2) 密闭性好，顺应性低，适合于低流量、微流量及小儿麻醉。

(3) 具有一体化的加热装置，能优化加温湿化，使患者更舒适。

(4) 呼吸回路中有新鲜气流隔离阀，保证潮气量不受新鲜气体流量的影响。

（四）功能齐全的麻醉呼吸机

(1) 大多采用气动、电控或微机电动、电控型呼吸机，潮气量精准，最小潮气量可达 10 ～ 20mL，适用于成人、小儿及新生儿等各种患者，无需更换皮囊。

(2) 具有 IPPV，PCV，SIMV 和手动 / 自主等多种呼吸模式，适合不同患者需求。

(3) 具有自动的泄漏和顺应性补偿功能。

(4) 压力限制通气可限制过高气道压力，防止气压伤。

（五）完善的监测、报警及信息管理系统

(1) 一体化的监测系统能监测所有与麻醉有关的参数及指标，并配有各种波型，包括如下：

1) 呼吸系统：气道压力、潮气量、分钟通气量、频率、顺应性、吸入和呼出 O_2，CO_2，N_2O 及五种麻醉气体浓度。

2) 循环系统：ECG，SpO_2，NIBP，IBP 及体温等。

(2) 具有智慧性的分级报警系统，警报菜单自动显示。

(3) 所有监测的数据、清单和趋势均自动记录，并可储存或通过网络进行联网或传送。

第六节　麻醉机的安全操作检查

每天的第 1 例麻醉开始前，应对麻醉机进行严格的、完整的安全检查，紧接的麻醉前亦应进行必要的安全检查。特定的麻醉机，有某些特定的检查步骤，可参考麻醉机的操作手术加以补充。麻醉前检查中，以氧浓度监测、低压系统的泄漏试验和循环回路系统试验最为重要。

一、氧浓度监测仪的校准

氧浓度监测仪是评估麻醉机低压系统功能是否完好的最佳装置，用于监测流量阀以后的气体浓度的变化。将氧传感器置于空气中，进行 21% 氧校正尤为重要。

二、低压系统的泄漏试验

低压系统的泄漏可以引起患者缺氧或麻醉中知晓。低压系统的泄漏试验主要检查流量控制阀至共同输出口之间的完整性。流量表的玻璃管和蒸发器及其衔接处是泄漏的常见部位。低压系统中有无止回阀，泄漏试验的方法有所不同。

(一) 无止回阀的麻醉机

包括北美 Drage2A，2B、3 和 4 型及多数国产麻醉机。正压试验只能用于无止回阀的麻醉机，而负压试验既可用于带止回阀的麻醉机，也可用于无止回阀的麻醉机。传统的用于回路系统的正压试验可用于试验该类麻醉机的低压系统是否存在泄漏。首先关闭排气阀，充氧，使回路内压力达 30 或 50cmH_2O，在 30 秒内或更长时间，观察压力表的压力能否维持。这种试验不需特别的装置，操作简单，但试验的灵敏度稍差，常不能检出＜ 250mL/min 的泄漏。

(二) 带有止回阀的麻醉机

为减小气道压对蒸发器的影响，许多麻醉机低压系统内多装备了止回阀，如欧美达等型号。止回阀位于蒸发器与快速充氧阀之间。当回路压力增高时 (正压通气快速充氧)，止回阀关闭，一般推荐使用负压试验小球进行泄漏试验。试验时关闭所有流量控制阀 (或关闭麻醉机主开关，挤扁小球后接至共同输出口。小球在低压系统内形成负压，并使止回阀开放，小球维持萎缩状态 30 秒以上，说明无泄漏存在。如小球在 30 秒内膨起，说明有泄漏存在。随后，逐个打开蒸发器浓度调节钮，检查蒸发器的泄漏。负压试验十分敏感，能检出 30mL/min 的泄漏存在。传统的正压试验因使止回阀的关闭，故不能用于检测泄漏试验。

三、回路系统试验

回路系统试验用于患者呼吸回路系统的完整性的测试，包括共同输出口至 Y 形接口之间的所有部件。试验分为泄漏试验和活瓣功能试验两部分，均需在麻醉前完成。泄漏试验时，关闭放气阀，堵住 Y 形接头，快速充氧使回路内压力达 30cmH_2O 左右，如有泄漏，压力将不能保持。进行活瓣功能试验时，取下 Y 形接头，试验者分别通过吸气和呼气螺纹管进行呼吸。若活瓣功能正常，吸气螺旋管只能吸气不能呼出，而呼气管只能呼出不能吸入。

第二章　胃肠手术麻醉

第一节　腹部胃肠大手术常用的麻醉方法

腹部外科手术时，麻醉方法的选择应根据患者的年龄、全身状况、疾病的轻重缓急、重要脏器受损程度、手术部位与手术时间长短、麻醉设备条件与麻醉医师的业务技术水平等综合考虑来选择适当的麻醉方法。

一、椎管内麻醉

椎管内麻醉包括硬膜外阻滞、脊麻或硬膜外阻滞联合脊麻 (CESA) 等，因痛觉阻滞完善，腹肌松弛满意；对呼吸、循环、肝、肾功能影响小；交感神经被部分阻滞，肠管应激，减轻心脏收缩，使得术野显露较好；持续硬膜外阻滞作用不受手术时间限制，并可被用于术后镇痛，气道反射存在，降低误吸的危险性。因此，是腹部手术较理想的麻醉方法。椎管内麻醉能够降低前后负荷，减少术后肺部的并发症。另外，椎管内麻醉在达到胸腰水平后可抑制交感神经，促进胃肠蠕动，缩短术后肠麻痹的时间，减少术后肠梗阻的发生率，有利于肠道功能的尽早恢复。

但硬膜外阻滞抑制内脏牵拉反应作用差，时有肌肉松弛不良而影响术野的暴露；硬膜外阻滞还有一定的失败率，有时需术中改全麻。阻滞平面过高，如达上胸段可抑制呼吸功能，尤其是复合麻醉性镇静药、镇痛药时更易发生。局麻药毒性反应也是椎管内麻醉尤其是硬膜外阻滞的风险所在，因而近年来已较少被单独使用。

硬膜外阻滞联合腰麻则是近 10 余年发展起来的麻醉技术，兼有脊麻和硬膜外阻滞的双重特点，以脊麻起效快、阻滞完善、镇痛肌松效果满意、有效抑制内脏牵拉反应和硬膜外阻滞不受时间限制、可术后持续镇痛等优点，特别适合下腹部外科手术。对于高龄、有心血管疾病的患者，要注意控制阻滞平面，防治平面过高和低血压的发生。

另外，对于高龄患者和一些高风险 (ASA3 ～ 4 级) 如合并慢性阻塞性气道疾病、心肌梗死、心肌缺血而不适合接受全麻的患者，下腹部较小手术可谨慎考虑连续硬膜外阻滞，通过间断注入少量的局麻药而产生和维持麻醉，也是一种可以选择的方式。

二、全身麻醉

随着麻醉技术水平设备条件的改善，全麻在腹部大手术中的应用逐渐增加，已成为腹部大手术的首选方法。全麻诱导可用快速诱导或清醒插管，维持可采用吸入全麻、全凭静脉麻醉或静吸复合全麻。全麻具有诱导迅速、能保护气道和保证足够通气、给氧充分、容易控制麻醉深度与麻醉持续时间、肌松满意等优点；但是吞咽反射与气道反射的消失或减弱，导致诱导和插管时有引起呕吐误吸的危险性。误吸是腹部手术麻醉常见的死亡原因之一，对于未禁食或有胃内容物潴留的患者，采用清醒插管更为安全。另外，全麻药物可能带来一定的不良血流动力学变化，尤其对于高龄及危重患者，应选用合适的麻醉药物，加强围术期的血流动力学监护。

三、全麻复合硬膜外阻滞

随着麻醉技能的不断提高，全麻复合硬膜外阻滞被广泛地用于腹部大手术。此法可充分发挥全麻和硬膜外阻滞的长处，避免两者的不足之处。全麻的可控性好，肌肉松弛满意，牵拉反应少，气道管理方便；硬膜外阻滞可阻滞手术区域的传入神经和交感神经，从而阻断该区域内伤害性刺激向中枢传导，使脑垂体和肾上腺髓质分泌的儿茶酚胺减少，有效降低了全麻诱导期，术中、拔管期的应激反应及抑制外科手术引起的应激反应，可显著减少阿片类等全麻药及肌松药的用量，对肝肾功能影响较小，也减轻对心肌和大脑的抑制程度，苏醒时间显著缩短，可提早拔管，减少并发症；特别适用于合并有呼吸、心血管疾病的患者和高龄患者，以及创伤大、手术时间长、内脏器官探查牵拉反应明显、机体应激反应剧烈的腹部手术；硬膜外阻滞还可使肠管收缩，有利于术野的显露，便于外科操作；另外，硬膜外置管给药尚可提供良好的术后持续镇痛，有利于患者早期咳嗽、排痰，改善术后早期的肺功能，减轻肺不张、肺部感染等并发症，促进患者早期康复。

当然由于硬膜外阻滞的作用，全麻维持期间镇痛药和肌肉松弛药用量相应减少，应当注意围术期有发生低血压和术中知晓的可能性，要求硬膜外阻滞和全麻需要合理协调配合，用药必须个体化，并在术中根据手术的进程和患者的生命体征随时调整麻醉深度，并通过容量治疗和适当应用麻黄碱或去氧肾上腺素等缩血管药物及监测麻醉深度来帮助减少发生低血压和术中知晓的可能性，确保手术顺利进行和患者安全。

第二节　胃肠道手术的麻醉

一、麻醉前准备

（一）全面了解评估患者的贫血、营养不良和低蛋白血症状况

消化道溃疡和肿瘤出血患者多并存贫血，如为择期手术，血红蛋白宜纠正到90g/L

以上，血浆总蛋白宜纠正到60g/L以上，必要时术前予以输血或补充白蛋白；对于急性失血及休克患者应在补充血容量、治疗休克的同时实施麻醉和手术。

（二）纠正水、电解质及酸碱紊乱

消化道疾病可发生呕吐、腹泻或肠内容物潴留，易出现脱水、血液浓缩、低钾血症；上消化道疾病常因大量胃酸丢失而易出现低钾血症、低氯血症及代谢性碱中毒；下消化道疾病可并发低钾血症及代谢性酸中毒等，以上应在术前予以纠正。长期呕吐伴有手足抽搐者，术前、术中应适当补钙和镁。

（三）胃肠道手术应术前常规置入鼻胃管

特别是饱胃、肠梗阻等急诊患者，麻醉前尽可能吸除胃内容物，可以减少围术期呕吐、误吸的发生，并有利于术后肠功能的恢复。

二、麻醉处理

（一）胃十二指肠手术

根据患者的实际情况可选择全麻或全麻复合硬膜外阻滞；硬膜外阻滞经T8～9或T9～10间隙穿刺，向头侧置管，阻滞平面T4～L1为宜，阻滞平面不宜超过T4。

目前，胃肠道手术越来越多选用全麻或全麻复合硬膜外阻滞，全麻选择诱导快、肌松良好、清醒快的麻醉药物。肌松药的选择及用药时间应合理掌握，需保证进腹探查、深部操作、冲洗腹腔及缝合腹膜时有足够的肌肉松弛。注意药物间的相互作用，以及呼吸、循环、尿量、体液、体温等的变化，严密监测血气、电解质，维持水、电解质和酸碱状况，并予以纠正。

（二）结肠手术

右半结肠切除术选用连续硬膜外阻滞或全麻复合硬膜外阻滞；硬膜外阻滞时可从T10～11间隙穿刺，向头侧置管，阻滞平面控制在T6～L2。左半结肠切除术可选T12～L1间隙穿刺，向头侧置管，阻滞平面达T6～S5。进腹探查前可给予适量麻醉性镇痛药或镇静药，以控制内脏牵拉反应。

若实施全麻，则使用肌肉松弛药时，应注意与链霉素、新霉素、卡那霉素或多黏菌素等的协同不良反应（如呼吸恢复延迟）。结肠手术前常需多次清洁洗肠，围术期应监测血气电解质，注意血容量和血钾等电解质的变化，并予以纠正。

（三）直肠癌根治术

麻醉选择连续硬膜外阻滞或全麻复合硬膜外阻滞；手术多需取截石位，经腹会阴联合切口，选用连续硬膜外阻滞时宜选用双管法。一点取间隙穿刺，向头置管；另一点经L3～4间隙穿刺，向尾置管。先经低位管给药以阻滞骶神经，再经高位管给药，使阻滞平面达 T6 ～ S4，麻醉中可给予适量麻醉性镇痛药或镇静药，也可选择硬膜外阻滞联合脊麻。手术中应注意体位改变对呼吸、循环的影响，游离乙状结肠时多需采用头低位，以利于显露盆腔，此时应注意呼吸参数变化，并常规吸氧。术中出血可能较多，要随时计算出血量、尿量并给予及时补充，术中有时损伤盆腔静脉丛，可能发生渗血不止，应引起充分重视。如选择全麻复合硬膜外阻滞，则术中肌肉松弛满意，牵拉反应少，便于控制通气；同样要注意体位改变对呼吸、循环的影响，注意调整呼吸参数及维持血流动力学平稳；围术期监测血气电解质，维持水电解质酸碱平衡。另外注意监测患者的体温和采取有效的保温措施。

三、麻醉后注意事项

(1) 患者尚未完全清醒或循环、呼吸功能尚未稳定时，应加强对呼吸、动脉血压、中心静脉压、脉搏、尿量、体温、意识、皮肤颜色和体温等监测，并给予相应处理。术后应常规给予吸氧，防治术后低氧血症。

(2) 术后应常规进行血常规、血细胞比容、电解质、动脉血气分析等检查，并依据检查结果给予相应处理。

(3) 术后可能发生出血、呕吐、呃逆、尿潴留和肺部并发症，须予以重视。

第三章　肝脏手术麻醉

肝脏手术是肝脏肿瘤患者唯一有效的治疗手段，不论患者是否存在基础肝脏损害，肝大部切除术已成为常规术式。外科手术技术的进步，以及对危重病患者治疗手段的提高大大改善了手术的预后。虽然，肝脏手术的适应证和肝切除范围的扩大，而在过去的20年里肝切除术围术期病死率则显著降低，如果术前合适选择患者，甚至可以获得零病死率。肝大部分切除术(≥3个肝段)可在健康肝脏患者身上安全进行，但极大多数肝脏肿瘤患者均存在基础性肝疾病如肝硬化或脂肪肝，这样就大大增加了这种手术方式的风险，也增加了麻醉及围术期管理的难度。

肝脏具有极其复杂的生理生化功能，肝功能障碍患者的病理生理变化是全身性和多方面的。肝脏患者麻醉除了要充分了解其不同的病理损害阶段，并进行恰如其分的术前肝储备功能的估价和针对病情进行必要的术前准备外，麻醉医师最需要了解的是两个方面的问题。

(1) 肝功能障碍时麻醉药物体内过程的改变。

(2) 麻醉药物及麻醉操作对肝脏功能的影响。

只有这样才能选择最佳麻醉方案和实施最适宜的麻醉方法，做到最恰当的术中和术后管理。

第一节　术前肝功能的评估

肝脏的功能十分复杂，虽然检查肝功能的试验很多，但事实上不能反映全部肝功能。对某一患者来说，需要做哪些试验，应当有针对性地进行合理选择。

肝功能试验的临床价值如下。

(1) 协助诊断各种肝病，了解其肝损害程度、转归和预后。

(2) 辅助鉴别黄疸的性质和病因。

(3) 测知全身性疾病对肝脏的侵犯或影响。

(4) 了解各种工业毒品、药物、物理因素对肝脏的损害。

(5) 判断各种中西药物、针灸等对肝病的疗效。

(6) 肝胆系患者术前估价肝功能是术前准备的重要部分。

现有肝功能试验的不足如下。

(1) 肝脏有较丰富的储备功能和代偿能力。

(2) 肝脏的功能是多方面的，每一种肝功能试验只能反映某一侧面。

(3) 肝功能试验大都是非特异性的，其他非肝脏疾病也可引起异常反应。

(4) 肝功能试验的结果可受操作方法、仪器、试剂、pH、温度，以及操作者的责任和技术熟练程度等多种因素的影响。

因此，肝功能试验的解释必须与临床密切结合，如片面地或孤立地根据肝功能试验作出诊断，常可能造成错误或偏差。

一、病史和体格检查

对肝功能障碍患者进行完整的术前检查对于手术成功至关重要。和许多其他术前评估类似，疑有肝功能障碍时，需进行彻底的病史询问和体格检查。所有可能提示肝功能不全的病史和症状都应仔细询问。症状包括疲乏、恶心、呕吐 (尤其是呕血或者咖啡色物质)、瘙痒、黄疸、任何凝血问题或者出血体质、腹胀、行为或精神状态改变。社会史也应问及以判断是否有肝炎发生的危险因素如滥交、文身、吸烟、酗酒或吸毒。从家族史和疾病史也可以发现一些导致肝脏疾病的病因如血色病、Wilson 病、α_1 抗胰蛋白酶缺乏及输血史等。将现在与既往的用药列表，从中找出所有可能有肝脏毒不良反应的药物。肝脏疾病的许多体征可以在体检中发现如腹胀和腹腔积液、精神性失用和扑翼样震颤、黄疸和巩膜黄染、蜘蛛痣、脐周海蛇头征、肝脾大、外周水肿等。尽管这些症状和体征可以提示肝脏疾病，但它们不一定完全特异。

二、实验室血液学检查

恰当的实验室检查可以帮助确诊肝疾病及评估严重程度。最重要的检测是全血细胞计数，可以判断是否贫血或血小板减少。在手术中尤其是预计出血很多的大手术时，这些值可以评估患者形成血凝块和止血的能力，以及在必须输血前患者所能承受的失血量。凝血检查也很重要包括 PT/INR、PTT 等，可以预计术中出血情况，也可以评估术前留置深静脉导管的出血风险，PT 是评估当前的肝功能和肝合成能力的最准确指标。电解质检测也很有必要，因为电解质紊乱会导致一系列不良后果包括心律失常、凝血缺陷、加重血流动力学不稳定性、加重肝性脑病等。这对于肝肾综合征患者尤其重要，在纠正电解质紊乱时需极其谨慎以免使体液电解质状态恶化。肝功能测试可以帮助判断目前肝细胞损伤的程度，但其指标并不具特异性。白蛋白水平和胆红素水平被应用于 Child 分级中，转氨酶的水平也可以提示某些肝功能衰竭的病因 (如 AST：ALT ＞ 2∶1 提示酒精性肝炎)。

(一)蛋白质代谢的试验

肝脏是人体新陈代谢最重要的脏器，它几乎参与各方面的蛋白质代谢，肝能合成大部分血浆蛋白、酶蛋白及凝血因子，血浆蛋白与肝内蛋白经常处于动态平衡状态，检测血浆蛋白可以作为观察肝功能的一种试验。

血浆蛋白的测定临床上常用的有化学法和电泳法两大类，前者可测出总蛋白、白蛋白和球蛋白的量，后者可将球蛋白区分为α、β、γ几种。大多数肝病患者，血浆蛋白均可有一定程度的量和质的改变。

正常成人血清白蛋白为35～55g/L，前白蛋白280～350mg/L，球蛋白为20～30g/L，白/球蛋白比例1:5～2.5:1，若将血清作蛋白电泳，则白蛋白占54%～61%，α_1球蛋白4%～6%，α_2球蛋白7%～9%，β球蛋白10%～13%，γ球蛋白17%～22%。

肝病患者测定血清总蛋白，主要用于判断机体的营养状态，因为病毒性肝炎早期，白蛋白降低与球蛋白升高相等，总蛋白正常，而营养不良者白蛋白与球蛋白均降低。有人报道肝硬化患者如总蛋白量在60g/L以下，5年生存率低于20%；在60g/L以上者5年生存率为54.8%。

肝病时，血清白蛋白发生改变比较慢，有人报道即使白蛋白产生完全停止，8日后血内白蛋白浓度仅降低25%，因此白蛋白测定不能反映急性期肝病的情况，测定白蛋白的主要价值在于观察肝实质的贮备功能及追踪治疗效果，治疗后白蛋白回升是治疗有效的最好指标。

肝胆疾病时γ球蛋白增多主要由于：肝内炎症反应，在组织学上有浆细胞浸润；自身免疫反应，自身抗体形成过多；肠道内吸收过多的抗原，刺激形成过多的抗体；血浆白蛋白降低，γ球蛋白相对增加。

(二)胆红素代谢的试验

正常人血清内总胆红素浓度为3.4～18.8μmol/L(0.2～1.1mg/dl)。血清总胆红素测定的价值在于了解有无黄疸、黄疸的程度及动态演变，肝胆疾病中胆红素浓度明显升高反映有严重的肝细胞损害。如同时测定1分钟胆红素(正常值0～3.4μmol/L)有助于判断。

(1)在非结合胆红素升高的疾病时，1分钟胆红素基本正常，1分钟胆红素与总胆红素比值为20%以下。

(2)血清1分钟胆红素增高，大于6.8而总胆红素正常，可见于病毒性肝炎黄疸前期或无黄疸型肝炎，代偿性肝硬化、胆道部分阻塞或肝癌。

(3)肝细胞性黄疸1分钟胆红素占总红素的40%～60%，阻塞性黄疸1分钟胆红素占总胆红素的60%以上。

各种试验中，血浆蛋白，特别是白蛋白含量，是比较敏感的数据，白蛋白降低越多，肝脏损害越严重。胆红素的代谢在肝损害时影响也很明显。一般都主张采用此两种试验，结合临床表现，作为术前估计肝损害的程度 (表 3–1)。

表 3–1　肝损害程度的估计

	轻度损害	中度损害	重度损害
血清胆红素	＜ 34.2μmol/L*	34.2–51.3μmol/L	＞ 51.3μmol/L
血清白蛋白	＞ 35g/L	30 ～ 35g/L	＜ 30g/L
腹腔积液	无	易控制	不易控制
神经症状	无	轻度	昏迷前期
营养状态	好	尚好	差，消瘦
手术危险性	小	中	大

*μmol/L×0.05847=mg/dl

当估计患者的手术危险性时，有人还用记分法来估计，其中应用最广泛的是 Child–Turcotte–Pugh(CTP) 分级。当患者得 5 ～ 6 分时，手术危险性小 (相当于轻度肝损害)，8 分或 9 分为中等 (相当于中度肝损害)，而 10 ～ 15 分则危险性大 (相当于重度损害组)。评分越高预后越差 (对应的 3 月内病死率分别为 4%、14% 和 51%)。此方法自 1964 年问世以来一直广泛应用于评估肝功能不全的程度和手术风险，但其主要缺点是有两项指标是主观性的 (肝性脑病和腹腔积液的程度)。随着终末期肝病的患病率升高、器官移植可行性的增加，CTP 分级在评估供肝分配时的不足之处愈加明显，其评价指标的轻度异常和重度异常之间窗口较窄，而且只将严重程度分为三级略显不足。因此，2002 年在美国，另一项评分系统被应用于移植手术的紧急评定，即终末期肝病模型评分 (MELD)。该评分使用 3 项实验室指标 (血清胆红素、血肌酐和国际标准化比值 INR) 来评估疾病的严重程度和需要接受移植的迫切程度。MELD 评分在评估移植需要上似乎比 CTP 评分更准确，MELD=3.8×log[总胆红素 (μmol/L)]+11.2×log(INR)+9.6×log[肌酐 (μmol/L)]，其使用的第一年，等待肝移植的患者病死率下降了 11%。尽管 CTP 和 MELD 是评估有严重疾病、进行大手术的患者肝功能不全程度的最主要方法，但很少应用于那些疾病不甚严重或者仅进行简单、低风险处理的患者，一些低风险患者一般采取酶学检查就足够了。

凝血检查是更具价值的肝功能评测指标，主要有 PT/INR 和 PTT。除了 vonWillebrand 因子外，其他所有凝血因子均由肝脏合成，因此当肝功能不全时，除了纤维蛋白原和 VD 因子，其他因子都将下降，表现为凝血试验异常。尤其因为Ⅶ半衰期很短 (4 ～ 6h)，使得 PT 成为检测肝功能的有效手段。但必须注意排除其他可能导致凝血异常的因素，Ⅱ、

Ⅶ、Ⅸ和Ⅹ因子的合成均依赖于维生素K，因此当营养不良或肠吸收障碍时这些指标值可能下降。

（三）肝脏和酶

肝脏是人体的重要代谢器官，含酶特别丰富，其酶蛋白占肝脏总蛋白的2/3左右。在病理情况下肝脏的酶含量常有改变，并且可反映在血液内酶浓度的变化，临床上可根据血清内酶活力的增高或减少来了解肝脏病变的性质和程度（表3-2），辅助诊断肝胆系疾病。

表3-2 肝胆疾病时血清内酶类的改变

肝胆疾病时血清内酶类的改变
1. 反映肝细胞损害为主的酶类
(1) 肝细胞损害时酶活力增高
丙氨酸转氨酶、天冬氨酸转氨酶、异柠檬酸脱氢酶、乳酸脱氢酶、山梨醇脱氢酶、谷氨酸脱氢酶、鸟氨酸氨基甲酰转氨酶、精氨琥珀酸裂解酶、精氨酸酶醛缩酶、1-磷酸果糖醛缩酶、鸟嘌呤酶。奎宁氧化酶、葡萄糖醛酸苷酶
(2) 肝细胞损害时酶活力降低
胆碱酯酶，卵磷酯胆固醇转酰基酶
2. 反映胆汁淤积为主的酶类：胆汁淤积（或肝内占位）时酶活力增高
碱性磷酸酶、5′-核苷酸酶、γ-谷氨酰转氨酶、亮氨酸氨肽酶
3. 反映肝内纤维组织增生的酶
单胺氧化酶、葡氨酸羟化酶

（四）定量肝功能试验

肝脏的生化功能测定在肝病的诊断中具有重要的地位。但是，目前临床上常用的肝功能试验，仅是筛选性的，定性的或半定量的，一般只能测知肝脏有无疾病，以及对于推断肝脏病变的性质有一定的价值。然而，这些肝功能试验并不能定量地反映肝细胞损害的程度，也不能反映有功能肝细胞总数或反映肝血流的减少或分流情况，近年来根据肝脏对药物、染料、半乳糖或色氨酸清除的原理，设计了几种肝脏清除功能试验，可以较定量地估计肝细胞或吞噬细胞损害的程度。

1. 染料排泄试验

肝脏是人体的重要排泄器官之一，许多内源性物质如胆汁酸、胆红素、胆固醇等，以及外源性物质如药物、毒物、染料等，在肝内进行适当代谢后，可以由肝细胞排泄至胆汁。在肝细胞损害时，上述物质的排泄功能减退，据此原理，外源性地给予人工色素

(染料)，来测定肝脏排泄能力的改变，可作为有价值的肝功能试验之一。

(1) 磺溴酞钠 (BSP)。几乎完全由肝脏清除和排泄，其他组织处理 BSP 的能力很小。由此可见，BSP 在血液内的清除受到有效肝血流量、肝细胞功能 (摄取、结合和排泄功能) 和胆道系统畅通的程度这几种因素的影响。BSP 试验是一种比较灵敏的功能试验，可间接地推测有效肝细胞总数，了解肝脏的储备功能。临床上常用的是 BSP 排泄试验 (每千克体重注射 5mg)，测定 30min 或 45min 时的滞留率。正常值为静脉滴注 BSP5mg/kg，45min 的滞留率为 0 ～ 6%，如超过 8% 有临床意义。

(2) 吲哚氰绿试验。吲哚氰绿 (ICG) 是一种阴离子染料，在血浆中与白蛋白及 α- 脂蛋白结合，能迅速被肝脏摄取而清除，在肝内不与其他物质结合，以胆汁排泄。ICG 为肝脏高摄取物质，其清除率可反映有效肝血流量。一般采用静脉注射 0.5mg/kg，于 10min 时测定滞留率，正常值为 7.83+4.31%，正常上限为 12.2%。如给予较大剂量 (5mg/kg) 可增加本试验的灵敏度，并可反映有功能的肝细胞数。ICG 试验的临床应用价值大致与 BSP 试验相同，但较之更安全更灵敏。

2. 药物代谢

肝脏是进行药物代谢最重要的器官，近年来根据肝脏清除药物的原理，设计了几种肝脏功能试验，可以较定量估计肝脏损害的程度和有功能肝细胞的总数。

肝脏对药物的清除率 (Cl_H) 即单位时间内有多少量血浆所含的药物被肝脏所清除，它主要取决于流经肝脏的血流量 (Q) 与肝脏的内在清除力 (Cl_1) 即单位时间内肝脏本身代谢药物的能力。

$$Cl_H = \frac{Q \cdot Cl_1}{Q + Cl_1}$$

肝内在清除力很高时，即表 Cl_1 ＞ Q，公式内分母之 Q 可略而不计，该公式可简化为：Cl_H=Q，肝脏的清除率基本上反映药物进入肝脏的速度，血流的变化即对清除产生较大的影响。相反，肝内在清除力很低时，即 Q ＞ Cl_1，公式中分母之 Cl_1 可略而不计，该公式即简化为 $Cl_H = Cl_1$，肝脏的清除基本上与肝血流无关。

根据上述原理，一些高摄取率的物质被用于测定肝血流量，如吲哚氰绿、利多卡因、硝酸甘油等，而摄取率低的物质如氨基比林、安替比林、半乳糖、咖啡因等，则用于定量测定肝细胞的代谢功能。

单乙基二甲苯甘氨酸 (MEGX) 为利多卡因的代谢产物，MEGX 试验正是基于利多卡因向 MEGX 的转变，反映肝血流和肝细胞代谢活性。方法：2min 内静脉滴注利多卡因 1mg/kg，注药前 15min 抽血查 MEGX 浓度。Ollerich 等报道正常人 MEGX 浓度范围平均为 72μg/L。死亡组 MEGX 平均浓度为 23μg/L，差异非常显著。由于 MEGX 试验具有灵敏、准确、快速、定量、重现性好、特异性高等优点，被认为明显优于 ICG 试验及咖啡因清除试验和 Child 分级。故该试验已广泛应用于肝移植领域，预测肝病及其他危重患者的预后、围术期评价肝功能、评估内脏血流、指导利多卡因的个体化用药。

3. 其他肝功能试验

除了上述重要的肝功能试验外，还有反映肝脏糖代谢功能改变的葡萄糖耐量试验、半乳糖耐量试验等；反映肝脏脂肪代谢功能的血清胆固醇和胆固醇酯、三酰甘油、脂蛋白电泳等；反映肝脏解毒功能的马尿酸试验、百浪多息试验等；反映其他代谢功能的血清胆汁酸、各种凝血因子、血清甲状腺激素、血清维生素维生素 A、血清铜和铁的测定；反映肝脏血流动力学改变的肝脏血流量测定、肝静脉和脾内压测定等。基于微粒体和细胞溶质功能的氨基比林呼吸试验、半乳糖消除能力。Redealli 等人进行的一项前瞻性研究表明，半乳糖消除能力＜ 4.0mg/(min·kg) 这一指标强烈提示 HCC 和肝硬化患者肝手术后并发症风险。还有基于功能性造影的 ^{99}m-Tc 标记的半乳糖人血清白蛋白闪烁显像等。

以上这些试验的局限性主要在于其结果随肝脏血流量和其他影响肝功能的因素的改变而变化，这使得这些方法的准确度受到质疑。举例来说，Herold 等人发现，评估慢性肝脏疾病患者的肝脏代谢能力时，使用乳糖消除能力或氨基比林呼吸试验与 ICG 试验相比其结果不同。目前，没有一种功能性试验能独立地决定残存功能程度和手术切除范围。因此，许多研究机构所使用的评估慢性肝炎，或肝硬化患者残余肝功能的一般方法包括临床评估并存的其他疾病，包括血小板计数和凝血功能测试的血液学检查、ICG 测试、影像学测量肝脏体积，以及 Child-Pugh 肝功能分级。

现在临床使用的肝功能试验种类繁多，每一个试验都从一个侧面反映肝脏某一方面的功能，要全面地了解肝脏的功能状况，必须进行多因素的综合分析。一般先做几种筛选试验，然后再作进一步行肝功能试验，再配合影像及病理病原学诊断进行综合判断，近年来定量肝功能试验，如染料排泄试验及药物代谢试验的发展，可以较定量地估计肝损害的程度及有功能肝细胞的总数。

三、进一步系统性检查

对于重度肝功能衰竭患者，或者准备进行危险大的临床处置时，进一步的系统性检查可以提供保证。最简单的就是心电图，对于循环高动力状态的肝功能衰竭患者，或者已发展为系统性功能不全的患者 (如肝肺综合征)，心电图检查可以发现室性肥大和 (或)

右心劳损，也可以发现心律失常、电解质紊乱等问题。此外，对于放置肺动脉导管的患者，可以借此排除左或右束支传导阻滞。

老年患者冠状动脉疾病较正常人多见，一些导致其肝功能衰竭的病因同样会促使心肌病的发生（如酒精中毒、血色病等）。对于这种病例，在进行大的处置前最好进行超声心动图检查其心功能。踏车试验或者药物激发试验（多巴胺丁酚）可以评估心功能、心脏储备、心肌氧供、肺内分流程度，以及肺动脉－门静脉高压(PpH)等。

对于通气困难或者需要慢性氧疗的患者，进一步的检查可以确定是否存在肝肺综合征、肺内分流以及严重程度。最简单的检查是动脉血气分析，可以判断低氧血症和高碳酸血症的程度，也可以评估肾脏的酸碱平衡调节能力。一些更复杂和侵入性的检查可以直接评估肺功能，例如气泡对比超声心动图可以直接显示肺内分流，该检查还可以鉴别继发于肝功能衰竭的肺内分流和 V/Q 失调。肺内分流时气泡在 3 次心搏时间内即可从右心循环进入左心循环，而轻度的V/Q失调时气泡可以被肺泡吸收而不抵达左心循环。但是，气泡对比超声心动图并不能显示分流的严重程度。另一项检查是 V/Q 扫描，可以显示出由于 HPV 功能下降而“有血无气”的区域。肺血管成像可以显示继发于心排血量增高的肺血管扩张和肺高血流量。其实这些侵入性检查很少在围术期应用，因为动脉血气分析已经可以提供足够的信息。

严重的门脉高压是公认的肝切除术禁忌证。为了排除这一情况，术前准备必须通过血小板计数、影像学检查脾脏，以及内镜检查是否存在食管静脉曲张而评估门脉高压的程度。食管静脉曲张 D1 级的患者术前必须经过内镜治疗。对于严重的病例，若不行曲张静脉结扎，其进行大手术的病死率可能会很高，因为当患者多器官系统存在功能不全时，上消化道出血很难代偿。一些作者建议全面测量门脉压力梯度以更准确地选择患者。Bruix 等人证实，门脉压力梯度大于 10mmHg 与并发症发病率增加和术后生存率降低有关。另外，对于同时存在高胆红素的患者，术后病死率也会增加。因此，许多机构都在术前全面测量门脉压力梯度以更好的筛选伴有肝硬化的肝肿瘤患者。其他学者则建议推迟或避免对转氨酶高的病毒相关性肝硬化患者进行肝脏切除术，以减少术后病死率。

影响肝脏再生的另一重要因素为胆汁淤积。对于这种特殊情况，大多数作者赞成术前对手术后保留的那一半肝脏行经皮胆汁引流。然而，不同医师对决定每一特定患者行肝切除术的范围的治疗经验受许多因素影响，包括基础性肝疾病的类型和病因、肝损害的范围和位置等。并存的其他疾病会引发或加重围术期并发症，因此术前达到 ASA 分级 Ⅰ－Ⅱ级是明智的，如此可以降低风险。另外，一些与肝硬化状态有关的因素可通过手术解除以防止远期并发症。例如，一些作者建议在肝切除术中施行脾切除术，以减少严重脾功能亢进患者的术后并发症。

无论肝脏手术还是肝病患者的非肝脏手术，由于肝功能状态都会直接或间接地影响极大多数麻醉药分布代谢与排泄。另外，许多麻醉药也会直接或间接地影响肝脏各方面的功能，甚至还会造成肝损害，所以麻醉前、麻醉中、麻醉后肝功能的动态监测尤其重要。

四、外科风险的评估

肝切除术是一项大级别手术，同时会造成较大的上腹部损伤。一般来说，肝切除范围越大则手术的损伤越大、越容易出血，钳夹血管时间越长，越容易引起肝功能衰竭。如果肿瘤位于大血管附近则更为复杂，可能造成更严重的肝组织血供障碍。因此，肝切除术手术本身的性质就非常严重。

外科医师在术前评估时应首先确认疾病是否已经扩散到肝脏以外。虽然有时肝外只存在单一转移灶也可以进行姑息性手术，但由于总体预后很差，这类患者中接受手术治疗的数量不会太多。外科医师还应考虑转移灶的血供情况，手术是否可在避免损失过多肝血供前提下进行，从而增加需切除的肝范围。最多可切除 80% 的肝脏，但其肝功能衰竭和其他并发症风险很高。在动物模型中，肝极大部分切除 (超过 90%) 后会导致因门静脉压增高所致的肝窦直径缩小，这是由于大量血流试图通过一个非常小的肝脏。当前的影像学方法可检测出直径为 0.5 ～ 1cm 的腹膜转移灶，因此，偶尔会发现患者存在比最初预想更为广泛的转移。如果大手术前仍不确定肿瘤转移情况，可事先进行腹腔镜检查。

由肝移植的资料证据提示，供体移植物体积必须≥ 0.8% 受体总体重，才能减少急性肝功能衰竭的风险。然而，患有慢性疾病的肝脏的再生能力与正常肝脏不同。因此，外科医师在决定剩余有功能肝实质大小时必须十分谨慎，以避免术后肝功能衰竭。Makuuchi 等人提出，术前正确进行门静脉栓塞术 (PVE) 是增加未来剩余肝体积的有效尝试。Azulay 等人证实，预计未来残余肝实质≤ 40% 是 PVE 的指征，对此类患者进行 PVE 可使其符合切除标准。如果 PVE 后肝脏没有再生，大多数学者赞成禁忌进行肝大部分切除术以避免严重的术后肝功能衰竭。如今，大多数作者建议对健康肝脏术后残余肝≥ 25% ～ 30%、受损肝脏术后残余肝≥ 40% 的患者施行 PVE。一些东方国家广泛使用 ICG 试验评估肝硬化患者，他们建议当非肿瘤性实质的切除量≥ 40% 肝脏总切除量，且 ICG 结果为 10% ～ 20% 时进行 PVE。

患者进入手术室前可能接受过化疗以缩小肿瘤，这更常见于肿瘤位置靠近重要血管的病例。有人提出化疗可能会使肝再生受损，尤其是在肝脏经受了一段时间缺血后更易出现。然而，尽管化疗可能延迟肝脏再生，但并不妨碍术中使用钳夹法阻断肝血供。在以奥沙利铂为基础的化疗后患者常见并发症为周围神经炎。这一点应予以记录，以避免与硬膜外阻滞的潜在不良反应相混淆。

第二节　肝脏手术患者的麻醉

一、术前准备

术前准备取决于手术方式和患者的整体情况，上述两因素结合考虑以达到术前最佳状态。严重肝功能衰竭的患者进行相对简单的临床处理时，仅需要一条运行良好的外周静脉通路即可。凝血障碍患者行大手术时需要深静脉通路，但要输入FFP和(或)血小板，以减免置管操作时可能的严重出血风险。之前存在低血压的患者需建立有创动脉压监测以保证手术期间的器官灌注。通气困难的患者(如肝肺综合征)需检查动脉血气以保证足够的氧合和通气。对于可能大出血的手术，需监测患者电解质、血红蛋白/血容量水平以指导输血治疗和电解质补充。

外科医师对肝脏进行操作时常需要测量中心静脉压。CVP升高会导致肝静脉和肝血窦充血，这是肝切除术时出血的主要原因。研究显示控制CVP在较低水平(2～5mmHg)可以显著减少术中出血。对轻到重度肝功能衰竭患者进行局部肝切除术时，标准的7F三腔管可以监测CVP、输血及用药(如使用硝酸甘油降低CVP等)。进行肝大部切除或预计出血较多的非肝脏手术时，需要更粗的中心静脉导管以备快速输液或输入多种血制品。

严重肝功能衰竭并发肝肺综合征或者肺动脉-门静脉高压的患者，或者预计行门静脉或下腔静脉阻断(如肝移植时)，术中前后负荷可能有显著波动，这时就需要肺动脉导管(PA)来进一步监测血流动力学。PA可以更详细的评估静脉血容量和大血管阻断时的心血管反应，也可用于心内给药。

经食管超声心动图(TEE)与PA联合使用，可用于术中评估心肺功能状态，对于进行大血管阻断或者血流动力学波动显著的情况尤其适用。TEE也可以用于严重肝功能衰竭并发肺动脉高压或心排血量过高的患者，以预估术中心功能不全或心力衰竭。然而这一监测对未经治疗的严重食管静脉曲张患者并不可行，因其可能导致上消化道出血。

除了侵入性的监测外，术前准备还包括维持合适的室温(25～30℃)、预防低体温的保暖垫等。在大手术时术野暴露范围大，体热流失严重导致患者低体温，对于存在凝血障碍的患者，低体温将阻碍凝血酶的作用，削弱机体形成血凝块，增加了术中失血。因而维持患者正常体温显得很重要。

肝脏是人体内最大的实质性脏器，它有非常重要和复杂的生理功能。肝病及其本身的继发病，如门静脉高压症等需手术治疗时，特别是广泛肝切除术合并有肝硬化或需剖胸的患者，手术较复杂，创伤大，出血也多，术前必须有良好的准备，要安排足够时间改善患者的全身情况和肝功能。即使是急症手术，在病情允许的条件下，也应力争准备得完善一些。肝功能不全的患者进行手术治疗，通常有两种情况：一是患有与肝病无关的一些疾病，如急性阑尾炎、创伤、胃肠道穿孔等，如一时难以进行较好的术前准备，应尽量采用对肝无害的麻醉药和麻醉方法，其次是肝脏疾病本身的继发病需行手术治疗，则应积极进行以“保肝”为主的术前准备，包括以下几方面。

(1) 加强营养，给予高蛋白质、高碳水化合物，低脂肪饮食，口服多种维生素。因胃纳差，进食少者，必要时可经静脉途径补充，以求改善肝功能。糖的补充，不仅供给热量，还可增加糖原贮备，有利于防止糖原异生和减少体内蛋白质的消耗。

(2) 改善凝血功能。如维生素 K_3 口服，紧急情况下可以静脉注射维生素 K_1，其作用时间快，效果好，是多种凝血因子的必需原料。

(3) 血浆蛋白低者，尤应予以足够重视，如总蛋白低于 45g/L，白蛋白低于 25g/L 或白、球蛋白比例倒置，术前准备要积极，必要时应输给适量血浆或白蛋白。

(4) 贫血患者，必要时可多次少量输血，争取血红蛋白高于 100g/L，红细胞在 3×10^{12}/L(300 万 /mm^3) 以上，血清总蛋白 60g/L，白蛋白在 30g/L 以上。

(5) 对有腹腔积液的患者，应采用中西医结合治疗，待腹腔积液消退后稳定 2 周再进行手术治疗。必要时于术前 24 ～ 48h 内行腹腔穿刺，放出适量的腹腔积液，以改善呼吸功能，但量不宜过多，要根据患者具体情况。一般一次量不超过 3000ml 为原则。

(6) 术前 1 ～ 2 天，给予广谱抗生素，以抑制肠道细菌，减少术后感染。

(7) 根据手术切除范围，备好术中用血。

因镇静、镇痛药均经肝脏代谢降解，麻醉前用药量宜小。咪达唑仑或氟哌利多等均可使用。对个别情况差或处于肝性脑病前期的患者，术前仅给阿托品或东莨菪碱。

二、肝脏手术的麻醉实施

选用麻醉药和麻醉方法需要了解以下几点。

(1) 所患肝脏疾病。

(2) 肝脏在药物解毒中的作用。

(3) 药物对肝脏的影响。

麻醉医师必需亲自了解肝病类型，肝细胞损害程度以及其他可使手术复杂的因素，特别是那些促进出血的因素存在。不同的麻醉方法各有其优缺点，选用时应根据手术的类型，结合患者肝功能不全等具体情况作全面考虑。药物的选用应选择直接对肝脏和血流的影响较小的药物，要了解施行麻醉的技术和术中对患者的管理往往比个别药物的选择尤为重要，如术前用药、术中供氧、补充血容量、纠正酸中毒、维持循环稳定等。

肝功能障碍患者全身麻醉诱导和维持的用药选择受许多因素影响。最主要的是长期高心排血量造成血管扩张，可能导致相对的低血压。麻醉药物的选择和剂量需考虑维持血压、温度和保护器官持续灌注，因为肝、肾等器官功能不全时即使血压轻微下降也会造成不良影响。此外，某些药物可能会诱发或者加重肝性脑病，应禁用。也应避免麻醉药物对肝脏造成进一步的损害。

相比正常人群，肝功能障碍患者对许多药物的代谢、清除能力下降，此外，血清白蛋白水平下降、全身性体液转移（如腹腔积液）会改变许多药物的分布容积，从而对不同药物的作用产生复杂而难以预测的影响，但有些基本的改变是共通的。

阿片类药物如吗啡和哌替啶是完全经肝脏代谢的药物，其血浆半衰期将延长，对于肝功能衰竭患者，这些药的使用频率应较正常减少 1.5 ～ 2 倍。芬太尼也完全经肝代谢但受肝脏影响较小，但长时程输注的影响尚不得知。瑞芬太尼是一种短而强效的麻醉药，其被血中或组织中酯酶分解，不受肝功能障碍的影响，可以持续输注，这一特性使得瑞芬太尼可以应用于肝移植等手术。总体而言，肝脏疾病患者对阿片类药物的耐受性良好，但仍应注意避免使用过量导致心排血量下降和低血压。

在催眠、诱导药物中，硫喷妥钠的清除模式相对固定，其内在高脂溶性使其可以通过再分布而结束麻醉效应。美索比妥、氯胺酮和依托咪酯都完全靠肝代谢，在单次注射后其清除率并不改变，但由于分布体积扩大，相比对照组，他们的半衰期延长。类似的，丙泊酚在持续泵注时其清除率也无变化，但用于肝功能障碍患者时，其消除半衰期和作用消失的时间将延长。丙泊酚应谨慎使用因为在注射初会导致血压下降。苯二氮草类药物如咪达唑仑应用于肝功能障碍患者时其清除率下降，因此小剂量使用能带来较持久的抗焦虑和遗忘作用，而且对血流动力学影响较小，可以作为诱导药的组成之一，但若存在肝性脑病时应禁用，因为其进一步刺激中枢 GABα 受体，会加重肝性脑病。

神经肌肉阻断药中，琥珀胆碱和米库氯胺对肝硬化患者作用时间显著延长，主要原因是突触间隙胆碱酯酶减少所致。维库溴铵和罗库溴铵经肝代谢或经肝原型排除，肝硬化时清除时间减慢、作用时间延长（除外酒精性肝硬化，因为此时清除时间不变）。阿曲库铵和顺阿曲库铵不依赖肝肾代谢，很少受肝功能障碍的影响。因此，肝功能衰竭患者可以选用，而顺阿曲库铵的无组胺释放作用更受青睐。

肝脏疾病患者或行肝段切除术时，使用挥发性麻醉药维持全身麻醉时有很多选择。总的而言，大多数挥发性麻醉药可减少门静脉血流 (PBF) 进而导致全肝血流 (THBF) 减少，但肝动脉血流 (HABF) 会反应性增加。过去一直选择异氟烷，因为动物试验和人类志愿者研究都发现，使用异氟烷全身麻醉时肝动脉血流增加可以维持肝实质的正常灌注。氟烷是个例外，其破坏这一代偿性反应轴，使门静脉血流和肝动脉血流同时下降，肝灌注减少，加剧了肝损害。所以氟烷禁用于肝脏疾病患者。新型挥发性麻醉药如七氟烷代谢方式的独特性不产生肝毒性产物、极低代谢率的地氟烷比异氟烷更受欢迎，但除了考虑肝保护作用，还应结合其他因素对这三种药物进行选择。

肝功能障碍患者在手术过程中，常常难以维持正常血压以保证器官灌注，因此可以使用心血管活性药物。正性肌力作用药物如β激动剂、多巴胺丁酚或磷酸二酯酶抑制剂米力农，收效甚微，因为这些患者本就心排血量过度增加、动脉扩张严重。这种情况下，纯α激动剂去氧肾上腺素对升高平均动脉压作用明显，因此常用于肝脏手术中。然而，去氧肾上腺素带来的血管收缩可导致器官终末血管血流下降，使这些组织的氧供不足。为尽量避免这种情况发生，可以检测混合静脉血氧饱和度、血气分析、血清乳酸水平。其他外周血管张力药物如去甲肾上腺素、垂体加压素等也可以使用，但同样应注意其内在的风险。

除小型的肝脏或胆道手术 (HPB) 手术可在硬膜外阻滞麻醉下进行外。几乎所有 HPB 手术都应在全身麻醉下进行，并应使用气管插管和机械通气，2 小时以内的手术也可进行喉罩通气。吸入气体中一般不含有氧化亚氮，因为氧化亚氮具有引起肠胀气的不良反应。近年来，七氟烷或地氟烷全凭吸入、丙泊酚全凭静脉或者静吸复合麻醉已广泛应用于长时间的各种手术，使全身麻醉的选择更加灵活，适应范围也显著扩大。吸入麻醉有麻醉深度调节方便、麻醉作用全面、全身血流动力学控制平稳等优点。丙泊酚全凭静脉其最突出的优点在于此法诱导快，麻醉过程平稳，无手术室空气污染之虑，苏醒也较快，是一种较好的麻醉方法。丙泊酚是快速、短效静脉麻醉药，除催眠性能外，适当深度可达短时间镇静，丙泊酚非但无明显肝损害作用，由于其为一外源性抗氧化剂，据报道对肝缺血再灌注损害还有一定的保护作用，故用该药作为肝脏手术全凭静脉麻醉的主药尤为合适，术中辅助应用麻醉性镇痛药及肌松药定能达到术中满意的止痛肌松效果。丙泊酚用量为全身麻醉诱导 1 ～ 2mg/kg 静脉注射，麻醉维持 50 ～ 150μg/(kg·min) 静脉滴注，镇静 25 ～ 75μg/(kg·min) 静脉滴注。主要值得重视的问题是对心血管的抑制，尤其是在初次应用时，对年老体弱者更应注意减量和缓慢静脉滴注。

近年来第二军医大学第三附属医院 (东方肝胆外科医院) 较多采用持续硬膜外阻滞复合气管内吸入全身麻醉于肝胆手术的麻醉。在 T8 ～ T9 行硬膜外穿刺，向上置管于 3.5cm，先用 2% 利多卡因 5ml 作为试验剂量，再在短时间内加入 0.5% 布比卡因 8 ～ 12ml，以后每间隔 1 ～ 1.5h 加 0.5% 布比卡因 5 ～ 8ml。硬膜外阻滞成功后即在静脉滴注咪达唑仑 3 ～ 5mg、舒芬太尼 25 ～ 30μg、丙泊酚 1.5 ～ 2mg/kg 及罗库溴铵 50mg 后行气管内插管，术中以地氟烷或七氟烷维持麻醉。这种麻醉方法我们认为有以下优点。

(1) 硬膜外阻滞的肌松作用相当好，术中几乎不加肌松药。

(2) 避免单纯硬膜外阻滞麻醉过浅出现肌松作用差及明显的牵拉反应或由于硬膜外阻滞阻滞过深引起的明显呼吸抑制。

(3) 避免单纯全身麻醉术中使用较多肌松药引起延迟性呼吸抑制及麻醉终止时患者因伤口疼痛引起的躁动。

(4) 方便术后止痛，利于患者恢复。所以我们认为此种方法为非常安全又具有很好肌松及止痛效果的理想麻醉方法。

但在具体应用中应注意以下几点。

(1) 年老体弱及年幼儿童布比卡因必须减量或降低浓度。

(2) 因布比卡因心脏毒性大，冠心病、心肌炎及心律失常者慎用。

(3) 布比，因主要在肝脏代谢，肝功能差的患者用药间隔时间须延长。

(4) 尤其应加强血流动力学的监测，防止低血压及心率减慢。

(5) 凝血功能差的患者避免硬膜外穿刺。

对患者的术中监测项目取决于患者术前的一般状态和拟行手术的大小，还包括预计失血量的多少。除常规心电图、无创血压、氧饱和度和呼末 CO_2 外，有创动脉血压监测可用于反复采集血液样本或监测可能发生的血流动力学的急剧变动 (例如阻断腔静脉时)。中心静脉通路可用于输注药物和控制中心静脉压 (CVP)，后者与血液保护相关。我们发现在使用低中心静脉压技术时，同时使用一些无创监测技术 (例如食管超声多普勒和通过 Flo-Trac 导管的 Vigileo 监测每搏量变异度 (SVV) 等指标) 可有效帮助在防止发生明显低容量的前提下将补液量最佳化。间断血液生化监测对 HPB 手术尤其有指导意义，可迅速发现贫血、凝血障碍、代谢异常和呼吸功能障碍。血栓弹力图 (TEG) 也有重要作用，可指导对凝血功能异常有针对性地进行纠正。TEG 还可减少 HPB 术中的输血。

三、术中麻醉管理

虽然行肝叶切除的患者大都存在肝硬化的基础，但临床肝功能检验一般均在正常范围，就术前凝血状态、肝代谢功能以及麻醉药物与其他药物的药代动力学状态也接近正常。因此，术中管理的重点主要是维持血流动力学的稳定、尽可能维持有效的肝血流以保持较好的肝氧供耗比、保护支持肝脏的代谢。

(一) 保持肝脏血流量

肝脏血流量可在三种不同水平上发生改变。

1. 全身水平

心排血量的减少、血流再分布至重要器官，以及其他血管床血管阻力的改变可引起肝脏血流量的减少。与术中麻醉管理关系更为密切的情况是，当 CVP 升高超过门静脉的临界闭合压 (接近 3 ～ 5mmHg) 时，肝脏血流量会显著减少。在血液保护策略中避免 CVP 过度升高也具有重要意义，但这也可能引起血管内总体血容量减少的风险。

2. 局部水平

肝脏血流量局部性改变可由激素、代谢和神经因素等引起。术中操作对局部肝血流量的主要影响在于手术应激和局部麻醉对肝脏区域自主神经的作用。然而，肝脏血流量可通过肝脏“动脉缓冲”反应来进行一定程度的自我调节。当门静脉血流量减少时，肝动脉血流量会增加以维持入肝血流量，即使是发生严重肝硬化的肝脏也可有这种缓冲反应。目前尚未完全明确有关这一反应的机制，但已知其与肝脏腺苷清除有关。然而，这一血流量代偿机制并不是双向的，也就是说在肝动脉血流量减少时，门静脉并不会反过来增加肝血流量。因此，当肝动脉压下降时，肝脏血流量也会随之下降。吸入麻醉药可不同程度地抑制肝动脉缓冲反应，但一般认为异氟烷和地氟烷的抑制程度小于氟烷。在试验条件下，人工气腹也会影响这一反应。大多数情况下的氧供量是大于需求量的，血流量轻度减少并不会造成很大的影响。然而，在某些情况下(例如脓毒血症和肝脏储备功能下降，包括脂肪肝)，氧供量与血流量的依赖关系较大，此时摄氧量增加，对氧供的需求量增加。

3. 微循环水平

微循环血管的改变受多种激素影响控制，包括一氧化氮、内皮素和代谢产生的一氧化碳，后者主要由肝脏血管内皮细胞产生。文献提示，必须维持血管收缩因子和血管舒张因子间的重要平衡，以维持微循环水平上血流量稳定。在实验研究中，所有吸入麻醉药都会引起微循环血管收缩，因而可能减少血流量。人们使用了多种药物来特异性促进肝脏血管扩张，例如多培沙明、前列环素和 ET-1 受体拮抗剂。然而，所有这些药物对于肝脏保护的临床意义都未得到验证。事实上，仅作用于单一调节通路不太可能具有对微循环血流量的保护作用，保护的目的在于试图重新建立新的血管活性因子间的平衡，而不是影响特定的反应通路。

(二)对现存肝细胞功能的保护

谷胱甘肽是重要的细胞内抗氧化剂，是维持正常肝细胞功能所必需，在肝脏疾病时细胞内谷胱甘肽的储备量通常会减少。N-乙酰半胱氨酸(NAC)是一种外源性谷胱甘肽，可能有助于维持现存肝细胞功能及防止再灌注损伤。发生胆管炎这种局部感染也会导致肝功能障碍，因此术中预防性使用抗生素是非常重要的。过量使用以淀粉为基础的胶体溶液可能具有削弱 Kupffer 细胞活性的有害作用，从而增加患者发生感染的风险。当肝储备功能严重减弱时，可能需要外源性给予凝血因子(例如 FFP)。

在尽可能完整切除病变组织时以损失最小肝体积的肝组织来达到将术中肝损伤最小化的目的，与此同时还要减少对残余肝组织的损伤，尤其是残余肝存在肝硬化时则更为重要。减少肝损伤可保证较好的术后肝功能，利于术后肝组织再生。

对残余肝组织的损伤主要与缺血再灌注损伤引起的组织损伤有关。缺血预处理是手术操作的步骤之一，人为造成先短期缺血以增强组织对随后可能发生的长时间缺血的耐受性，防止造成肝细胞损伤。缺血预处理的方法存在很大争议，但术中使用的方法一般是在切肝前夹闭肝动脉和门静脉 10min 开放 10min。某些麻醉药(包括异氟烷和瑞芬太尼等)可能具有药理学上的预处理效果。不同的是，长时间持续性的肝缺血会最终引起肝细胞死亡，而短期缺血则可能具有保护长期缺血引起的肝损伤的作用。正常肝脏可以耐受较长时间的缺血 (即 60 ～ 90min)。然而，即使缺血期未出现肝细胞死亡，再灌注损伤也是肝脏手术过程中造成肝损伤的主要原因之一。再灌注损伤具有多种相关联的作用机制，再灌注时释放的短效氧自由基催化后续剧烈的炎性细胞因子反应，后者在加重局部肝损伤的同时也会对远处器官造成影响。有人提出使用自由基清除剂 (例如 NAC) 是可能防止再灌注损伤的一种治疗手段，但尚无临床依据。

(三) 术中的血液保护与管理

围术期大量失血是手术潜在的即刻并发症，并且大量失血会增加围术期并发症发病率。如存在结直肠转移灶，大量失血会缩短患者术后的无瘤生存期。因此，改善麻醉和手术技术以减少失血是非常重要的。

1. 手术技术

手术分离技术的进步有助于控制术中失血。Cavitron 超声刀是一种声学振动器，通过产生盐水介导的空化力来促进对肝实质的破坏，并与热力作用联合。超声刀减少肝切除术的失血是非常有效的。也可使用水刀和超声切割刀。使用这些技术分离肝脏时不会损伤大血管，可将大血管分别结扎或夹闭。控制已分离的肝表面的残余出血可使用氩离子凝血器或纤维蛋白胶喷射器。

手术对血液保护意义最大的操作在于阻断供应肝脏的血管。暂时性肝门阻断 (Pringle 法) 是在肝门处阻断入肝血流，而全肝血流阻断除了阻断肝门外还阻断膈下腹主动脉、肝上下腔静脉、和肝下下腔静脉。如阻断时间过长可能因肝缺血而对正常肝组织造成不良影响。尽管一般认为阻断 60min 以内对无肝硬化患者是安全的，术后短期内仍可出现肝功能不全和肝性脑病。肝硬化患者，阻断 30min(可能延长至 60min)，对于疾病早期的患者来说也是安全的。间歇性阻断是指单次阻断 10 ～ 20min，每次阻断间隔时间为 5min，当需要长时间阻断时使用这种方法可能更为安全。因为那些血管阻断时间延长的患者术后并发症发病率会增高，住院时间增长。近年来为了尽可能避免缺血损伤，很多医院选择肝段或半肝血流阻断用于单一或多个肝段切除术。全肝血流阻断虽可减少出血，但会显著增加术前和术后并发症发病率 (高达 50%) 和病死率 (高达 10%)。全肝血流阻断这一技术的使用应限于以下病例：肿瘤靠近或累及肝后下腔静脉，肿瘤位于肝静脉和下腔静脉交汇处。大约有 10% 的患者不能耐受阻断下腔静脉对血流动力学的影响，这类患者可能需要建立静脉 - 静脉旁路。

另外，为了控制出血外科还采取了一些新的术式，如原位低温液体灌注以及离体肝切除术等，这些可能更适合于肝实质分离困难的病例。目标在于提供无血区域并保护低温细胞，进而延长分离时间并使分离操作更为精确。这些技术中许多都来源于肝移植术。原位低温液体灌注技术夹闭门脉三联管结构和下腔静脉 (IVC)，通过向门静脉或肝动脉灌注保存液以获取低温。同时在肝上和肝下阻断 IVC(必要时也包括右肾上腺静脉)，在低位血管钳上方切开肝下 IVC。使用冷的肝脏保存液灌注，应在 IVC 端主动回抽静脉流出的灌注液，以防止机体过度降温。术中持续性慢灌注或每隔 30min 重复灌注以维持肝脏降温。离体肝切除术是在整体移除肝脏后离体切除肿瘤组织，再将残余肝脏植入体内。这一技术有助于所有 3 条肝静脉受累和门脉三联管结构也受累的情况。可使用假体移植物替代 IVC。

2. 麻醉技术

麻醉技术的进步是肝脏手术成功的一部分，最初的进步为使用低中心静脉压麻醉下行肝切除术，后又采取了一系列血液保护措施使需要输血患者的基本比例由 40% 降为 20% 左右。

(1) 降低中心静脉压 (CVP)。在肝切除术期间降低 CVP 可通过减轻肝静脉内淤血程度而显著减少术中失血。在全身麻醉基础上联合使用硬膜外阻滞和静脉内给予硝酸甘油可扩张血管，据报道这种方法可将 CVP 降至 5cmH_2O 以下。这一技术的特征之一是要持续限制液体入量直到手术结束，因而可能造成术中低血容量，继而减少肾脏和肝脏等内脏器官的血流量。尤其是左室或右室功能不良的患者。如体循环期间环动脉压发生轻微下降，使用血管收缩剂可能会与低血容量状态协同加重对肠道灌注的影响。许多麻醉医师使用增强心肌收缩药或血管收缩剂来维持低 CVP 下的器官灌注，如小剂量多巴酚丁胺 2 ～ 5μg/(kg·min)、去甲肾上腺素 0.05μg/(kg·min)。由于多巴酚丁胺在扩张心肌血管的同时具有正性变时作用，在使用时要注意防止心率增加过多。有时使用硝酸甘油或利尿剂来降低 CVP，也可能增加术后器官衰竭的风险。然而，在已报道的使用低 CVP 技术的病例中，急性肾功能衰竭或器官衰竭的发病率似乎并没有增加。低 CVP 技术的另一个并发症为空气栓塞，一组病例报道 150 例患者中有 4 例存在可疑的小型空气栓子，还有 1 例患者因空气栓塞量大而引起显著血流动力学改变。必须密切监测患者呼末 CO_2 的突然变化，并且在电灼肝血管时应小心谨慎。低 CVP 时突然的出血会迅速引起严重的低血容量血症。这就是必须具备迅速输入加温液体和血液功能的重要意义，使用快速输液器可防止不慎注入空气。但还应强调不要补液过度，因其可导致 CVP 升高进而妨碍外科医师在恢复灌注后的再控制出血的能力。另外，观察外科医师的操作过程非常重要，因为外科医师和其助手可能会用手、拉钩、纱布等压迫到下腔静脉，可能严重减少静脉回流。

(2) 治疗凝血功能障碍。与肝疾病相关的凝血功能障碍会显著增加围术期出血风险。肝脏能产生所有凝血因子 (除血管性血友病因子即 vWF 因子外)，还产生许多凝血抑制剂、纤溶蛋白及其抑制剂等。凝血和纤溶过程中多种活化因子的障碍都与肝功能异常相关。另外，肝疾病患者因肝硬化和脾功能亢进引起的血小板异常和血小板减少也很常见。肝疾病患者可发生低凝状态、纤溶亢进、弥散性血管内凝血 (DIC) 和与蛋白 C 和蛋白 S 缺乏有关的高凝状态等各种凝血功能异常。因此，在术中应监测凝血功能，比较有价值的是 Sonoclot 和 TEG 的监测，均能及时监测凝血和纤溶的全过程，能明确诊断高凝状态或由于凝血因子、血小板缺乏还是纤溶亢进导致的低凝渗血，从而进行更有针对性的治疗。在急性大量渗血难于控制时，可应用 20 ～ 80μg/kg 重组活化凝血因子Ⅶ (rFⅦa)。

(3) 防止低体温，肝脏与骨骼肌是机体的主要产热的器官，肝脏手术过程中，一方面由于使用大量肌松药使骨骼肌产热减少；另一方面术前就有肝损害的基础，加上术中肝门阻断引起的肝脏缺血再灌注损伤，肝脏产热也大幅下降。在产热减少的同时，由于以下几点因素均可导致术中低体温的发生。

1) 腹部创面及暴露体表散热增加。

2) 低温液体的静脉输入及腹腔冲洗。

3) 肝移植时冷保存器官的植入。

4) 麻醉状态下基础代谢下降等诸多原因。

术中低体温可导致术中低心排、低血压、凝血障碍及术后苏醒延迟等一系列问题的发生。即使是轻度低温也可加重失血，尽管低温状态下血小板计数并未改变，但是低温可损伤血小板功能。需注意的是，由于凝血功能的实验室检查是在 37℃的条件下进行的。所以，有时虽已发生了凝血障碍，但检验结果仍可是正常的 (除非针对患者体温进行调整)。术前和术后应进行中心体温监测 (经食管或直肠)，并且应着重注意对患者及其所有输入液体的保温，调节适当的手术室温度、覆盖体表暴露部位、使用温气毯机和恒温水毯的保温设备。尽可能维持正常体温。

(4) 自体输血尽管我们尽最大努力来减少失血，在肝切除术期间仍然经常需要输血。不论是术前预存式自体输血还是术中使用血细胞回输仪的方式，自体输血都是补充失血量的一种安全有效的方法，并且在非恶性疾病患者中得到广泛使用。由于恶性疾病患者不论使用哪种自体输血方式都存在肿瘤细胞污染血制品的风险，虽然有关于使用血细胞回输仪对肝细胞癌患者进行自体输血与术后肿瘤复发无关的报告，但医师一般不愿对肿瘤患者使用自体输血，有的医院采用的方法是在肿瘤所在区域血供被阻断后再开始用血细胞回输仪采集自体血。

(四) 术中血流动力学维护及液体管理

由于肝叶切除术中血流动力学及液体平衡往往波动显著，所以对这些患者应有较充分的术前准备和良好的术中监测。动脉置管监测动脉压和采集动脉血样，中心静脉压、肺动脉压、心排血量、尿量监测对血容量和心功能评估均是有益的，同时体温和神经肌肉阻滞程度也应监测。心前区多普勒可监测有无空气栓塞。

大号静脉穿刺针是必要的，中心静脉置管以备大量输血、输液及 CVP 监测。另外，应备好快速输液系统，准格充足的血源包括新鲜冰冻血浆、血小板和冷沉淀物。血红蛋白＞ 100g/L 时不必输血；血红蛋白＜ 70g/L 应考虑输入浓缩红细胞；血红蛋白为 70 ～ 100g/L 时，根据患者代偿能力、一般情况和其他脏器器质性病变而决定是否输血。急性大出血如出血量＞ 30% 血容量，可输入全血。一般来说失血≤ 1000ml 可用胶体晶体液补充血容量，不必输血。失血达到 1000 ～ 5000ml 可输洗涤红细胞 (PRC)。失血≥ 5000ml 在输洗涤红细胞 (PRC) 的同时还应输入适量的新鲜冰冻血浆 (FFP) 和失血＞ 8000ml 还应加输血小板 (PIts)。

术中血流动力学稳定主要靠血管中有效血容量来维持。血容量受术中失血和大血管阻断与放松的影响。术中失血量是不定的，有时失血量可能达血容量的 20 倍之多，尤其在有高度血管化的肿瘤如巨大海绵状血管瘤的患者或以前有腹部手术史的患者，有人研究快速阻断门静脉和肝动脉，由于全身血管阻力增加，虽然心充盈压和心排血量在一定程度上有所下降，但动脉压仍升高。即使血管阻断持续 1h，阻断放松后，血流动力学仍迅速恢复正常，并不出现心血管受抑制的表现。

术中液体的管理包括输注晶体液、胶体液 (白蛋白或羟乙基淀粉及胶原等) 和血制品。当急性失血时，晶体液能快速有效地储存血管内容量和补充组织间液缺失。但晶体液过多会导致周围性水肿而致伤口愈合及营养物质运输不良和出现肺水肿。胶体液在避免低蛋白血症发生的周围性水肿中效果较好。尽管输注白蛋白可显著增加淋巴回流而很好地防止肺水肿，但当这种机制失代偿或毛细血管膜通透性发生改变，导致液体渗透至肺间质从而不可避免地发生肺水肿。由于 Starling 机制中许多其他因素如毛细血管通透性、静水压、肺间质胶体渗透压都不确定或由于大量出血和液体潴留发生显著变化，从而使病情判断进一步复杂。怎样维持足够的胶体渗透压和肺动脉楔压，以防止肺水肿尚无定论。在液体潴留的早期，肺和外周毛细血管通透性可能并不发生改变。但当脓毒血症等并发症发生时，会出现弥漫性毛细血管渗漏。因此，在早期可输注白蛋白以降低周围性水肿和肺水肿的程度，同时避免发生长期术后低蛋白血症。

大量输血可发生低钙血症，而导致心肌抑制是输注大量含枸橼酸盐的一个主要问题。在肝功能正常时，输血速度不超过 30ml/(kg·h)，维持足够的循环容量下，钙离子可在正常范围内。即使无肝功能不全的患者，输血速度超过 30ml/(kg·h) 时，也会发生低钙血症。但当输血减慢时，钙离子水平在 10min 内即可恢复正常。而当患者清除枸橼酸盐能力不全时 (肝功能差、低温、尿量少)，与肝功能不全患者一样，易于发生枸橼酸盐中毒。由于肝灌注和肝功能在围手术期会显著下降，输血速度也可能长时间超过 30ml/(kg·min)，术中应经常监测钙离子水平，应适当补充氯化钙或葡萄酸钙。

大量输血的另一个严重的并发症是凝血功能的改变，大多是稀释性血小板减少。凝血改变的程度取决于术前血小板的数量、失血量和血小板的功能。临床上显著的血小板减少症见于输血量达血容量的 15 倍以上的患者。常输注血小板以维持血小板数量在

50×10^9/L 以上，但实验室测定血小板数量需时较长，并且不可能反映血小板的功能。血栓弹力图 (TEG) 已应用于肝脏移植手术及其他较大手术，包括肝切除中用以快速分析整体凝血功能。这项技术还能可靠地指导是否需要输注血小板、凝血因子 (新鲜冰冻血浆和冷沉淀物) 或 α- 氨基己酸等干预治疗。

肝脏疾病尤其是终末期肝病的患者，通常都处在体液异常状态，包括血浆渗透压降低、外周水肿、腹腔积液生成等。许多患者还存在体液相关的电解质紊乱，包括稀释性低血钠和低血钾，其从尿中病理性流失。手术期间会发生大量的体液转移，包括腹腔积液引流、腹腔开放的体液蒸发和大量出血等。尽管许多患者在病房通过限制水钠摄入以减轻疾病进展，但在手术室里，应首先保证足够的血容量和尿量以避免术中肾功能衰竭。对于疾病严重或进行长时间手术的患者，应优先考虑使用胶体。胶体 (如白蛋白、羟乙基淀粉) 可减少钠的分布、使液体在血管内驻留时间延长 (尽管数据显示白蛋白在血管内驻留时间仅比晶体稍长)。血管外渗透压降低可减少水肿形成和术后腹腔积液。对于严重凝血障碍的患者，首选新鲜冰冻血浆作为术中维持性液体。维持血管内容量很重要，使尿量在 0.5ml/(kg·min)，除非之前已存在肾功能不全，遇此情况应谨慎补液防治超负荷。

(五) 术中气栓诊断与治疗

气栓可导致严重的残疾甚至死亡。气栓的发生几乎涉及所有的临床各个专业的操作过程，因此，应引起医师的足够重视。大多数的气栓是空气栓塞，临床中使用的其他类型的气体，如二氧化碳、一氧化氮、氮气等，也可造成气栓。根据气栓进入的机制和最终发生栓塞的部位，气栓通常可分为两大类：静脉气栓和动脉气栓。

当气体进入体静脉系统，则发生静脉气栓。气体可以通过肺动脉进入肺内，影响气体交换，引起肺动脉高压、右心室劳损，最终导致心力衰竭。气体进入静脉系统的前提是非塌陷的静脉管道破裂，并且，这些静脉内的压力低于大气压。肝脏外科手术中常见的是通过肝静脉系统和下腔静脉进入气体。

大多数的静脉气栓表现为隐匿的静脉气栓症，即一定量的气泡如串珠样进入静脉系统。当气体进入量较大或快速进入静脉时，气栓进入肺循环，引起右心室劳损。肺动脉压力升高，右心室流出道阻力增大，从而导致肺静脉血流量减少。后者引起左心室前负荷降低，导致心排血量的减少，最终引起心血管系统衰竭。临床多表现为心动过速，有时也可表现为心动过缓。当大量气体 (＞ 50ml) 快速进入静脉，会引起急性肺心病，甚至心脏骤停。肺动脉阻力的改变和通气血流比失调会造成肺内右向左分流，引起肺泡内通气无效腔增多，导致低氧血症和高碳酸血症。

临床医师可以通过临床表现诊断静脉气栓。当气体出现在心腔和大血管内，会产生所谓的“水车轮样”声音，听诊可以在心前区或食管旁听诊区听到。呼气末二氧化碳分压 ($ETCO_2$) 降低，往往提示由于肺动脉栓塞引起的通气血流的失调。多普勒超声检查对于监测心腔内气体比较敏感，常常被应用在神经外科手术过程、患者坐位的操作，以及其他可能发生气栓的操作过程中。而诊断心腔气栓的最敏感、最准确的是食管超声心动图，但其实施过程需要专业的培训。

当怀疑静脉气栓时，应该首先采取措施避免更多气体再进入循环。部分患者需要儿茶酚胺类药物治疗，必要时需要进行心肺复苏。充分的氧合非常重要，可以通过吸入纯氧提高吸入气体的氧浓度。充足的氧有利于气泡内的氮气释放出来，从而减小气栓的体积。扩容及快速复苏可以提高静脉压力，阻止气体进一步进入静脉循环。

部分学者认为可以通过中心静脉导管 (多腔的导管优于单腔) 或肺动脉导管尝试从右心房内吸除气体。当导管能进入合适的右心房位置时可能能够吸出约 50% 的气体，这往往取决于导管放置的部位和患者体位，多数情况下不一定成功。高压氧不是一线的治疗方法，对严重的患者可能有一定疗效。尤其是出现神经系统症状时，可以考虑采用高压氧治疗。发生气栓的治疗包括以下几种。

(1) 麻醉医师术前充分评估患者病情，做好必要的准备。

(2) 根据手术情况即时补充血容量。

(3) 气栓发生后应迅速停用氧化亚氮 (可以增加气栓的容积)，使用激素。

(4) 调整患者的体位：头低足高左侧卧位。

(5) 机械通气加用 PEEP 可以减小气栓的容积促进气栓的弥散。

(6) 适当使用血管活性药物，维持血流动力学稳定，防止肾脏等重要脏器的损害。

(7) 即时血气分析，根据结果纠正内环境失衡。

(8) 预防性使用抗生素，防止术后感染术中即应该注意肾功能的保护，预防肾功能衰竭。

(六) 调节水电酸碱平衡，保障机体内环境的稳定

肝功能与电解质代谢具有密切关系。肝功能障碍时常发生以下几种并发症。

1. 低钾血症

又可引起碱中毒，在诱发肝性脑病和肝性肾功能不全中均具有一定作用。低钾血症常常由以下原因引起。

(1) 肝细胞对醛固酮灭活减弱。

(2) 腹腔积液形成致有效循环血量减少，反射性醛固酮分泌增加。

(3) 术前利尿剂应用。

(4) 输注葡萄糖使钾离子转移到细胞内。所以术前应针对低血钾的原因给予纠正，对防止术中肝昏迷的发生很重要。

2. 低钠血症

比低钾血症更属于病情危重的表现。急性肝功能不全患者发生持续性低血钠时，一般并非是由于失钠所致，而是机体濒于死亡的表现，常预示患者预后险恶。水潴留是形成稀释性低钠血症的主要原因。水潴留往往与肝病时有效循环血量减少引起抗利尿激素分泌过多或与抗利尿激素灭活减少有关。

3. 低磷血症和低钙血症

Damis等在120例急性重症肝炎伴昏迷的患者中，发现入院时77%患者血游离钙降低，29%有低磷血症。虽然每天补钙和磷，但血钙和磷还是进行性下降，提示25-羟维生素D_3和1，25-二羟维生素D_3缺乏。他们还发现降钙素的升高与肝细胞功能障碍的加重相平行，所以肝功能不全时降钙素灭活减少是钙磷代谢紊乱的主要原因。当磷缺乏过甚时，糖酵解所需的磷也逐渐不足，必然使大脑细胞不能很好地利用葡萄糖。但是，低磷血症是否可能引起肝昏迷，或是否为肝昏迷不得清醒和恢复的原因，有待阐明。

(七) 维持肾功能

接受肝脏手术的患者出现肾功能障碍的原因是多方面的。如前所述，胆红素过高引起的黄疸可能通过多种原因损伤肾功能，包括改变血管收缩和血管舒张间的平衡、增加患者对肾毒性药物的易感性等。前列腺素抑制剂(例如NASIDs)可能减少肾脏血流量和肾小球滤过率(GFR)，并且与接受肝脏手术的患者关系尤为密切，因此有人提出对于此类患者最好不使用对乙酰氨基酚作为辅助镇痛药。术中对肾功能的保护措施还包括使用多巴胺、甘露醇以及襻利尿剂，这些方法均在HPB手术中使用以保护肾脏血管，但在前瞻性临床试验中没有证实任何一种方法具有改善术后肾功能的作用。也有报道提出其中一些治疗方法可能反而存在有害作用(例如多巴胺的使用)。

(八) 使用不经肝脏代谢的药物

许多麻醉药物的充分代谢并不依赖于肝脏的功能。由于隐性肝疾病的发病率逐渐增加，在肝脏手术期间使用这些不依赖肝功能代谢的麻醉药是比较合理的。顺阿曲库铵似乎是肝功能障碍患者首选的非去极化肌松药，因为该药通过Hofmann降解。瑞芬太尼是术中较好的镇痛药，因为其代谢不依赖肝功能，并且其剂量容易控制。然而，由于瑞芬太尼作用时间短暂，术中使用瑞芬太尼镇痛时必须考虑进行相关的术后镇痛。

总之，无论肝脏病患者的肝脏手术或肝病患者的非肝脏手术在麻醉与围手术期管理中遵循如下原则。

(1) 作好充分的术前准备，尽一切可能纠正机体的内环境紊乱。

(2) 术中减少一切不必要的用药，以减轻肝脏的解毒负担。

(3) 选用对肝脏血流代谢等影响最小的麻醉药。

(4) 术中力求血流动力学平稳，减轻肝脏的缺血再灌注损伤。

(5) 围术期除加强生理监测外，更应注意动态监测生化及凝血功能。

(6) 保肝治疗应始终贯穿于术前、术中及术后。

第三节　肝脏手术患者术后并发症及其管理

由于缺乏报道术后并发症的统一定义，对肝硬化患者行肝脏手术后的并发症发病率和病死率做对比分析受到了很大限制。另外，许多研究在包含肝硬化的同时也涉及其他肝脏问题，例如肝纤维化、胆汁淤积或肝炎。并且，尚没有对于术后并发症的严重程度的描述，其死亡原因也无报道。

肝脏手术的进步、外科新技术的引入，以及先进的肝脏切除技术等，使得术后病死率显著降低了 10% ～ 32%。数据显示，目前病死率＜ 8%。虽然术后肝功能衰竭发生率也降低到＜ 5%，但是不同的外科医师评估肝功能衰竭的标准不同。

许多肝脏外科医师提倡使用常规开腹手术方法作为这类患者减少出血并发症的外科治疗方案。然而，一些作者建议在可行时使用腹腔镜途径可以减少相关的并发症。目前没有证据表明对肝硬化患者行肝脏手术后进行充分引流对患者有益，并且引流也会引起感染、腹壁并发症，并会延长住院时间。

(1) 肝脏手术后除按腹部大手术麻醉后处理外，应密切观察患者的心、肺、肾、肝情况以及其他病情变化，注意血压、脉率、呼吸、体温、心电图、血液生化和尿的变化。术后 2 ～ 3 天内禁食，胃肠减压，以防止肠胀气，增加肝细胞的供氧量。

(2) 继续使用广谱抗生素以防感染。

(3) 术后每天给以 200 ～ 250g 葡萄糖，即静脉输给 10% 葡萄糖液 2000ml 和 5% 葡萄糖盐水 500 ～ 1000ml，每 100g 葡萄糖加入维生素 C 500mg 和胰岛素 16-20U，必要时补充适量氯化钾。根据液体出入量与血液生化的变化，调整水、电解质与酸碱平衡。

(4) 每天肌内或静脉注射维生素 K_3 20 ～ 40mg，以改善凝血机制。每天还应给予维生素 B_1 100mg。

(5) 对切除半肝以上或合并肝硬化者，除术后积极加强保肝治疗外，在术后 2 周内应给予适量的血浆或白蛋白，特别是术后 5 ～ 7 天内，每天除输给大量葡萄糖和维生素外，还应补给 200 ～ 300ml 血浆或 5 ～ 10g 白蛋白，以后根据情况补给。除血浆或白蛋白外，最好还应补给少量新鲜血。术后 24h 内给氧气吸入。此外，对这类患者在术后 3 ～ 5 天内，每天给予氢化可的松 100 ～ 200mg，这样既有利于肝脏修复和再生，也有利于患者恢复。

(6) 保持腹腔引流通畅 (肝切除后，手术创面和肝断面往往有少量渗出，腹腔引流处可能有血性液体(或染有胆汁)积存。因此，应常规采用双套管负压持续吸引或间断冲洗吸引，此法不仅可以将腹腔内积液完全吸出，而且可以观察术后有无出血、胆瘘或感染等，以便及时发现和处理。引流管一般可在术后 3 ～ 5 天内拔除，经胸手术后，胸腔引流管一般可在术后 24 ～ 48h 拔除，但拔出前应检查胸腔内是否有积液，如果积液量多时，应设法将其完全排净后再拔除引流管。

(7) 对有出血倾向或渗出多时，应密切观察病情变化，并给予大量维生素 K 及其他出血药物。对有可能发生肝昏迷的患者还必须给去氨药物。

(8) 术后鼓励和帮助患者咳嗽，防止肺部并发症。鼓励患者早期活动，促使血脉流通，加快康复。

(9) 为防止应急性胃黏膜损伤，一般常规使用法莫替丁 20mg，每天 1 次。

(10) 术后 8 ～ 10 天拆除皮肤切口缝线。

(11) 术后定期复查肝功能，并对出院患者进行定期随访。肝癌患者手术后还要进行抗癌治疗。

肝硬化患者进行较小手术后的管理与其他患者区别不大。相比其他患者，其术后可能有轻微的通气困难和低氧饱和。尿量可能轻微减少因为术后常有短暂的肾功能下降(此类患者中约有 1/3 会发生)。术后镇痛需谨慎因为阿片类药物如吗啡起作用时间会延长。肝功能衰竭患者行大而复杂的手术后，术后首要注意便是通气。患者术后延迟拔管并不少见，因为这类患者常有肺水肿形成。术中大量输血的患者，术后 1 ～ 3 天内可能出现输血相关的急性肺损伤 (TRALI)，使原本就有肺内分流的患者其通气变得更加困难和复杂。常规的容量控制通气可能不足以维持氧合并可能导致肺泡内高峰压。呼气末正压 (PEEP) 若大于 8mmHg 会阻碍来自肝脏的静脉血回流，导致肝脏充血、出血甚至移植失败。这时应该使用压力控制通气并允许一定范围内的高碳酸血症 (60 ～ 70mmHg) 以防止肺泡气压伤或容量伤。此外，可以使用 NO 疗法以扩张血管，使那些有通气的肺泡其血流量增加，但此疗法的功效尚存争议。

肝脏大手术后的镇痛治疗很重要，因为腹痛会妨碍患者充分通气和深呼吸，炎症因子也会延缓伤口的愈合和机体恢复。椎管内麻醉(特别是硬膜外阻滞麻醉)已成功应用于肝功能衰竭患者并且效果良好，但是患者的凝血问题可能会影响置管操作和持续给药。此时，患者自控镇痛可以发挥最大效益，即使是对阿片类药物代谢功能下降的患者也不用担心意外过量用药。

接受肝大部分切除患者术后可能立即出现的问题包括第三间隙液体大量转移、持续存在的凝血功能障碍和活动性出血、出现肝功能衰竭或加重(伴肝性脑病)、肾功能损伤，以及胆漏。术后第一个 12 ～ 24h 应将患者转入重症监护室，继续有创血流动力学监测，并密切监测肾功能。应权衡各种镇痛方式的利与弊，针对不同患者个体化选择最佳的术后镇痛方式。由于此类患者存在肾功能损伤和凝血功能障碍的风险，应尽量避免使用非甾体抗炎药。阿片类药物经肝脏代谢和肾脏排泄，对于部分有发生脑病倾向的患者来说，具有潜在蓄积风险，可能引起大脑抑制作用。从有利于大手术术后恢复和较大外科切口的镇痛角度来看，硬膜外镇痛技术可能是术后镇痛的较好选择。

对于肝切除术后发生急性肝功能衰竭的患者，应尝试支持治疗，为残余肝再生争取足够的时间。治疗主要包括气道管理、适度水化、需要时给予强心药和利尿药、治疗凝血功能障碍和急性出血、口服肠道净化剂、肠内营养(这时患者处于高代谢状态，不宜继续使用低蛋白饮食)，以及考虑进行N-乙酰半胱氨酸(NAC)灌注。使用NAC有利于防治对乙酰氨基酚止痛带来的肝损害，对其他原因造成的急性肝功能衰竭也具有保护作用。这种方法可能改善全身和大脑血流动力学从而减少脑并发症的发病率和患者病死率。其作用与对肝脏再生的刺激或肝保护无关，而是通过改善全身氧供和氧摄取实现的。后来的研究提出NAC对微循环的作用更为重要。

另外，人们也尝试研究一些特异性治疗手段。除了肝移植外，现在所使用的治疗体系可分为人工肝脏法和透析法(包括血浆置换)。人工肝法包括体外肝脏灌流和混合法，后者是将猪肝细胞与入肝细胞相结合的一种方法。可将白蛋白透析结合常规透析或血液滤过技术，例如分子吸附再循环系统(MARS)，现提倡用这种方法去除急性肝功能衰竭和慢性肝功能衰竭急性发作患者体内的水溶性毒素和与白蛋白结合的毒素。尽管使用这些治疗手段后，急性肝功能衰竭患者的生化指标和临床症状会有所改善，但有关这些方法对降低患者病死率的效果尚缺乏明确依据。最近一篇综述系统性回顾了528篇有关肝脏支持系统的文献，仅有2篇文献中的方法属于随机对照试验。总的来说，与常规治疗相比，支持系统并没有体现出具有降低急性肝功能衰竭患者病死率的作用。

总之，无论肝脏病患者的肝脏手术或肝病患者的非肝脏手术在麻醉与围术期管理中应遵循如下原则。

(1) 作好充分的术前准备，尽一切可能纠正机体的内环境紊乱。

(2) 术中减少一切不必要的用药，以减轻肝脏的解毒负担。

(3) 选用对肝脏血流代谢等影响最小的麻醉药。

(4) 术中力求血流动力学平稳，减轻肝脏的缺血再灌注损伤。

(5) 围术期除加强生理监测外，更应注意动态监测生化及凝血功能。

(6) 保肝治疗应贯穿于术前、术中及术后始终。

第四章　胆道手术麻醉

第一节　麻醉前的准备

一、病情评估

肝脏胆道系统是机体最大的器官，在维持生理内环境稳态中起着重要作用，如营养和药物代谢、血浆蛋白和重要凝血因子合成、解毒和内外源物质的清除等。急性或慢性肝功能障碍都影响肝脏对麻醉及手术的反应，同时麻醉药及麻醉血流动力学紊乱可导致术后肝功能的损害。

麻醉前必须诊视患者，认真询问病史、手术史、既往史、用药史、药敏史及与麻醉有关的病史。首先复习病历，了解有无特异质或过敏反应，药物治疗中是否使用过类固醇、降压药、强心药、单胺氧化抑制药、抗凝药、抗生素、抗胆碱酯酶药等对麻醉有影响的药物。进行严格体检，参照化验和各种特殊检查，包括肝功能、肾功能、胸片、心电图等的数据和结果，重点掌握心、肺、肝、肾、中枢神经系统等主要脏器的功能状态，及时发现影响麻醉手术的异常情况，对患者耐受手术和麻醉的状态进行恰当评估，治疗潜在内科疾病，改善患者的营养状况，纠正生理功能紊乱，使患者各器官功能处于良好状态，增强患者对麻醉和手术的耐受力。

根据美国麻醉医师协会(ASA)分类如下。

Ⅰ～Ⅱ级：对麻醉和手术的耐受良好，风险较小。

Ⅲ级：器官功能在代偿范围之内，对麻醉和手术的耐受力减弱，风险较大，如术前准备充分，尚能耐受麻醉。

Ⅳ级：器官功能代偿不全，实施麻醉和手术均有生命危险，麻醉耐受差，即使术前准备充分，围手术期病死率仍很高。

Ⅴ级：濒死患者，无论手术与否生命难以维持24h，麻醉和手术异常危险，不宜行择期手术。

二、麻醉前的准备

(一)心理方面准备

大多数患者对手术麻醉有顾虑、紧张、恐惧，导致中枢神经系统活动过度，麻醉和手术的耐受力明显削弱，术中及术后易出现问题。为此，麻醉前必须解除患者思想上的顾虑和焦急情绪，从关怀、安慰着手，以恰当的方式向患者解释麻醉的方法、手术的体位及可能出现的不适等，针对患者提出的问题做出恰当的回答争取充分合作。对过度紧张的患者，应在手术前夜即开始口服地西泮（安定），手术日晨再给以适量镇静药。

（二）纠正或改善病理生理状态

(1) 胆道疾病，尤其是反复炎性发作和有梗阻性黄疸者，常伴有不同程度的肝功能损害，麻醉前应给予消炎、利胆和加强保肝治疗。合并有肝功能不全时，其手术病死率相应增高。经治疗使肝功能改善、黄疸消退后再手术。凡黄疸指数高达 100U 以上、血清胆红素＞ 40mmol/L 以上的严重梗阻性黄疸患者，术后肝肾综合征的发生率较高，术前宜先行经皮胆囊引流，使黄疸指数降至 50U 以下，或待黄疸消退后再手术。

(2) 阻塞性黄疸可致胆盐、胆固醇代谢异常，维生素 K 吸收障碍，导致由维生素 K 参与合成的凝血因子减少，发生出凝血异常，凝血酶原时间延长，易有出血倾向，麻醉前应给予维生素 K_1 治疗，使凝血酶原时间恢复正常。若凝血酶原不能恢复正常，提示肝功能严重损害，手术应延期。

(3) 阻塞性黄疸可致胆红素、胆酸代谢异常，胆红素、胆酸均为迷走神经兴奋物质。迷走神经张力增高，心动过缓，麻醉手术时更易发生心律失常和低血压，麻醉前应常规给予阿托品治疗。

(4) 胆道疾病患者常有水、电解质、酸碱平衡紊乱，营养不良，贫血，低蛋白血症等，麻醉前应予纠正。严重贫血者，需多次少量输血纠正，使血红蛋白＞ 80g/L，白蛋白＞30g/L；纠正脱水、电解质紊乱及酸碱失衡。

(5) 治疗心绞痛。术前应详细了解和重点检查心脏情况。合并心绞痛时患者病死率高，心绞痛和胆绞痛两者易混淆，又往往同时存在。若合并心绞痛，要积极治疗。有心力衰竭史、心房纤颤或心脏明显扩大者，应以洋地黄类药物治疗：术前以洋地黄维持治疗者手术当天停药，长期服用 β 受体阻滞剂者最好术前 24 ～ 48h 停药。

(6) 高血压者控制血压在 150/90mmHg 以下，降压药可服用到手术当日晨。

(7) 合并呼吸系统疾病者术前查肺功能、血气及胸片，停止吸烟最少 2 周，合并肺部急、慢性感染者应用抗生素控制感染，雾化吸入等促进排痰。

(8) 糖尿病者控制血糖不高于 8.3mmol/L，尿糖低于 ++，尿酮体阴性，急诊伴酮症酸中毒者纠正酸中毒后手术，如需立即手术可在术中补充胰岛素。

(9) 急腹症或有脱水、酸中毒者，应尽快输液或给碱性药物治疗，休克患者应针对病因进行处理，迅速改善循环功能。

(10) 抗感染。胆系疾病多并发感染，麻醉前应给予抗生素以消炎、利胆和保肝。有高热者应做降温处理等。

(三)营养状态的改善

营养不良导致机体蛋白质及维生素的不足，可显著降低麻醉和手术的耐受力。蛋白不足常伴有贫血，对休克及失血的耐受力降低，低蛋白还能导致组织水肿影响创口愈合，术前应尽可能补充营养及维生素，以防止术后出现抗感染能力低下，并且能提高患者术中对各种意外的抵抗力。

(四)胃肠道准备

胆道手术患者术前需要排空胃，防止术中及术后可能出现的反流及呕吐、误吸等，从而避免可能发生的肺部感染和窒息等。

(1) 择期手术前 12h 内禁食，4h 内禁饮。

(2) 小儿术前禁食 / 奶 4 ～ 8h，禁水 2 ～ 3h。

(3) 对饱胃又需立即手术者，考虑在患者清醒状态下行气管内插管，有利于避免和减少呕吐和误吸的发生。

1999 年，美国麻醉医师协会 (ASA) 基于随机对照研究和循证医学证据发布第 1 版禁食指南，旨在缩短择期手术患者禁食时间，尤其是清饮料的时间摄入，既让患者舒适又不增加麻醉风险。2017 年禁食指南则是继 2011 年之后，ASA 最新一次修订的成果，其对禁食的新观点总结为表 4-1。在中华医学会麻醉学分会制定的 2014 版禁食指南中，建议的禁食时间与 2017 版 ASA 禁食时间相同，并给出如下建议和注意事项。

(1) 婴儿及新生儿因糖原储备少，禁食 2h 后可在病房内输注含糖液体，以防止发生低血糖和脱水。

(2) 急诊手术在禁食时也应补充液体。

(3) 糖尿病患者手术时应尽可能安排在第 1 台手术，如若不能，可在病房内静脉输注极化液。

表 4-1　手术麻醉禁食时间 (ASA，2017)

食物种类	最短禁食时间
清饮料	2h
母乳	4h
婴儿配方奶粉	6h
牛奶等液体乳制品	6h
淀粉类固体食物	6h
油炸、脂肪及肉类食物	一般≥ 8h

注：①清饮料包括清水、糖水、无渣果汁、碳酸类饮料，清茶及黑咖啡(不加奶)，但不包含酒精类饮品；②牛奶等乳制品的胃排空时间与固体食物相当，需要按照固体食物的禁食时间，但母乳排空时间更短。

（五）膀胱的准备

患者入手术室前应嘱其排空膀胱，以防止术中尿床及术后尿潴留，全身麻醉的患者及危重患者均需留置导尿，以利观察尿量。

（六）口腔准备

麻醉后，上呼吸道的细菌容易带入下呼吸道，术后抵抗力低下易引起肺部感染，嘱患者刷牙，及时治疗口腔疾病，入手术室前宜将义齿取下，以防脱落，甚至误入气管或食管。

（七）输血、输液的准备

术中适当补充血浆和人工胶体，术前要配血，适当准备红细胞，以防术中输血的需要。

（八）麻醉设备、用具和药品准备

麻醉机、急救设备、监测设备等准备。急救药品的准备和核对。

三、麻醉前的用药

（一）目的

(1) 消除紧张，增强麻醉药效果，减少麻醉药用量，对不良刺激有遗忘作用。

(2) 提高痛阈。

(3) 抑制呼吸道腺体分泌，防止误吸。

(4) 消除迷走神经反射等不良反射，抑制因激动或疼痛引起的交感神经兴奋，维持血流动力学稳定。

（二）常用麻醉前用药

1. 镇静催眠药与安定药

巴比妥类、苯二氮䓬类及酚噻嗪类药物均有镇静、催眠、抗焦虑及抗惊厥作用。预防局麻药的毒性反应，常用苯巴比妥钠、地西泮（安定）、异丙嗪等。

2 镇痛药

吗啡、芬太尼可引起胆总管括约肌和十二指肠乳头部痉挛，促使胆道内压上升，且不能被阿托品解除，故麻醉前应禁用。

3. 抗胆碱药

常用阿托品或东莨菪碱。能阻断节后胆碱能神经支配的效应器上的胆碱受体、抑制腺体分泌，便于保持呼吸道通畅，松弛胃肠平滑肌，较大剂量时抑制迷走神经反射。此外，阿托品有兴奋中枢作用，东莨菪碱有抑制中枢作用。

4. 麻醉前的特殊用药

根据不同的病情决定。如有过敏史者给氟美松或苯海拉明，有支气管哮喘者给氨茶碱，有糖尿病者给胰岛素等。

（三）麻醉前用药选择

麻醉前用药应根据病情和麻醉方法确定用药的种类、剂量、给药途径和时间。术前晚可口服催眠药或安定药，术日麻醉前 0 ～ 5h 肌内注射镇静催眠药或安定药，剧痛患者加用镇痛药，全麻或椎管内麻醉患者加用抗胆碱药。

注意事项如下。

(1) 一般情况差、年老、体弱、恶病质、休克和甲状腺功能低下者，吗啡类及巴比妥类药剂量应酌减。

(2) 呼吸功能不全、颅内压升高或产妇应禁用吗啡等麻醉镇痛药。

(3) 体壮、剧痛、甲亢、高热及精神紧张者，镇痛及镇静药均应酌增。

(4) 甲亢、高热、心动过速者应不用或少用抗胆碱药，必须用者可选用东莨菪碱。

(5) 小儿、迷走神经紧张型及使用氟烷或椎管内麻醉时，抗胆碱药剂量应增大。

（四）麻醉方法的选择

麻醉方法分为全身麻醉和局部麻醉两大类。全身麻醉分为吸入麻醉、静脉麻醉及静吸复合麻醉；局部麻醉者分为表面麻醉、局部浸润、区域阻滞、神经阻滞及椎管内麻醉（包括蛛网膜下腔阻滞及硬膜外腔阻滞）。

选择麻醉方法的原则主要是根据病情特点，手术性质和要求，麻醉方法的使用指征和条件等进行全面估计，权衡利弊，选择比较安全而有效的麻醉方法。胆道手术宜选择全身麻醉，是否使用吸入麻醉，根据术中生命体征及肝功能状态决定。

(1) 一般的单纯胆囊切除和胆总管探查可在硬膜外麻醉下完成，可经胸 8 ～ 9 或胸 9 ～ 10 间隙穿刺头端置管，阻滞平面控制在胸 4 ～ 12 平面，必要时置入喉罩。术中可辅用镇痛镇静药减轻内脏牵拉反应。

(2) 肥胖患者、再次胆道手术、老年或有严重心血管并发症的患者以及行腹腔镜下胆囊切除患者应选择全麻或全麻加硬膜外联合麻醉。现多选择全静脉麻醉和静吸复合麻醉。

在手术麻醉前应该做好各项准备工作，以保证手术的顺利进行和提高患者围术期的安全性及术后更迅速的恢复。

第二节　麻醉药的选择

麻醉药可分为广义麻醉药和狭义麻醉药。WHU 最新的 ATC 分类编码体系 (2010) 将麻醉用药分为麻醉剂 (镇静药)、麻醉药 (镇痛药)、肌松药和止呕药。其中麻醉剂又分为全身麻醉剂 (分为静脉麻醉剂和吸入麻醉剂) 和局部麻醉剂。

一、吸入麻醉药

随着近年来吸入麻醉药研究的迅猛发展，吸入麻醉药具有麻醉效能强和易于调控麻醉深度、苏醒快、适宜多科手术及麻醉诱导等优点，在临床全身麻醉应用中占有重要地位。

(一) 吸入麻醉药的分类

(1) 挥发性吸入麻醉药：又分为烃基醚、卤代烃基醚和卤烃 3 类。烃基醚包括双乙醚 (即乙醚)、双乙烯醚、乙基乙烯醚等，卤代烃基醚包括甲氧氟烷 (二氟二氯乙基甲醚)、安氟烷醚、异氟烷、七氟烷及地氟烷等，卤烃类包括氟烷、三氯乙烯、氯仿等。

(2) 气体吸入麻醉药：包括氧化亚氮、乙烯、环丙烷。吸入麻醉药经过呼吸道吸入、摄取及分布，作用于神经系统而引起感觉的丧失，根据麻醉药在脑中维持足够的分压而保证患者处于睡眠状态直至手术结束。某些因素如麻醉药的溶解性、患者的心输出量及肺泡气体交换量等均可影响到麻醉药物的效能。

(二) 吸入麻醉药对肝脏、心脏的影响

(1) 吸入麻醉药对肝血流和肝功能的影响是复杂的，不仅与麻醉药本身的特性有关，还与患者的其他变量有关，如潜在肝功能障碍的严重性、年龄、体位、血容量、手术应激和腹内手术操作、血压、血管活性药及局麻药、机械通气类型等的影响。七氟烷、地氟烷和异氟烷较恩氟烷能更好地保护肝血流和肝功能。

(2) 所有的吸入麻醉药都能降低心输出量 (CO) 和平均动脉压 (MAP)，其中氟烷较恩氟烷、异氟烷及七氟烷更明显。这些改变通常在一定最低肺泡有效浓度 (MACs) 范围内适用，吸入麻醉药还可改变门静脉和肝动脉血管阻力，同时降低 CO、MAP 和肠系膜交感紧张、改变肝血管营养供给。虽然氟烷和异氟烷都减少 MAP 和门静脉血流 (PBF)，但氟烷对肝动脉血流 (HABF) 的影响更明显。氟烷可引起肝动脉血管床收缩，导致肝动脉阻力增加。氟烷还降低肝氧输送和肝静脉氧饱和度，研究表明与氟烷和恩氟烷比较，芬太尼和异氟烷对肝脏缺血有更好的保护作用，与异氟烷相比，氟烷引起血清转氨酶升高的作用更明显。

(3) 吸入麻醉药诱导的肝血流改变部分由自动调节机制调整以保持不变的肝总血流量

(THBF)，这种生理适应过程称为肝动脉缓冲反应 (HABR)。当严重血容量不足、腹部大手术或大出血时，这种反应可使 HABF 在 PBF 减少时增加，以维持 THBF。氟烷干扰这种代偿机制，而七氟烷和异氟烷维持 HABR。七氟烷较氟烷更能抑制肝动脉血管阻力的增加。因此，它能更有效维持 HABF。七氟烷维持 HABF、肝供氧及肝氧供氧耗比的能力与异氟烷相似或更强。研究表明长时间低流量七氟烷麻醉不影响成年手术患者的肝功能，而七氟烷已成为现在临床麻醉中主要的吸入麻醉药。可以安全地使用于各种胆道手术麻醉。

(4) 吸入麻醉药中氟烷、甲氧氟烷、N_2O 等皆有自身酶诱导作用。甲氧氟烷在体内会产生肝的酶诱导，促进甲氧氟烷的代谢，血清及尿中的无机氟含量与甲氧氟烷的用量平行，肾毒性也与用量相关。因此，临床上应控制甲氧氟烷给药量及用药时间，且对应用有肝酶诱导的其他药物及用异烟肼、庆大霉素的患者应慎用甲氧氟烷。

(三) 常用吸入麻醉药的药理作用及特点

1. 氟烷

氟烷又名三氟氯溴乙烷。1951 年由 Suckling 合成，1956 年 Johnston 首先应用于临床。氟烷为强效吸入麻醉药，对中枢神经系统可产生较强的抑制作用，但镇痛作用弱。与其他吸入麻醉药有相同的扩张脑血管作用，使颅内压升高。氟烷抑制心肌使心输出量中等度减少，又有轻度神经节阻滞作用，使外周血管扩张，回心血量减少，由于交感和副交感神经中枢性抑制，削减了去甲肾上腺素对周围循环的作用，从而降低交感神经维持内环境稳定的有效作用。氟烷能增加心肌对肾上腺素、去甲肾上腺素的敏感性，若 $PaCO_2$ 正常，并不出现室性心律失常；而 CO_2 蓄积的患者或存在内源性儿茶酚胺增加的其他因素时，则可出现室性心律失常。氟烷麻醉中低血压伴心动过缓时，宜慎用阿托品，因阿托品可使迷走神经张力完全消失，从而增加室性心律失常的发生率。氟烷对呼吸中枢的抑制较对循环的抑制为强。随着麻醉加深，通气量减少，直至呼吸停止。氟烷使支气管松弛，易于进行控制呼吸。氟烷对呼吸道无刺激性不引起咳嗽及喉痉挛。术后很少发生恶心和呕吐，肠蠕动恢复快，但对肝脏影响较大。由于氟烷是卤化合物，对肝脏有一定的影响，氟烷也能引起肝脏的酶诱导。氟烷麻醉后肝损害表现为麻醉后 7d 内发热，同时伴有胃肠道症状，嗜酸性粒细胞增多，血清天冬氨酸氨基转移酶 (AST)、丙氨酸氨基转移酶 (ALT)/ 血清碱性磷酸酶 (ALP) 增高，凝血酶原时间延长，并出现黄疸，病死率高。肝组织检查有肝小叶中心坏死，周围空泡变性，脂肪变性，与病毒性肝炎在组织学上不易区别，在 1 个月内接受 2 次以上氟烷麻醉者，则对肝功能影响较大，黄疸发生率也较高，病死率远高于病毒性肝炎，可能与氟烷的致敏作用有关。因此再次施行氟烷麻醉，应间隔 3 个月以上。氟烷麻醉中肾小球滤过率及肾血流量只在血压下降时才减少，血压恢复后即恢复，不似甲氧氟烷可引起肾损害。氟烷的 0.4% 代谢成为 CO_2，11.6% 被代谢成为非挥发性物质由尿中排出，29% 以原形留在脂肪组织内，其余以原形排出体外。非挥发性物质都为低相对分子质量 (700 ～ 1000 以下) 化合物，大部分是三氟乙酸钠 (CF_3COONa) 的乙醇胺化合物，主要存在于肝脏、胆汁、肾及精液腺中。三氟乙酸盐是无害的，但三氟乙酸易与蛋白质、多肽、氨基酸及脂质结合，可因致敏反应而引起肝损害。抗利尿激素 (ADH)、促肾上腺皮质激素 (ACTH)、肾上腺皮质醇，甲状腺素血中浓度稍增加，血中儿茶酚胺在浅麻醉时升高，而加深麻醉后则不增加。对血糖的影响轻。

使用氟烷时应注意事项：因有较强的呼吸、循环抑制作用，对于心功能不全、休克患者及中毒性心肌损害的患者禁用；可使心肌对肾上腺素的敏感性增高，需并用肾上腺素者禁用；安全范围小，须有精确的挥发器；镇痛作用弱，最好并用其他镇痛药；肌松作用不充分，需要肌松的，最好与肌松剂合用；对橡胶，金属有腐蚀作用；可发生严重肝损害，所以急慢性肝脏疾病禁用；由于对子宫的松弛作用，剖宫产术禁用。由于氟烷麻醉有以上缺点，目前已不主张单独使用。使用方法：用氟烷蒸发器半紧闭法施行高流量或低流量麻醉或做全紧闭法麻醉。常与其他吸入麻醉药或静脉药物复合应用。

2. 恩氟烷

由 Terrell 合成后，1966 年进入临床的应用研究，目前在世界上已广泛应用。恩氟烷有以下优点。

(1) 化学性质稳定，无燃烧爆炸危险。

(2) 诱导及苏醒快，恶心、呕吐少。

(3) 不刺激气道，不增加分泌物。

(4) 肌肉松弛好。

(5) 可并用肾上腺素。

恩氟烷吸入麻醉适应于各部位、各年龄的手术；重症肌无力手术；嗜铬细胞瘤手术等。

恩氟烷随着血中浓度升高，中枢神经系统抑制逐渐加深，脑电图呈高电压慢波。吸入 3% ～ 3.5% 恩氟烷，可产生爆发性中枢神经的抑制，有单发或重复发生的惊厥性棘波。恩氟烷可使脑血管扩张，脑血流量增加，颅内压升高。麻醉越深，脑氧耗量下降越多。吸入 3% 恩氟烷，中枢氧耗量降低 50%。恩氟烷麻醉出现癫痫样活动时，则代谢率升高，但也只增高到接近麻醉前水平。恩氟烷对循环系统有抑制作用，抑制程度随剂量增加而加重，恩氟烷的抑制作用大于氟烷与甲氧氟烷。恩氟烷降低心输出量吸入 1MAC 的恩氟烷即可产生抑制；2MAC 可严重减少心输出量，并与 $PaCO_2$ 值有关；$PaCO_2$ 升高时，心脏指数明显增加。恩氟烷麻醉时心率变化不定，与麻醉前的心率相关。恩氟烷直接抑制心肌与扩张血管降低动脉压，与麻醉深度成正比，临床上把血压下降作为恩氟烷麻醉过深的指标。减浅麻醉、输液或用血管收缩药，也可使血压回升或恢复正常。恩氟烷和氟烷、甲氧氟烷一样，抑制心交感神经末梢释放去甲肾上腺素。恩氟烷麻醉时心律稳定。心电图上虽可见到房室传导时间延长，但对心室内传导无影响。即使出现室性期前收缩，也往往持续时间短，改善通气即可消失。恩氟烷不增加肾上腺素对心律反应的敏感性。吸入 1.25MAC 恩氟烷麻醉时，50% 患者出现室性期前收缩的肾上腺素用量是 10.9μg/kg，而在 1.25MAC 氟烷麻醉下则是 2.1μg/kg。临床应用的恩氟烷浓度，对呼吸道无刺激作用，不增加气道分泌。增加吸入浓度也不引起咳嗽或喉痉挛等并发症。与其他吸入麻醉药相比，恩氟烷是一种较强的呼吸抑制药，对体弱患者可引起呼吸性酸中毒，较甲氧氟烷、氟烷均低。恩氟烷能降低肺顺应性，恩氟烷浓度为 1.0% 时降低 8.3%，为 2% 时则降低 14%，但停药后肺顺应性迅速恢复至原有水平。恩氟烷对肝功能的影响很轻。短期内需反复麻醉的患者，用恩氟烷较氟烷安全。恩氟烷能产生轻度肾功能抑制，但麻醉结束后很快恢复。恩氟烷麻醉时，尿量无明显变化。肾小球滤过率可减少 20% ～ 25%。肾血流量减少 23%，麻醉停止后 2h 内上述变化均恢复正常。对于术前有肾脏疾病的患者，恩氟烷麻醉后发生暂时性肾功能损害，并且血清氟化物浓度增高。对术前已有肾脏疾病者，或手术过程中有可能累及肾功能者，使用恩氟烷仍应慎重。恩氟烷单独使用或与肌松药合用所产生的肌松作用可满足各种手术的需要。恩氟烷的神经肌肉阻滞作用与剂量有关。恩氟烷对潘库溴铵等非去极化肌松药有强化作用，其程度随恩氟烷肺泡气浓度增加而增强，作用时间也随之延长。恩氟烷除使血中醛固酮浓度升高外，对皮质激素、胰岛素、ACTH、ADH 及血糖均无影响。

因恩氟烷对心肌有抑制作用；在吸入浓度过高及低 $PaCO_2$ 时可产生惊厥；深麻醉时抑制呼吸及循环。严重的心、肝、肾脏疾病，癫痫，颅内压过高患者禁用或慎用。

麻醉方法采用以下几种。

(1) 低流量紧闭法。

(2) 半紧闭法。

(3) 复合麻醉。

在临床上单独应用恩氟烷麻醉时，从麻醉诱导直到麻醉结束都应该逐步加深麻醉，应逐步减浅麻醉，否则患者可能出现痉挛抽搐或术后恢复期间特别不平稳。

3. 异氟烷

由 Terrell 于 1965 年合成，1978 年 Eger 等进行大量实验，证明异氟烷无致癌作用后大量应用于临床。异氟烷的组织及血液溶解度低，血 / 气分配系数仅 1.48，高于地氟烷及七氟烷，但低于恩氟烷和氟烷。异氟烷的 MAC 在 31 ～ 55 岁是 1.15%，20 ～ 30 岁是 1.28%，55 岁以上是 1.05%，低温、妊娠、利多卡因和镇静药可降低异氟烷用量，清醒较氟烷、恩氟烷稍快 (7 ～ 11min)。异氟烷对中枢神经系统的抑制与用量相关。在 1MAC 以内，脑电波频率及波幅均增高；超过 1MAC 时，波幅增高，但频率减少；深麻醉时两者皆减。

1.5MAC 出现爆发性抑制，2MAC 出现等电位波。深麻醉时、$PaCO_2$ 低或施加听刺激等不产生恩氟烷样的抽搐。0.6 ～ 1.1MAC 异氟烷麻醉时，脑血流量不增加；1.6MAC 时，脑血流量倍增，但增加幅度仍不如氟烷麻醉，故颅内压升高也少。异氟烷对心功能的抑制小于恩氟烷及氟烷，心脏麻醉指数为 5.7，大于恩氟烷 (3.3) 及氟烷 (3.0)，2MAC 以内则较安全。随吸入浓度的增加，心输出量明显减少。与相同 MAC 的氟烷相比，异氟烷使动脉压下降的幅度相似，而心输出量几乎不减，异氟烷能减低心肌氧耗量及冠状动脉阻力，但并不改变冠状血管血流量，可使心率稍增快，但心律稳定，对术前有室性心律失常的患者，应用异氟烷麻醉维持期间并不增加发生心律失常的频率。异氟烷与氟烷相比，在 1.5MAC 条件下，异氟烷麻醉引起的 50% 动物发生室性心律失常的肾上腺素剂量为氟烷麻醉时的 3 倍多。异氟烷抑制呼吸与剂量相关，能严重地降低通气量，使 $PaCO_2$ 增高，且抑制对 $PaCO_2$ 升高的通气反应。麻醉浓度增高时呼吸停止。异氟烷麻醉增加肺阻力，并使顺应性和功能残气量稍减。异氟烷的物理性质稳定，对抗生物降解，提示无肝毒性或毒性甚小。临床证明异氟烷对肝无损害。肝酶血清水平 (ALT、AST 和 LDH) 在异氟烷麻醉后加上手术创伤，仅有轻度增加。异氟烷降低肾血流量，使肾小球滤过率和尿量减少，与恩氟烷、氟烷或氧化亚氮差距很小。异氟烷麻醉后不残留肾抑制或损害。异氟烷由于代谢少和迅速经肺排出，肾功能没有或只有轻微影响。长时间麻醉后血清尿素氮、肌酐或尿酸不增加。异氟烷能产生足够的肌肉松弛作用。其肌松作用大于氟烷，可增加非去极化肌松药的作用，随麻醉加深，肌松药用量减少。由于异氟烷本身有良好的肌松作用，并可免用或少用肌松药，适用于重症肌无力患者的麻醉。异氟烷有以下优点。

(1) 麻醉诱导及苏醒快，无致吐作用。

(2) 无燃烧、爆炸危险。

(3) 循环稳定。

(4) 肌松良好。

(5) 扩张冠状动脉，有利于心肌缺血的患者。

(6) 对颅内压无明显的升高作用。

因此，异氟烷可以应用老年人、冠心病患者、癫痫患者。低浓度的异氟烷吸入还适应于 ICU 患者的镇静。在异氟烷吸入麻醉时，由于阻力血管的扩张作用，经常会出现血压下降，尤其是在术前禁食水时间过长或应用了脱水药物、胃肠道的准备后，麻醉后血压下降的更为明显，应与麻醉过深相鉴别。最好是在麻醉前或麻醉中补充一定的液体后进行麻醉，可以避免血压和心率大幅度的波动。

4. 七氟烷

于 1968 年由 Regan 合成，1971 年 Wallin 等最先报道并于 1975 年对其理化性质、药理作用及毒理学进行了评价。1990 年，日本正式批准临床使用。七氟烷的化学结构为

$FCH_2OCH(CF_3)_2$，化学名为氟甲基－六氟－异丙基醚。为无色透明、带香味无刺激性液体，血/气分配系数为0.63。对铜、铝、不锈钢、铁无腐蚀性。相对分子质量为200.05，沸点58.6℃，20℃时饱和蒸汽压156.9mmHg，临床使用浓度不燃不爆，但在氧中浓度达到11%、在氧化亚氮中达10%时可燃烧。七氟烷化学性质不够稳定与碱石灰接触可产生5种分解产物(P1～P5)：其产生与温度有关，室温40℃时只产生P1。此物质为七氟烷中的不纯物，有微弱的麻醉作用，对机体无害。4%七氟烷、氧面罩吸入诱导2min患者意识消失，脑电出现有节律的慢波，随麻醉加深慢波逐渐减少，出现类似巴比妥盐出现的棘状波群。用1%七氟烷行慢诱导，10min意识尚不消失，脑电无变化。七氟烷抑制中脑网状结构的多种神经元活动，且与剂量相关。

七氟烷麻醉过深时也可引起全身痉挛，但较恩氟烷弱，七氟烷增加颅内压、降低脑灌注压，此作用较氟烷弱。0.9%～7%(0.4～3.0MAC)七氟烷，在一定的前负荷及心率条件下，左室收缩功能降低，此作用与剂量相关，其抑制程度与异氟烷相似，而较氟烷轻微。吸入2%～3%七氟烷(自主呼吸下、$PaCO_2$约50mmHg)收缩压约下降11%，吸2%～4%七氟烷(机械呼吸、$PaCO_2$保持正常情况下)使平均动脉压下降约15%，动脉压的下降与心功能抑制、心输出量减少及阻力血管扩张有关。七氟烷对心率的影响不明显。心肌敏感评分，七氟烷为9.7，氟烷为34。七氟烷对气道的刺激非常小，经常通过面罩吸入进行小儿的麻醉诱导，与氟烷相似。七氟烷随麻醉加深呼吸抑制加重，且与剂量相关。七氟烷麻醉后肝血流量下降，但麻醉结束后迅速恢复正常，门脉血流也减少，且在麻醉后恢复较慢。七氟烷麻醉时总肝血流量维持正常，肝血流减少与七氟烷麻醉深度相关。七氟烷麻醉对肝细胞线粒体呼吸活性及细胞能量负荷均无明显影响。临床中七氟烷麻醉后血清天冬氨酸氨基转移酶有轻度增高，1周内恢复正常。七氟烷较氟烷和异氟烷对肝损害少。七氟烷麻醉下应用潘库溴铵时对肌松有强化作用，而对维库溴铵作用更强。各种吸入麻醉药加强维库溴铵作用的顺序是七氟烷＞恩氟烷＞异氟烷＞氟烷。七氟烷的组织溶解性较低，化学性质较稳定，在体内的代谢相对较低。与甲氧氟烷相比，七氟烷麻醉后血清氟离子浓度约为甲氧氟烷麻醉后血清氟离子浓度的1%左右。尚未见有七氟烷造成肾脏损伤的报道。

七氟烷的不良反应来自美国、加拿大、欧洲开展的对照临床试验。对照药物在成人是异氟烷、恩氟烷和丙泊酚；在儿童是氟烷。这项研究使用了多种术前药物，尝试了其他麻醉剂及不同长度的手术步骤。大多数的不良反应是轻微而短暂的，并可能反映了不同的手术步骤，患者的特点(包括所患疾病)和(或)给予的药物。在5182例参与的临床试验中有2908例使用七氟烷，其中]18例成人和507例儿童经面罩诱导，每例产生的每一类不良反应被计数一次。七氟烷诱导期，从面罩诱导麻醉开始到手术切皮时的不良反应率＞1%。2906例在七氟烷整个麻醉过程中出现各系统3个及3个以上的不良反应的发生率＜ 1%。在 5182 例中出现恶性高热 1 例。恶性高热是一种危险的、不稳定的代谢灾难。是发生于麻醉中吸入强效挥发性麻醉药如氟烷和使用去极化肌松药如琥珀酰胆碱时出现体温急骤升高 (可每 5min 升高 1℃) 和重症酸中毒的典型临床综合征。其原因是细胞内钙离子水平的调节严重失常和随之产生的严重的骨骼肌代谢亢进，并迅速发展为横纹肌溶解。起初恶性高热的病死率为后来由于认识的提高，能及时诊断，以及丹曲林的应用，其病死率已降至 5%。恶性高热首先由 Wilson(1966) 报道并命名。Danish 报道，当强效挥发性麻醉药和琥珀酰胆碱联合使用时，疑似病例的发生率为 1/4200。

因七氟烷诱导迅速、无刺激味，麻醉深度易掌握，凡需要全身麻醉的患者皆可应用。其缺点是遇碱石灰不稳定。禁忌证如下。

(1)1 个月内施用吸入全麻，有肝损害者。

(2) 本人或家属对卤化麻醉药有过敏或有恶性高热因素者。

(3) 肾功能差者慎用。

5. 地氟烷

1959 ～ 1966 年 Terrell 等合成了 700 多种化合物，其中第 635 个即地氟烷。1990 年初 Jones 首先在临床试用。由于地氟烷具有组织溶解度低、麻醉诱导快、苏醒快、对循环功能影响小和在机体内几乎无代谢产物等特点而备受青睐。地氟烷对中枢神经系统的抑制程度与用量有关，脑电图表现为脑皮质电活动呈剂量相关性抑制，但不引起癫痫样改变，也不引起异常的脑电活动。地氟烷与异氟烷脑皮质抑制相似，在相等的 MAC 浓度作用下地氟烷与异氟烷脑电图的参数变化相同：浓度增加，脑电图波形的振幅及频率均降低，表明抑制程度增加。$PaCO_2$ 正常时，吸入 0.8MAC 或 1.2MAC 的地氟烷或异氟烷均出现单一的偶发尖波，它与外界刺激无关，可能是正常脑电图变化；在低二氧化碳血症时，地氟烷与异氟烷的高频电活动略有增加，大剂量时可引起脑血管扩张，并减弱脑血管的自身调节功能。地氟烷对神经元的抑制程度与其剂量呈正相关。由于地氟烷的低溶解特性，所以麻醉后恢复迅速，比七氟烷、异氟烷、氟烷更快。在控制呼吸维持正常的 $PaCO_2$ 条件下地氟烷和异氟烷一样降低血管阻力及平均动脉压，升高静脉压，此作用与剂量相关。在深麻醉时 (1.24 和 1.66MAC) 出现与剂量相关的心率增加。与氟烷不同的是地氟烷升至 1.66MAC 时心输出量不变，并能维持良好的心室射血分数。和其他现代挥发性麻醉药一样，地氟烷能抑制心血管功能。地氟烷抑制呼吸，减少分钟通气量、增加 $PaCO_2$，并降低机体对 $PaCO_2$ 增高的通气反应，其抑制作用与剂量有关。但地氟烷对呼吸的抑制程度不如氟烷、异氟烷强。由此可通过观察潮气量和呼吸频率的变化来估计麻醉的深度。地氟烷对肝脏功能影响不大。对肾功能的基本无影响。地氟烷体内生物转化少，对循环功能干扰小，更适用于心血管手术麻醉；神经肌肉阻滞作用较其他氟化烷类吸入麻醉药强。由于地氟烷对气道的刺激性，临床上很少单独加氧气用于麻醉诱导。

一般是先用静脉麻醉诱导后，单纯吸入地氟烷进行维持麻醉。临床上用咪达唑仑(咪唑安定)、依托咪酯＋芬太尼静脉滴注诱导后行气管插管。地氟烷吸入维持麻醉。许多静脉麻醉药或镇痛药均可降低吸入麻醉药的用量，术前用药也可不同程度地降低吸入麻醉药的用量。

二、静脉麻醉药

静脉麻醉药为非挥发性全身麻醉药。1934 年，硫喷妥钠应用于临床，标志着现代静脉麻醉的开端。因其仅有催眠作用，且有明显的呼吸循环抑制作用，临床上逐渐已被不断涌现的新一代的静脉麻醉药所替代。静脉麻醉药因有起效快、不刺激呼吸道、毒副作用小、无污染等优势在临床麻醉中应用到麻醉诱导、麻醉维持和清醒镇静。加之，静脉给药方法的不断改进，静脉连续靶控输注的广泛应用，使麻醉诱导迅速，维持管理更加平稳。静脉麻醉药的应用现临床常用的有丙泊酚、依托醚酯、咪达唑仑、氯胺酮、右美托咪定等。

(一)丙泊酚

丙泊酚是目前临床最常用的静脉麻醉药，为烷基酚类化合物，不溶于水，具有高度脂溶性，配方为脂质乳剂。其作用机制与增强 GABA 诱导的氯原子电流有关。丙泊酚在肝脏内迅速代谢，与葡萄糖醛酸和硫酸盐结合生成水溶性化合物，然后经肾脏排泄。以原形从尿中排除的量不足仅 2% 从粪便排出。丙泊酚起效和作用消失迅速，输注 3h 其时量相关半衰期时间约为 10min，而输注 8h 还不到 40min。丙泊酚麻醉时血药浓度下降不到 50% 通常即可清醒，因此长时间输注仍可迅速清醒。诱导剂量的丙泊酚可引起呼吸抑制。发生率和持续时间取决于剂量、注射速度和合并用药。它可降低心输出量和全身血管阻力，导致剂量依赖性血压下降。丙泊酚的另一个特点是止吐作用，血药浓度低于镇静所需浓度水平时仍有止吐作用，可用于麻醉诱导和维持，也可用于 ICU 和手术室外镇静。诱导剂量为 1 ～ 2.5mg/kg 可使意识消失，维持剂量为 100 ～ 200μg/(kg·min)，清醒镇静时所需输注速度为 25 ～ 75μg/(kg·min)。丙泊酚单独应用时意识消失的血药浓度是 2.5 ～ 4.5μg/ml。

(二)依托咪酯

依托咪酯是咪唑的衍生物，特点有：血流动力学稳定，呼吸抑制小，有脑保护作用，单次注射或持续输注均苏醒迅速，现主要应用于老年人和心血管系统损害患者的麻醉诱导、维持和危重患者的长期镇静。依托咪酯即使持续输注起效和作用消失均较迅速，主要在肝脏代谢，只有 2% 的药物以原形排出，其余以代谢产物形式从肾脏 (85%) 和胆汁 (13%) 排泄。依托咪酯在肝脏的清除率较高，通过增加肝动脉血管阻力或降低心输出量和血压而使肝血流减少。影响肝脏血流量的药物均可影响其半衰期，肝功能障碍不致影响其苏醒过程。依托咪酯对通气影响较小，对健康或有气道疾病患者和有反应性疾病的患者都不会诱发组胺释放，对肺血管张力的作用与氯胺酮和丙泊酚相似。对心血管功能的作用轻微，则对有心血管疾病、反应性气道疾病、颅高压或合并多种疾病的危重患者时宜选择依托咪酯。诱导剂量为 0.2 ～ 0.3mg/kg，维持期血流动力学稳定。但可引起恶心呕吐、注射疼痛、血栓性静脉炎、肌阵挛性运动等副作用。

（三）右美托咪定

右美托咪定是最新的静脉麻醉药，是高选择性 α_2 受体激动剂，具有镇静、催眠和镇痛作用，可用于短时间术后镇静（＜ 24h），主要作用于蓝斑的 α_2 受体，对呼吸影响小，右美托咪定对血压有双相作用，血药浓度较低时，平均血压降低，血药浓度较高时，血压则升高，心率和心输出量呈剂量依赖性降低。镇静时先给予负荷剂量 2.5 ～ 6.0μg/kg（超过 10min），然后以 0.1 ～ 1.0μg/(kg·h) 输注。

（四）氯胺酮

氯胺酮是苯环己哌啶类静脉麻醉药，是 N- 甲基天冬氨酸 (NMDA) 受体拮抗剂，选择性作用于大脑联络通路，对脑干网状结构激活系统没有或很少有影响。氯胺酮是一种起效快、维持时间短、具有镇痛作用的静脉麻醉药。由于其对中枢神经系统既有抑制作用又有兴奋作用，所以又是一种不同于一般全麻药的分离麻醉药。镇痛作用强、呼吸抑制轻、循环轻度兴奋。它除有麻醉镇痛作用外还具有抗炎、脑保护、解除支气管痉挛、超前镇痛，以及具有类似抗抑郁药的临床作用等生物学活性。氯胺酮临床应用的不良反应表现为谵妄、噩梦、恐惧，并呈现木僵样状态。麻醉中可辅助咪达唑仑减轻精神症状。

三、肌肉松弛药

肌肉松弛药简称肌松药，是选择性地作用于神经肌肉接头，可逆性阻断神经肌肉的兴奋传递，使骨骼肌松弛的药物。根据肌松药作用的机制不同，可分为两大类：去极化肌松药和非去极化肌松药。根据化学结构，非去极化肌松药可分为甾类化合物和苄异喹啉类。此外，还可根据肌松药的作用时效不同而分为短时效肌松药、中时效肌松药和长时效肌松药。

去极化肌松药以氯琥珀胆碱为代表，其分子结构与乙酰化胆碱相似，与乙酰胆碱受体结合后可产生与其相同的作用，引起神经元突触后膜去极化和肌纤维成束收缩。

因迅速被丁酰胆碱酯酶水解从而作用时间短，起效快，但因可诱发多种心律失常、高钾血症、颅内压增高、肌痛、眼内压增高等不良反应，临床已很少用。常用非去极化肌松药有阿曲库铵、维库溴铵、罗库溴铵等。

（一）阿曲库铵（卡肌宁）和顺式阿曲

阿曲库铵（卡肌宁）和顺式阿曲是通过非器官依赖性霍夫曼降解，即在生理的 pH

和温度下，在血浆中降解，其代谢产物(丙烯酸盐、叔铵、N- 甲基四氢罂粟碱)没有内在的神经肌肉阻滞作用，顺式阿曲库铵没有组胺释放作用，因药物消除不受肝、肾功能影响，适用于肝、肾功能不全的患者，但肾功能不全患者长时间及反复用药恢复时间延长。急性肝衰竭患者的阿曲库铵的分布容积增加，但消除半衰期保持不变，低温时降低阿曲库铵的分解。持续静脉滴注速度为 5 ～ 10μg/(kg·min)，顺式阿曲库铵诱导剂量为 0.1 ～ 0.2mg/kg。

(二)维库溴铵

维库溴铵是单季铵甾类肌松药，不释放组胺，适用于心血管疾病、心肌缺血手术患者，维库溴铵主要在肝脏代谢和排泄，其代谢产物中羟基维库溴铵的作用强，为维库溴铵的 50% ～ 60%。其代谢产物经肾排泄，重复用药可出现储积作用，阻塞性黄疸及肝硬化患者其消除减慢，作用时效延长。肝功能不全的患者慎用，有 15% ～ 25% 经肾脏排泄，肾衰竭时可通过肝脏消除代偿，因此可用于肾衰竭的患者。

(三)罗库溴铵

罗库溴铵是至今临床上广泛使用的非去极化肌松药中起效最快的，其作用强度为维库溴铵的 1/7，时效是维库溴铵的 2/3，有较弱的解迷走神经作用，临床剂量无心血管作用，心率、血压无明显变化。不释放组胺，主要在肝脏代谢消除，其次是肾脏。肾衰竭虽然血浆清除减少，但并不影响时效和药代动力学，伴有肝脏疾病的患者(主要为肝硬化)罗库溴铵分布容积增加，清除率可能降低，作用时间延长时效 2 ～ 3 倍，老年人、肝功能不全时应减量。

舒更葡糖钠是新型肌松拮抗药，是环糊精的衍生物，为晶状结构复合物。它不作用于胆碱酯酶，对毒蕈碱样受体和烟碱样受体无作用，能够直接和氨基甾类肌松药以 1∶1 的比例化学螯合。使肌松药分子离开乙酰胆碱受体，从而迅速逆转深度神经肌肉传导阻滞作用，不引起血流动力学的显著改变。

舒更葡糖钠具有高水溶性，使得其制剂在静脉注身后能很好地被耐受。它能逆转氨基甾类肌松药的神经肌肉传导阻滞作用，但对苄异喹啉类肌松药无效。

舒更葡糖钠的拮抗阻滞作用效果较好，其作用的大小依次为罗库溴铵，维库溴铵、泮库溴铵(潘可罗宁)。在临床应用中尚未发现类似应用胆碱酯酶抑制药所引起的心血管系统、呼吸系统和消化系统的不良反应，也无再箭毒化的发生。

四、麻醉性镇痛药

(一)阿片受体介导药

麻醉性镇痛药中所有阿片类药通过阿片受体介导机制，以剂量和药物依赖性增加胆道压力及 oddi 括约肌张力(胆总管十二指肠括约肌)。然而，临床上阿片类药对胆道作用常很小，发生率为3%，在等效剂量下，芬太尼、吗啡增加胆管内压的作用最强，而盐酸哌替啶此作用较弱。除哌替啶外，其他阿片类药增加胆道压力的作用均可被纳洛酮逆转。阿片类药物在麻醉和手术期间对肝功能作用轻微。对肝血流的影响较小。理想的阿片类药应可以快速镇痛，有效防止伤害性刺激的不良反应，需要较小的补充剂量，对心血管功能无抑制，在一定时间内恢复满意的自主呼吸，具有一定的无明显不良反应的术后残留镇痛作用。

1. 吗啡

吗啡是首先应用于大剂量阿片类药麻醉的药物。具有镇痛、镇咳、抑制呼吸、抑制胃肠蠕动而延缓胃排空、扩张外周血管缩瞳等作用。特别是其有抑制呼吸的作用，在麻醉时尤其要注意。阿片受体激动－拮抗药与吗啡相比，其抑制呼吸的作用如表4-2所示。

表4-2 阿片受体激动拮抗药与吗啡相比的呼吸抑制作用

药物	剂量相关呼吸抑制作用
吗啡	按剂量成比例递增
丁丙诺啡	成人0.15～1.2mg出现封顶效应
布托啡诺	30～60μg/kg出现封顶效应
纳布啡	成人30mg出现封顶效应
喷他佐辛	提示存在封顶效应，但由于有致幻作用，因而很难研究

现在临床上吗啡已被芬太尼、舒芬太尼、瑞芬太尼所取代。

2. 哌替啶

哌替啶对胆道具有双重作用浓度哌替啶抑制胆总管对电刺激反应，而高浓度呈兴奋作用，增强自主收缩。哌替啶产生不良反应最多，尤其是在麻醉诱导时产生低血压、心动过速及荨麻疹等现在临床麻醉中多用芬太尼、舒芬太尼、阿芬太尼、瑞芬太尼等。

3. 芬太尼

芬太尼的镇痛强度为吗啡75～125倍，静脉麻醉诱导时常联合应用负荷剂量的芬太尼(2～6μg/kg)和镇静催眠药依托咪酯或丙泊酚，以及肌松药、低浓度强效吸入麻醉药。芬太尼麻醉维持根据所需麻醉深度、手术刺激强度和持续时间，追加芬太尼25～50μg或以0.5～5.0μg/(kg·h)速度持续输注。其剂量范围5～75ng/kg，可产生稳定的血流动力学过程，快速苏醒。大剂量反复应用或以较快速度持续输注芬太尼可产生明显的呼吸抑制。由于阿芬太尼和瑞芬太尼峰效应的起效时间迅速(1～2min)，是阿片类药中快速滴定能力最强的，与芬太尼相比，阿芬太尼在麻醉诱导过程中可引起明显的心率减慢和血压降低。与阿芬太尼相比，舒芬太尼血流动力学更稳定，舒芬太尼的镇痛作用更强，为芬太尼的 5 ～ 10 倍，作用持续时间约为其 2 倍，且很少需要补充应用。舒芬太尼、阿芬太尼、瑞芬太尼在很多方面优于芬太尼，与芬太尼相比，应用阿芬太尼和舒芬太尼后需要较少的纳洛酮拮抗阿片类药的呼吸抑制作用。应用瑞芬太尼后很少需要拮抗。

4. 枸橼酸舒芬太尼

枸橼酸舒芬太尼是芬太尼的 N-4 噻吩基衍生物，是阿片受体激动剂。主要作用于阿片受体。其亲脂性约为芬太尼的 2 倍，更易通过血脑屏障，与血浆蛋白结合率较芬太尼高，而分布容积则较芬太尼小，虽然其消除半衰期较芬太尼短，但由于与阿片受体的亲和力较芬太尼强，因而不仅镇痛强度更大，而且作用持续时间也更长 (约为芬太尼的 2 倍)。舒芬太尼在肝内经受广泛的生物转化，形成 N- 去烃基和 0- 去甲基的代谢物，经肾脏排出。其中去甲舒芬太尼有药理活性，效价约为舒芬太尼的 1/10。其镇痛作用在用于平衡麻醉时，约为芬太尼的 10 倍；在作为主要麻醉剂和 100% 的氧同用时，为芬太尼的 5 ～ 7 倍。当使用剂量达 8μg/kg 时，可致深度镇痛作用；当剂量≥ 8μg/kg，可达到深度麻醉。脂溶性大，肌内注射后 90% 与血浆蛋白结合，分布半衰期为 1.4min，再分布半衰期为 17.1min，消除半衰期为 164min。在肝代谢失活后经尿排出。舒芬太尼具有镇痛强度大，脂溶性高，分布容积小，半衰期短，清除率高等特点，有心肌保护作用。多用于麻醉的诱导和麻醉维持，舒芬太尼 1 ～ 2μg/kg，麻醉时间长约 2h；2 ～ 8μg/kg，麻醉时间长 2 ～ 8h。(3 种芬太尼的特点见表 4-3)。常见不良反应是呼吸抑制和骨骼肌强直，可用呼吸兴奋剂和非极化型神经肌肉阻滞剂、纳洛酮解除。其他不良反应有低血压、高血压、心动过缓、心动过速、心律不齐、恶心、呕吐等。对有呼吸系统疾病和肝、肾功能不全、非代偿性甲状腺功能减退、肥胖和酒精中毒等，其用药量应酌情减少。

表 4-3　3 种芬太尼的特点

比较项目	芬太尼	瑞芬太尼	舒芬太尼
时效	长效	短效	长效
作用时间	1min 起效，4min 达峰，持续 30 ～ 60min	持续 3 ～ 10min	1 ～ 3min 起效，20min 达峰，持续 36min
效果	不良反应较为明显，有时需要同时使用止吐剂	起效快，消除快，无积蓄，苏醒无延迟	镇痛强度与芬太尼相比更大，呕吐等不良反应更小，苏醒快，循环系统更稳定

5. 阿芬太尼

阿芬太尼能够迅速穿透脑组织，其亲脂性较芬太尼低，与血浆蛋白结合率却较高，血浆和中枢神经系统的血药浓度很快达到平衡，小剂量阿芬太尼 10 ～ 30μg/kg 就有效。阿芬太尼在肝脏迅速转化为无药理活性的代谢产物去甲阿芬太尼，不到 1% 以原形从尿排出。长时间输注后其作用持续时间迅速延长，临床麻醉中已由瑞芬太尼取代。瑞芬太尼是纯粹的 μ 受体激动药，其效价与芬太尼相似，是阿芬太尼的 15 ～ 30 倍，瑞芬太尼起效快，作用持续时间很短，真正的短效阿片类药，应该在初始单次给药之前或即刻开始输注，在平衡麻醉中，瑞芬太尼的维持输注速度范围是 0.1 ～ 1.0μg/(kg·min)。瑞芬太尼可有效抑制自主神经、血流动力学及躯体对伤害性刺激的反应，麻醉苏醒迅速无不适，最具可预测性。缺点是停止输注后没有镇痛效应。

6. 瑞芬太尼

瑞芬太尼是超短效阿片样受体激动剂。选择性地作用于受体，属于新型人工合成阿片类镇痛麻醉药。1996 年 8 月份在德国首次上市。表现出典型的阿片样药理效应，包括镇痛、呼吸抑制、镇静、肌张力增强和心动过缓。作用特点是起效迅速、消失极快，与用药量及时间无关，且阿片样作用不需要药物逆转。能克服应用芬太尼和阿芬太尼而产生的术后恢复期呼吸抑制等不良反应。其相对效价为芬太尼的 50 ～ 100 倍，阿芬太尼的 20 ～ 50 倍。由于其半衰期极短，持续静脉滴注不产生蓄积作用，不良反应小，镇痛作用强，剂量容易控制，起效快，苏醒快等独特优点而被临床广泛应用。瑞芬太尼镇痛的最大效应时间为 1 ～ 3min。单次静脉用药，止痛作用持续 3 ～ 10min。其血浆蛋白结合率为 92%，分布半衰期为 1min，分布容积为 30 ～ 60L。在血液和组织中的非特异性酯酶所水解，若血浆胆碱酯酶受到抑制或功能不良时，其分解并不受到影响。代谢产物无活性。全身清除率为 40 ～ 60ml/(kg·min)，在体内无储积。肝功能衰竭的患者对瑞芬太尼的通气抑制作用更敏感，90% 经肾脏排出，肝、肾功能不全的患者应慎用瑞芬太尼。有剂量依赖性低血压和心动过缓、呼吸抑制。负荷剂量为 0.5 ～ 1.0μg/kg。维持剂量为 0.25 ～ 4μg/(kg·min)，必要时可用到 2μg/(kg·min)，或间断静脉滴注 0.25 ～ 1.0μg/(kg·min)。老年人的分布容积较小，廓清率也低，年龄＞ 65 岁者，初剂量应减与异氟烷、丙泊酚等麻醉药有协同作用，合用时应将后者剂量减至原剂量的 50% ～ 75%。与巴比妥类药物、苯二氮䓬类药物如咪达唑仑、中枢性肌松药等合用，可致呼吸抑制效应增强。严重肝功能损害者、肥胖症、低血容量者、心动过缓或心力衰竭者、颅内压增高者、甲状腺功能低下者、肺部疾病患者慎用。

7. 羟考酮

盐酸羟考酮从阿片生物碱蒂巴因植物衍生物制成的半合成阿片类药物，属于阿片受体激动药，其药理作用部位主要是中枢神经系统和平滑肌，临床适用于中等度以上疼痛的镇痛治疗。由于盐酸羟考酮口服制剂的生物利用度较好，其镇痛效能是吗啡的 1.5 ～ 2.0 倍。而当静脉给药时，吗啡的镇痛效能是羟考酮的 1.5 倍或者相当。盐酸羟考酮作为镇痛药，已被列入《美国药典》和《欧洲药典》。目前，盐酸羟考酮注射液已经在欧洲、美洲、亚太地区的多个国家注册上市，用于癌症和手术后引起的中度至重度的镇痛。

(二)阿片受体激动拮抗药

阿片受体激动拮抗药主要有布托啡诺、帕瑞西布纳等。

1. 酒石酸布托啡诺

酒石酸布托啡诺为阿片受体部分激动剂，主要激动受体。作用与喷他佐辛相似。其镇痛效力为吗啡的 3.5 ～ 7 倍。可缓解中度和重度的疼痛。口服可吸收，但首关效应明显，生物利用度仅 5% ～ 17%。肌内注射后吸收迅速而完全，30 ～ 60min 达血浆峰浓度。经鼻喷雾给药 1 ～ 2mg 后 15min 起效，30 ～ 60min 达峰值血浆浓度，48h 内达到稳态；生物利用度为 48% ～ 70%，半衰期为 4.7 ～ 5.8h，但老年人或肾功能损害者显著延长至 8.6 ～ 10.5h。作用维持 3 ～ 5h。80% 与血浆蛋白结合。稳态分布容积为 50L/kg。半衰期为 2.5 ～ 4h。主要在肝脏代谢为无活性的羟布托菲诺，大部分经尿排泄，11% 经胆道排出；5% 以原形从尿中排出。用于中度至重度疼痛，如术后、外伤、癌症、肾或胆绞痛等的止痛和麻醉前给药。其呼吸抑制程度并不随剂量增高而加重。纳洛酮可拮抗其呼吸抑制作用。可增加肺动脉压、肺血管阻力、全身动脉压和心脏工作负荷，因而不能用于心肌梗死的止痛。

2. 帕瑞考昔钠

帕瑞考昔纳用于手术后疼痛的短期治疗。临床上可用于中度或重度术后急性疼痛的治疗。对于老年患者(年龄＞ 65 岁)不必进行剂量调整。体重＜ 50kg 的老年患者，帕瑞考昔钠的初始剂量应减至常规推荐剂量的一半且每天最高剂量应减至 40mg。轻度肝功能损伤的患者 (Child-Pugh 评分 5 ～ 6) 不必进行剂量调整。中度肝功能损伤的患者 (Child-Pugh 评分 7 ～ 9) 应慎用帕瑞考昔钠，剂量应减至常规推荐剂量的一半且每天最高剂量降至 40mg。严重肝功能损伤患者禁用。重度(肌酐清除率＜ 30ml/min) 肾功能损伤的患者进行剂量调整。

五、局部麻醉药

局部麻醉药又称为局麻药，是一类能在用药局部可逆性的阻断感觉神经冲动发生与传递的药物。局部麻醉药使人在保持一定清醒的情况下，可逆地引起局部组织痛觉消失。局麻药的作用局限于给药部位并随药物从给药部位扩散而迅速消失。局麻药阻断神经细胞膜上的电压门控性 Na^+ 通道，使传导阻滞，产生局麻作用，且具有频率和电压依赖性。目前常用氯普鲁卡因、利多卡因、罗哌卡因、布比卡因、丁卡因。酰胺类局部麻醉药包括罗哌卡因能够降低由脂多糖介导发生的内皮细胞损伤，其机制和激活细胞线粒体的 K^+-ATP 离子通道有关，而丁卡因和普鲁卡因无此作用。局麻药自作用部位吸收后，进入血液循环的量和速度决定血药浓度，首先分布到脑、肺、肝、肾等高灌流器官，然后以较慢速度分布到肌、肠、皮昧等血液灌流较差的部位。局麻药进入血液循环后，其代谢产物的水溶性更高，并从尿中排出，酯类局麻药主要由假性胆碱酯酶水解失活，如有先天性假性胆碱酯酶质量的异常，或因肝硬化、严重贫血、恶病质和晚期妊娠等引起量的减少者，酯类局麻药的用量都应减少。酰胺类药物的转化降解主要在肝细胞内质网代谢转化，故肝功能不全的患者用量应酌减。局麻药的剂量或浓度过高或误注入血管时引起的全身作用产生毒性反应：中枢神经系统的作用是先兴奋后抑制。中枢抑制性神经元对局麻药比较敏感，局麻药引起的惊厥是边缘系统兴奋灶向外周扩散所致，静脉注射地西泮可加强边缘系统γ-氨基丁酸(GABA)能神经元的抑制作用，可防止惊厥发作。局麻药对心肌细胞膜具有膜稳定作用，吸收后可降低心肌兴奋性。多数局麻药可使小动脉扩张，血压下降，则在血药浓度过高时可引起血压下降，甚至休克等心血管反应。

常用的局部麻醉药有以下几种。

(一)氯普鲁卡因

将普鲁卡因分子中对氨基苯甲酸的2位上用氯原子取代形成氯普鲁卡因，形成新一代局麻药，是酯类短效局麻药，有较强的抗光照、热稳定性和湿稳定性，可持续给药而无快速耐药性。氯普鲁卡因毒性较低，且其代谢产物不是引起过敏的物质，不需要做皮试，临床应用方便易行，但临床上已被利多卡因取代。

(二)利多卡因

利多卡因是目前应用最多的局麻药。相同浓度下与普鲁卡因相比，利多卡因具有起效快、作用强而持久、穿透力强及安全范围较大等特点，同时无扩张血管作用及对组织几乎没有刺激性。可用于多种形式的局部麻醉，有全能麻醉药之称，主要用于神经阻滞麻醉和硬膜外麻醉；也可用于心律失常的治疗。对普鲁卡因过敏者可选用此药。常用碳酸利多卡因是用碳酸氢钠调节盐酸利多卡因的pH，并在二氧化碳饱和条件下制成的碳酸利多卡因灭菌水溶液，以28℃为临界点，28℃以下无结晶析出。因此，碳酸利多卡因应在较低室温使用，药液抽取后必须立即注射。由于释放CO_2碳酸利多卡因较盐酸利多卡因，具有麻醉起效快、阻滞完善所需时间短、对阻滞节段无影响、血药浓度安全范围窄等特点。

(三)丁卡因

丁卡因的化学结构与普鲁卡因相似，属于脂类局麻药。对黏膜的穿透力强，常用于表面麻醉。以0.5%～1%溶液滴眼，无角膜损伤等不良反应。也可用于传导麻醉、腰麻和硬膜外麻醉，因毒性大，一般不用于浸润麻醉。

(四)罗哌卡因

罗哌卡因化学结构类似布比卡因，是一种新型长效酰胺类局麻药。罗哌卡因为布比卡因哌啶环的第3位氮原子被丙基所代替的产物，为不对称结构的单镜像体，即S-镜像体。它是纯左旋式异构体较右旋式异构体毒性低，作用时间长。其pKa为8.1，分配系数为2.9。罗哌卡因的脂溶性小使其绝对效能有所减弱，到达粗大运动神经的时间拖后，但对

AS 和 C 神经纤维的阻滞比布比卡因更为广泛，形成其独特药理学特点为心脏毒性低微，感觉阻滞与运动阻滞分离较明显，具有外周血管收缩作用。作用持续时间长，且具有麻醉和止痛作用。与硬膜外应用相比，罗哌卡因在局部浸润给药后的吸收较慢。罗哌卡因的皮肤镇痛时间平均 4.4h，较布比卡因长，可能与罗哌卡因能引起血管收缩有关，而局部浸润麻醉作用时间较同浓度布比卡因长 2 ～ 3 倍。同等剂量和浓度的布比卡因使皮肤血流量增加，手术切口使用罗哌卡因有利于减少手术创面出血。皮肤缝合前使用 0.75% 的罗哌卡因局部浸润也能明显降低术后使用镇痛药的量，增加患者的满意度，缩短住院时间。将 0.75% 的罗哌卡因 2ml 浸润每个切口的皮肤和皮下伤口，能明显减少伤口疼痛，延长术后首次要求止痛的时间。在腹腔镜胆囊手术中采用罗哌卡因局部浸润复合全麻，4ml 浸润筋膜、肌肉、腹膜外间隙和壁腹膜，4ml 浸润脐部筋膜以防胆囊牵拉反应；在牵拉、分离胆囊管之前，0.2% 的罗哌卡因 4ml 浸润肝十二指肠韧带的脏腹膜，浸润胆囊床，术毕喷洒上、右和左肝以及膈下间隙、左肝下间隙。术后能对切口及内脏牵涉痛均收到较好的效果，且方法简单，易于实施。罗哌卡因与传统局麻药相比，具有下列优点：疗效长；疗效独特；罗哌卡因的感觉 - 运动阻滞分离度远大于布比卡因，且清除率较高，使其更适合于镇痛。可控性强，罗哌卡因的麻醉效果呈剂量依赖性。毒副作用低微，罗哌卡因极少发生心脏毒性。

（五）布比卡因

布比卡因属酰胺类局麻药，化学结构与利多卡因相似，局麻作用较利多卡因强、持续时间长。主要用于浸润麻醉、神经阻滞麻醉和硬膜外麻醉。

（六）左布比卡因

左布比卡因为新型长效局麻药，作为布比卡因的异构体，具有相对较低的毒性。适用于外周神经阻滞、硬脊膜外阻滞和蛛网膜下腔阻滞。药物注入人体后，首先在注射部位进行局部分布，主要由神经组织摄取，按浓度梯度以弥散方式扩散，其弥散度与盐酸利多卡因相似。一般在给药 15 ～ 25min 后达峰值血药浓度，维持 3 ～ 6h 或更长时间。当药物浓度达一定水平时，神经的兴奋与传导被阻断。作用强于利多卡因，其 0.25% ～ 0.5% 溶液引起局麻的时间一般为 4 ～ 10min，0.75% 溶液起效略快。在血液内浓度低，体内蓄积少，作用持续时间长，作用可维持 5h 以上，达 12h 之久，但毒性较大。成人血药浓度超过 4μg/ml，儿童血药浓度超过 5.4μg/ml 时，可导致毒性反应。脂溶性较高，总蛋白结合率为 95%。主要在肝脏代谢，代谢速度慢，代谢产物为哌可二甲代苯胺 (PPX)。由肾脏排泄，仅少量以原形随尿排出，6% 左右。肝肾功能障碍时，药物代谢受阻，易出现药物蓄积，引发毒性反应。布比卡因作用强，毒性也较大，过量或误人血管内可发生严重的毒性反应，主要为神经系统毒性和心脏毒性，表现为耳鸣、肌肉抽搐、眼球震颤、惊厥、血压下降和心动过缓等。循环虚脱往往与惊厥同时发生，一旦心脏停搏，复苏很困难。高血压、致死性心动过缓和心律失常等症状极少见，但对呼吸的影响不大。禁忌证如下。

(1) 布比卡因在其他酰胺类麻醉药过敏者禁用。

(2) 肝、肾功能严重不全者禁用。

(3) 低蛋白血症患者禁用。

(4) 休克或重症肌无力患者禁用。

(5) 当与肾上腺素合用时，禁用于毒性甲状腺肿、严重心脏病或服用三环类抗抑郁药的患者。需要注意的是鞘内注射布比卡因的同时硬膜外给予罗哌卡因可使本药的效应延长，可增加顺式阿曲库铵、维库溴胺的神经－肌肉阻滞效应。丙泊酚的催眠作用增强，而用量降低。与普萘洛尔合用时，布比卡因清除率降低，引起毒性的危险性增加。利多卡因可被布比卡因蛋白结合处置换出来，引起高铁血红蛋白血症的危险增加。与抗心律失常药合用时，心脏抑制的危险性增加。与卡托普利等血管紧张素转换酶抑制药合用时，可加重心动过缓、低血压，甚至引起意识丧失。适用于持续较长时间的手术麻醉，如浸润麻醉和神经阻滞麻醉，或联合利多卡因麻醉。

第三节　全凭静脉麻醉

一、全凭静脉麻醉的概念

在静脉麻醉诱导后，采用多种短效静脉麻醉药复合应用，以间断或连续静脉注射法维持麻醉。仅以静脉麻醉药完成的麻醉称全凭静脉麻醉 (TIVA)。

静脉麻醉已有悠久的历史，但静脉麻醉相对于吸入麻醉而言，一直处于配角地位。大多用于吸入全麻诱导、辅助吸入麻醉、基础麻醉或在做比较短小手术时的麻醉。以往静脉麻醉的不足之处是可控性较差，反复使用静脉麻醉药物会在体内储积，难以迅速消除^此外，反复使用静脉麻醉后其麻醉深度难以判断，不易掌握，总是担心万一麻醉深了患者不易苏醒，麻醉浅了患者又会在术中知晓。

麻醉中的知晓是指全身麻醉后，患者能回忆术中发生的事情，并能告知有无疼痛等情况。这是全麻手术过程中患者意识存在的标志。

20 世纪 60 年代，对全凭静脉麻醉开始进行了研究，并有了长足的进步。特别是具有中国特色的静脉普鲁卡因麻醉在麻醉史中具有非凡的意义。如今，全凭静脉麻醉已经可以像吸入全麻一样能胜任任何手术的麻醉，其可控性也可与其他麻醉相媲美，完全摆脱了以往的配角地位，成为麻醉中主要方法之一。

近 30 年来，全凭静脉麻醉的兴起主要源于静脉麻醉的 3 个主要方面的进展，即新型静脉麻醉药物的问世、新的药代动力学和药效动力学概念的应用及静脉麻醉给药新技术的诞生，从而使静脉麻醉发生了划时代的变化。新的静脉麻醉给药技术，如计算机化的靶浓度控制静脉自动输注系统，为精准麻醉给药创造了条件。

二、麻醉药物

(1) 在超短效静脉麻醉药物中，最具代表性的药物是丙泊酚和瑞芬太尼。它们的作用时间短，易于调节麻醉深度，已经成为全凭静脉麻醉的最佳搭档。

(2) 镇静催眠药中，最常用的是丙泊酚、咪达唑仑、依托咪酯（乙咪酯）。丙泊酚的优点是长时间应用无明显储积效应，清醒仍十分迅速，可控性好，而且清醒质量较高，是目前最常用的药物。

(3) 镇痛药最常用的是中短效的阿片类药物。如芬太尼、舒芬太尼、阿芬太尼和瑞芬太尼等。阿片类药物有很强的镇痛效果，特别是可以有效地抑制手术造成的应激反应，维持心血管功能的稳定。但要达到这些要求，需要较大的剂量，这往往会引起术后呼吸抑制。因此，超短效的瑞芬太尼最宜使用。

三、静脉给药技术

随着科学技术的迅猛发展，电脑微芯片的日益普及，可将具有某些特定药物的药代动力学参数程序写在电脑芯片中，使注射泵具有复杂的实时计算能力，能够进行具体药物靶控输注的专用注射泵。这样，药物输注的速度、剂量的大小、麻醉的深度等就可自动地由靶控输注的注射泵有效地调控。

靶控输注有以下优点。

(1) 可以快速达到要求的麻醉深度（血浆靶浓度或效应室靶浓度），并能恒定地维持或根据需要调整浓度。

(2) 可以选择以血浆浓度或效应室浓度为目标进行靶控，临床效果相似，但后者的诱导和清醒速度应快于前者。

(3) 因群体参数用于个体，靶控浓度与血浆实际浓度存在个体偏差，但这个偏差比个体的药效学反应差异要小得多。因此，不会影响临床的使用。再则，靶浓度与血浆实际浓度成正比关系，这更有利于指导控制麻醉深度。

(4) 靶控输注方法使用简便，只要确定使用药物所需靶控浓度、输入患者的年龄、性别、体重后，一切都会由电脑泵完成。

四、全凭静脉麻醉的基本要求与原则

实现静脉麻醉的基本要求是：即使患者意识消失，对患者伤害性刺激（手术刺激）

没有或仅有轻度反应；有能够满足手术需要的肌肉松弛和满意的术后镇痛。肌肉松弛可以轻易地用肌肉松弛药物实现。

（一）药物搭配的基本要求

须用镇静催眠药和镇痛性麻醉药物复合后才能很好完成全凭静脉麻醉。而这两种药物的搭配选择是多种多样的。应根据患者的特点和麻醉医师的临床用药经验来确定。

（二）熟悉药物间的相互作用

复合用药会产生药物间相互作用、相加、协同和拮抗作用。特别要注意前两个种作用，以利掌握麻醉深度。

（三）用药原则

以最小剂量的镇静催眠药确保患者术中意识消失、无知晓，再辅以足够剂量的镇痛药，减弱或消除患者对手术的应激反应。

（四）药物调节

当镇静催眠药与麻醉性镇痛药复合使用时，术中根据需要调整麻醉深度。一般不轻易减少镇痛药物，以防发生知晓。而是调节麻醉性镇痛药的用量来保持满意的麻醉深度。如果丙泊酚与瑞芬太尼复合，应调整瑞芬太尼的用量。如是丙泊酚与氯胺酮复合，应调整丙泊酚的用量。

（五）给药原理与方法

全凭静脉麻醉必须快速达到血药浓度或效应室浓度。为此，采用靶控输注系统和 BET 方案。

1. 把控输注系统 (TCI)

把控输注系统 (TCI) 是指在输注静脉麻醉药时，以药代动力学和药效动力学原理为基础，通过调节 H 标或靶位 (血浆或效应室) 的药物浓度来控制或维持适当的麻醉深度，以满足临床麻醉的一种静脉给药方法。目前，大多数 TCI 系统仍处于临床实验阶段，主要原因在于，这些输注设备对输注药物没有进行统一的标准化设置。此外，提供 TCI 的输液泵种类和安全功能也是有待进一步研究的因素。第 1 个推向市场的 TC1 系统是 1996 年由 Kenny 等设计的 Diprifusor 系统。它是将计算机及其控制软件整合到输液泵的中央处理器，从而形成一体化单一输注丙泊酚的 TCI 系统。临床可以见到两种 TCI 系统。第 1 种是由不同部件组成，包括便携式计算机、导线以及输液泵，主要用于临床研究和教学。第 2 种是整合式 TCI 系统，它有几个优点：结构紧凑、使用方便，是目前唯一得到有关管理机构批准的系统。遗憾的是，目前商业化的只有用于丙泊酚的 DiprifusorTCI 系统。由于 Diprifusor 模型与输液泵之间使用电子编码传递信息、而且两个不同的微处理器使用不同的代数模型同时计算，因此 TCI 系统具有很高的可靠性。尽管市场上可以见到几种不同的输注泵，但是它们都包含有同一个 Diprifusor 模型且产生同样的临床结果。其不同之处主要体现在用户界面上。例如，靶浓度的选择可以通过键盘或滚轮实现；资料可以以图形或表格形式显示等。但是，目前 Diprifusor 仍具有一些缺陷：只能用于丙泊酚，不能用于 15 岁以下儿童；只有一个适于年轻健康成年人的参数可以设定。而用于实验研究的系统则可以用来输注其他静脉麻醉药物，诸如阿片类、咪达唑仑、氯胺酮等。它含有较多的药代学模型，可以用于老人或儿童，且能实现效应室的靶控输注。

2. BET 方案

BET 方案是根据药物的三室模型原理，为了迅速并准确维持拟达到的血药浓度 (CT)，就必须给予负荷剂量 V1CT，同时持续输注从中央室消除的药物剂量 Vlk10CT；并且加上向外周室转运的药物剂量 (transfer)CTV1(k10+k13e-k31t+k12e-k21t)。这就是著名的 BET 输注方案。很显然上述负荷剂量的计算仅指在 CT 下充盈中央室的药量，但是这样的负荷剂量后，按输注率公式持续输注时，由于药物从中央室分布与转移到比之更大的外周室，血药浓度会很快下降。这时可以利用前面提出的峰效应时分布容积概念 (Vd 峰效应)。这个容积完全是理论上的，因为从起始浓度到达峰效应时，血浆浓度变化是重新分布和消除的联合作用。但是 Vd 峰效应这一概念可以满足计算负荷剂量的目的。所以合适的负荷剂量应该为：CTVd 峰效应。例如，为了达到 3.0ng/ml 的芬太尼靶浓度，所需的负荷剂量为 225μg。如果按照上述 BET 给药模式来计算非常复杂，只能通过计算机模拟。计算机控制的药物输注能够成功的达到相对稳定的靶浓度，或者根据临床反应来增加或降低靶浓度。

为了维持药物浓度的稳定，还需补充输注药物自体内的消除量。除了药物的消除量之外，药物还要向体内的其他组织缓慢分布，使血中的药物浓度下降。此给药原则称之为 BET 原则。它能使血药浓度快速达到要求，并保持稳定。例如，为了使丙泊酚的血药浓度快速达到 3ng/ml 的要求，并维持稳定，需要使用三阶梯用药的方法：先以 1.5mg/kg 静脉注射，继之 10mg/(kg·h) 输注 10min，再降至 8mg/(kg·h) 输注第 2 个 10min，再降至 6mg/(kg·h) 输注，直至手术结束。

五、全凭静脉麻醉的应用

（一）麻醉的诱导与维持

其优点在于诱导时血流动力学平稳，对于一般情况差的患者还可以用阶梯浓度诱导。根据手术刺激强度调节给药量，来加深或减浅麻醉。麻醉医师就可做到胸有成竹，心中有数。这样就可从根本上扭转静脉给药凭经验和凭感觉的局面。

（二）反馈 TCI 麻醉

脑电双频谱指数 (BIS) 作为衡量麻醉睡眠深度的指标，可用 BIS 作为反馈控制变量进行某些药物如丙泊酚靶控输液麻醉。若将 BIS 反馈控制值定为 50，当高于此值时继续给药，低于此值时停止给药。可始终维持麻醉于比较稳定的深度。这样，既可有效节约药量，又可缩短患者的清醒时间。

（三）复合用药在麻醉中必不可少

对于一种药物而言，能比较准确地预计药效，但对于在复合用药时由于药物有多种，其药效则难以预计。因为复合用药可以产生协同、相加、拮抗的药效学改变。对这种复用药而引起来的药效变化必须掌握，但较困难《然而 TCI 技术可提供达到和维持药物在血浆或效应室的浓度恒定，极大地提高了麻醉的效果。

六、全凭静脉麻醉的临床效果

全凭静脉麻醉在临床实践中 + 断探索、不断完善，现已成为麻醉中的主要方法之一，并取得了较好的效果。潘进喆 (2011) 对全凭静脉麻醉和静脉复合麻醉中患者出现知晓进行了研究，150 例随机平分为 2 组。观察组靶控输注瑞芬太尼 8 ～ 12μg/kg 和靶控输注丙泊酚 7 ～ 4mg/kg，以微量泵输注维持。对照组予以异氟烷吸入，芬太尼 1 ～ 2μg/kg 间断静脉滴注，用阿曲库铵 0.2 ～ 0.3mg/kg 静脉滴注维持肌松。结果显示，观察组术中体动发生率、术后唤醒时间、拔管时间均明显少于对照组，差异有统计学意义 ($P < 0.05$、$P < 0.01$)。术后恶心、呕吐的发生率观察组为 10 例 (13%)，对照组为 15 例 (20%)。全凭静脉麻醉组的血流动力学稳定，术后恢复快，术中知晓明显低于静脉复合麻醉组。李国肖 (2013) 比较靶控输注丙泊酚复合瑞芬太尼全凭静脉麻醉，七氟烷和瑞芬太尼静脉复合麻醉对老年患者认知功能的影响。选取 ASA Ⅰ～Ⅱ级，年龄＞ 60 岁择期行腹腔镜手术患者 60 例，随机分为 2 组。靶控输注丙泊酚复合瑞芬太尼全凭静脉麻醉 (靶控输注全凭静脉麻醉组) 和七氟烷 + 瑞芬太尼静脉复合麻醉 (静脉复合麻醉组)。观察两组患者围手术期认知功能、术后 24h 内疼痛评分及术后恢复情况。结果显示，靶控输注全凭静脉麻醉组自主呼吸时间、听从指令时间及定向力恢复时间均早于静脉复合麻醉组 ($P < 0.05$)，拔管时间和睁眼时间也早于静脉复合麻醉组。两组各时间点简易精神状态 (MMSE) 评分，术后 1h 两组患者 MMSE 评分均显著下降，术后 3h 靶控输注全凭静脉麻醉组认知功能均得以恢复。研究表明，靶控输注丙泊酚复合瑞芬太尼全凭静脉麻醉可引起老年患者一过性认知功能障碍，且与七氟醚 + 瑞芬太尼静脉复合麻醉相似，但靶控输注全凭静脉麻醉组患者术后苏醒更快，认知恢复更好。中国成年手术患者 (＜ 65 岁) 使用 TG 丙泊酚麻醉时，意识消失的效应室 EC5#EC« 分别为 2.2μg/ml(2.2 ～ 2.3) 和 3.2μg/ml(3.1 ～ 3.3)。意识消失与苏醒时的效应室浓度基本相间。因此，停药后可根据意识消失时的效应室浓

度大致判断苏醒所需的时间。

有外显记忆的术中知晓是一项较少见，但可能造成严重心理学后遗症的全身麻醉并发症。术中知晓在国际上的平均发生率为 0. ～ 0.2%。国内近期的大样本研究显示，知晓发生率高达 0.4%，其中全凭静脉麻醉为 1%，是知晓的高危风险之一。吴奇伟 (2014) 为评估 B1S 监测在丙泊酚全凭静脉麻醉下预防术中知晓的作用和探讨术中知晓的可能原因，采用多中心、大样本、前瞻性的随机、双盲、分组对照研究。研究表明，行 BIS 监测并维持 BIS 值 40 ～ 60 可有减少全凭静脉麻醉术中知晓的发生。发生的原因为术中浅麻醉。

第四节　麻醉的意外和并发症

麻醉的意外和并发症应高度重视，因为它常突然发生，病情危重。若抢救处理迟缓，则常危及患者的生命。因此，事先应尽量防止，一旦发生意外和并发症，应当机立断，全力处理。

一、全身麻醉的意外和并发症

全身麻醉的意外和并发症主要发生在呼吸系统、循环系统和中枢神经系统，偶有麻醉药燃烧、爆炸事故。

（一）呼吸系统的意外和并发症

主要有下列几种情况。

(1) 呕吐与窒息：呕吐可以发在麻醉诱导期，也可以发生在手术中或麻醉苏醒期。应用氧化亚氮、依托咪酯（乙咪酯）、氯胺酮、新斯的明或阿片类药物时容易发生。发生呕吐时应使患者头转向一侧，并迅速吸净口内之呕吐物，避免呕吐物进入呼吸道而发生窒息。

(2) 呼吸道梗阻：以舌后坠及咽喉部的分泌物积存为最常见，其次为喉痉挛。后者多为麻醉较浅，有外物触及喉头时可引起反射性的喉痉挛，有哮喘史或慢性支气管炎的患者易因支气管痉挛及分泌物的聚堵而致下呼吸道的梗阻。

(3) 通气量不足：多半因麻醉过深或哌替啶、吗啡、芬太尼等用量过大引起，有时也可因体位不当，由于腹部受压，或膈肌运动受阻，潮气量显著减少所致。

(4) 肺部并发症：常见的是肺炎和肺不张。

（二）循环系统的意外与并发症

主要有下列几种情况。

(1) 低血压：与麻醉过深或术前患者血容量不足、合并心血管疾病、周身情况差有关。术中出血也是重要因素。若直接或反射性地刺激迷走神经的心脏支，能引起血压降低或心动过缓。这种情况常发生在过度牵拉内脏时，特别是胆道系统手术。

(2) 心律失常：麻醉深浅不当。手术刺激，出血较多，二氧化碳储积等均可引起心动过速。而牵拉翻动内脏，缺氧时间较长，则易发生心动过缓。

(3) 心搏骤停与心室纤颤：是麻醉和手术中最严重的意外事件。两者都使心脏失去其排血功能而致全身血液循环陷入停顿状态。心搏骤停的原因错综复杂，但多发生在已有心肌缺氧、低血容量、高碳酸血症、高钾或低钾血症、体温过低的患者。而麻醉深浅不当、呼吸道梗阻、强烈的手术刺激、牵拉内脏等，都可成为触发因素。其中以低血钾较为常见，因为低血钾时心肌兴奋性、自律性增加和传导性抑制，易诱发心律失常，影响冠状动脉的灌注和增加心肌耗氧量，且可引起细胞内酸中毒，临床上出现心肌缺血缺氧性改变。严重者可发生缺钾性心肌炎，这可能是产生胆心反射的病理基础。老年胆道手术患者迷走神经兴奋性增加，硬膜外阻滞表现迷走张力占优势，或全麻时缺氧、二氧化碳储积、低血压、浅麻醉等，加之局部解剖学因素，当手术操作胆囊胆管时，冲动经腹腔神经丛或迷走神经传入中枢，再经迷走神经心支传至心脏，表现冠状动脉痉挛、心肌抑制和心律失常，更加重了低血钾患者心肌缺血缺氧性改变，进一步抑制心功能和出现心输出量锐减，甚或发生心搏骤停》尤其是对急性重症胆管炎伴中毒性休克，心脏疾患伴心功能不全者干扰更严重，故此类患者术中胆心反射的发生率明显高于血钾正常者。

诱发胆心反射的因素有：

(1) 慢性低血钾者术中胆心反射发生率高于急性低血钾者，其与前者多选用硬膜外阻滞有关，胆心反射的程度较轻，易于纠正；急性低钾者虽发生胆心反射少些，而术后病死率较高，故需术前适当补钾，以提高机体对手术的耐受力。

(2) 低血钾程度与术中胆心反射数无统计学差异，但轻度血钾降低不应推迟手术或强调术前补钾。血钾＜ 3.0mmol/L 者，胆心反射易招致严重的心血管功能紊乱，使原病情加重，故术后病死率较高。

(3) ASA Ⅲ -Ⅳ 级，心电图 (ECG) 异常者术中胆心反射和 (或) 术后病死率增加，提示病情危重，有心律失常心肌缺血者，发生胆心反射后预后差。

(4) 硬膜外阻滞术中胆心反射数明显高于气管插管全麻，系为硬膜外阻滞下内脏神经阻滞不完全，易受手术刺激而诱发胆心反射。全麻能保持术中供氧，便于呼吸管理，利于心功能维护，虽不能阻抑胆心反射，但发生率明显降低。而硬膜外阻滞辅助芬太尼能引起 Oddi 括约肌痉挛致胆总管压力剧升，致使胆心反射发生率增加。在施行胆道手术时尤应注意，特别是胆道梗阻患者，因为胆囊部位迷走神经分布丰富，胆道疾患患者的迷走神经张力增强，加上手术操作的刺激，特别是在探查、分离胆囊或胆道时，由于多次较强的牵拉，就可通过迷走神经反射，引起血流动力学的急剧变化，导致血压大幅度下降，并伴有心动过缓，即所谓胆心反射。严重者可致心搏、呼吸骤停。

兰州军区兰州总医院(2000)报道1例女性，55岁系慢性胆囊炎胆石症，伴有2型糖尿病患者，在全麻下腹腔镜胆囊切除术中，刚要分离胆囊Calot三角时，患者出现心动过缓、血压下降，暂停手术继而很快出现心律失常、室颤、心搏骤停。经强心、升压、心脏按压、多次除颤、低温等争分夺秒地抢救，经多次反复，终于把心搏骤停18min的患者复苏。由于医护人员通力合作，医疗设备准备完好，更重要的是手术团队能以人为本，患者生命第一，下定决心，排除万难，把只有万分之一抢救的希望，变成了百分之百的抢救成功。该患者恢复良好，翌年又再次入院切除了胆囊。

（三）中枢神经系统的意外与并发症

主要有下列几种情况。

(1) 高热抽搐：多见于小儿麻醉，主要是因小儿的体温调节中枢尚未发育健全所致，严重者还可引起脑水肿。

(2) 苏醒延迟或不醒：苏醒时间的早迟，与麻醉药物、麻醉深浅，术中是否缺氧、代谢性疾病及呼吸循环的功能状况有密切关系。麻醉后若患者昏睡，各种反射未见回复，且有烦躁不安、呼吸困难或瞳孔散大等现象，则往往提示由于长时间的缺氧已给中枢神经系统造成了一定的损害。应立即给氧、人工呼吸、降低颅内压和头部降温，并给予强心升压及呼吸中枢兴奋药，积极抢救。

二、硬膜外阻滞麻醉的意外和并发症

硬膜外阻滞麻醉可发生神经损伤、低血压、呼吸抑制及导管拔出困难和导管折断等意外和并发症。

（一）高平面脊麻和全脊麻

高平面脊麻和全脊麻是硬膜外阻滞中非常严重的并发症。患者在接受局麻药后数分钟内突然出现进行性呼吸抑制、意识模糊、昏迷、反射消失。轻度患者的循环功能尚能维持，有程度不等的低血压；若未能及时发现，血压下降，心率减慢，即可引起心搏骤停。

硬膜外阻滞下施行胆道手术，虽能较好地解决了止痛和肌松两个问题，但由于它阻滞了胸段交感神经，使得迷走神经张力更趋亢进，从而更易引起胆心反射而至心搏骤停。为防止术中出现心搏骤停，应做到下列几点。

(1) 麻醉前要了解病史，掌握病情，做到心中有数。

(2) 改善患者的一般情况，纠正酸碱失衡及水与电解质紊乱。

(3) 合理应用术前药品。

(4) 手术开始前，预防性使用阿托品，以抑制迷走神经张力，防止心搏过缓。同时预防性辅用安定镇痛药，以减轻术中手术操作所引起的牵拉反应；可胆道局部局麻药浸润以防强烈牵拉反射。

(5) 术中全程供氧。

(6) 术中严密监测呼吸及血流动力学的变化，一旦出现血压下降、心率减慢，立即快速静脉给予麻黄碱、阿托品及快速输液，以提高血压、加快心率及扩充有效血容量，也可用普鲁卡因作胆囊区内脏神经封闭，同时应暂停手术，待血流动力学恢复正常时，再继续进行手术。

（三）硬膜外出血和血肿形成

硬膜外腔内静脉丛丰富，穿刺或插管时难免损伤，少量出血都可自愈。若出血较多，则可形成血肿，常表现为腰背部剧痛，麻木区不断扩大。一旦硬膜外血肿的成立，则应在出现脊髓受压症状的 6 ～ 8h 内行椎板切开减压止血和清除血肿，以免发展为截瘫。

第五节　麻醉及苏醒期间的监测

胆道外科手术的麻醉，一方面要考虑到麻醉可能使肝脏疾患加重，另一方面也要考虑到肝脏疾患可使麻醉药及麻醉时的其他用药的代谢作用迟缓，以致引起麻醉后苏醒延迟或呼吸抑制的情况，因此，在选用麻醉方法和麻醉药适应证时，首先应掌握肝脏疾病及其功能的潜在能力，以及肝脏在药物解毒中的作用和药物对肝脏的影响。在整个麻醉过程中，应认真进行监测，确保麻醉成功，手术顺利，患者安全。

一、影响麻醉的因素

几乎所有的麻醉药都对肝脏有一定的影响，因为麻醉药的代谢，肝脏起着重要作用。除了肝硬化以外，还有很多因素可影响药物的代谢。如遗传因素、环境、经常饮酒对酶诱导的作用及同时应用两种以上药物时相互间的不良作用等。老年患者对麻醉的反应，主要取决于其身体、精神状况和对外界的反应等条件，而并不取决于其实际年龄。相反，年龄虽不高，但身体较差、精神不振的患者，则麻醉的反应往往较其他相同年龄患者为差。在术中如患者有缺氧、血压下降、低血压、尿少、高碳酸血症及使用血管收缩药等均可使内脏血管收缩，并使肝血流减少，对麻醉药的影响就必然更大。

肝脏疾病可引起一系列机体重大病理生理改变，在麻醉过程中有 3 项比较重要。

(1) 肝细胞功能低下，药物的生物转化功能减弱，白蛋白含量降低，合成凝血酶原复合物的诸因子均减少。

(2) 影响机体血流动力学，导致高动力状态，伴有心输出量增大，外周血流和血管运动调节的改变。

(3) 呼吸异常，导致低氧血症。门－肺分流、通气 / 血流比例失调，闭合气量增大，血红蛋白，氧亲和力降低等。

严重肝功能障碍的患者的手术都是属于抢救性质，不论肝功能障碍的原因是什么，其病死率可高达 78%。如已产生昏迷，则生存率仅为 17.6%。故在麻醉时应注意下列几个问题。

(1) 昏迷患者对中枢神经系统抑制药物特别敏感，要小心应用和减量。

(2) 吸入麻醉药较易回逆，但要注意患者对麻醉的耐受性差，心血管系统易遭受抑制，能用局麻更为安全。

(3) 反应迟钝或昏迷患者，特别是有胃肠道出血者有误吸的危险，应首先插入气管导管而后给予麻醉药。

(4) 大量失血及凝血障碍均使病情复杂化，宜行动脉、中心静脉压测定及尿量等监护，保证静脉通络，及时补充血容量，特别是注意新鲜血液的补充，保持水、电解质及酸碱平衡。

(5) 这类患者常有肾功能减退、肝肾综合征，用药时要注意药物对肝、肾的影响。

(6) 术后需要继续抢救，故气管导管不应过早拔去，并要继续给氧或机械呼吸。

(7) 要积极预防和治疗肝性脑病。

二、麻醉及苏醒期间监测的一般原则

尽管监测技术能够提供重要的生命信息，为患者病情的早期、全面评估和治疗提供了重要的支撑，但也面临着一些问题。首先，早期监测、获取准确监测信息、正确解读监测结果是治疗重症患者的前提和保证；其次，部分监测技术的有创性，可能会给患者带来一定的风险；再次，监测技术的发展，使其能够监测患者全面的生命信息，充分利用监测的医疗资源，实现监测技术的早期、合理应用和配置，避免医疗资源的浪费，是实现监测临床目标的前提，也有助于提高资源配置效率。

监测的实施应兼顾下列原则。

（一）充分了解检测技术的适应症和禁忌症

根据监测技术的适应证和禁忌证，通过采用适当的监测技术，对患者的严重程度进行必要的评估，为患者的加强治疗提供全面的指导和评价，同时最大限度地降低监测技术对患者的伤害。

（二）系统与重点监测相结合

对于患者，系统的生命监测，是全面评估疾病的严重性和指导治疗的重要条件，可避免遗漏重要信息。但全面系统的监测不但需要大量的医疗器械资源，也需要大量的医疗人力资源，而且需要花费较多的时间。因此，对于监测和治疗具有紧迫性的重症患者，首先对危及生命的重要系统或器官，进行重点监测，及时根据监测结果调整治疗方案，然后再对其他系统或器官进行系统的监测。既抓住重症患者危及生命的关键性问题，又体现监测手段主次分明、重点突出。

（三）根据疾病发展规律调整监测方案

患者病情变化迅速，监测方案应根据疾病的发生、发展和转归，选择相关的监测手段或技术；同时根据患者病情严重程度，调整监测的强度和密度，制订个体化的监测方案。

（四）合理应用无创和有创监测技术

无创监测技术由于操作简单，创伤小、并发症低而被广泛应用，但具有准确性和灵敏度不高等局限性，在患者监测中尤为突出。有创监测技术往往能够提供更准确和敏感的监测信息。因此，在全面评估患者疾病严重程度的前提下，选择对患者评估和治疗更有价值的监测技术就显得很必要。当患者病情改善后，应尽早将有创监测转变为无创监测，尽可能减少相关并发症。

（五）早起监测与筛查

患者或存在高危因素的患者，针对潜在的损害器官功能的高危因素，早期实施积极的监测和筛查，有助于早期发现病情变化的征兆，以便早期预防、早期治疗。

三、麻醉的监测技术

近年来，监测技术的进步，使重症患者的监测发生了根本的改变。由于设备和技术的限制，早期的床旁监测只能对患者的生命体征进行简单的、非连续的监测。近年来随着生物医学测量技术、电子传感技术、通信技术和计算机技术的飞速进步，床旁监测技术也得到迅猛发展，使监测技术发生了革命性的改变。

现代监测技术具有以下显著特点。

（一）监测的连续性

监测技术由过去的非连续的监测转变为连续性的监测，使重症监测对诊断和治疗的帮助和导向作用大大提高。

（二）监测范围覆盖全身各系统

重症监测已从过去单一的器官功能监测横向发展为全身各系统的综合性监测。目前已经在临床广泛开展的监测涉及呼吸、循环、肾脏、肝脏、胃肠道、神经系统、血液、代谢、营养、免疫、代谢和营养等诸多方面。

（三）系统的器官功能监测

器官功能监测内容从简单的基本生命体征指标监测纵向发展到全面的系统功能监测（如系统的血流动力学和呼吸功能监测），从全身、整体出发，对器官功能进行更深入和系统的评估。

（四）全面的生命信息监测

重症监测的内容逐渐从最初的器官水平功能监测，深入到组织水平：监测项目从单纯的生命体征监测扩展到营养与代谢、内环境（电解质与酸碱平衡）、电生理（神经和肌肉功能）等领域。逐步向生命信息的全方位监测发展，为疾病的评价和疗效的评估提供更为全面、准确的信息。

早期反映器官功能状态、组织灌注情况的监测指标和方法，可对患者的病情进行早期判断、早期干预。如胃黏膜 pH 的监测能够较特异的说明胃肠道的早期缺血缺氧性损害，是器官功能损害的早期预警指标。

（五）监测信息技术的系统化、网络化

信息技术的发展，使得生命监测指标的网络化、系统化管理逐渐成为现实，结合传统的临床信息系统，逐渐形成适合于患者的重症医学临床信息系统，为患者的严重程度评估、早期预警和临床干预决策指导，提供了有效的手段。

第五章　骨科手术麻醉

第一节　骨科患者病理生理特点

骨科手术可发生于任何年龄。先天性疾病多见于小儿，骨关节病和骨折多见于老年人，故应熟悉老年人和小儿麻醉特点做好术前准备。

骨科患者术前多有卧床病史，易引起肺部感染、血液流变学改变、心肺功能降低等并发症。也可因血液浓缩和血流缓慢导致下肢静脉及深静脉血栓形成，活动和输液时如栓子脱落可致肺栓塞。

脊柱侧凸畸形可致胸廓发育障碍，导致限制性肺功能障碍。全身类风湿性关节炎患者脊柱强直，头部后仰及下颌关节活动均受限，造成气管插管困难。

术前长期应用肾上腺皮质激素治疗的患者可导致肾上腺皮质功能减退，术中易出现休克、苏醒延迟或呼吸抑制等表现。术前接受抗凝治疗者，应注意凝血机制的改变。

第二节　骨科麻醉的特点

骨科麻醉管理与骨科手术特殊性密切相关，因此麻醉管理上应根据手术特点采取相应措施。

一、骨组织血运丰富

手术失血较多，尤其是骨面渗血或椎管内出血很难控制，应有充分估计和准备。

二、手术体位较复杂

骨科手术常用体位有仰卧位、侧卧位、俯卧位。若体位安置不当或不同体位麻醉管理方式不当都可能引起并发症，故应特别注意。

(1) 确保呼吸道通畅，防止气管导管扭折、脱出。在体位改变前后应常规检查导管位置。

(2) 当手术部位高于右心房时，都有发生空气栓塞的危险。

(3) 远端缺血或血栓形成：外周神经过伸或受压而引起术后神经麻痹；眼部软组织受

压引起的视网膜损伤。

三、止血带的应用

(1) 止血带对生理的影响：

1) 细胞缺氧和细胞内酸中毒。

2) 血管内皮细胞损伤而导致毛细血管壁通透性增加。

3) 松开时可出现一过性代谢性酸中毒、外周血管阻力降低及血容量相对不足，有可能发生循环功能失代偿。

4) 一过性呼气末 CO_2 增高。

(2) 使用止血带注意事项：上肢止血带应放在中、上 1/3 处，下肢应靠近腹股沟部。

1) 充气压力：上肢以高于动脉收缩压 6.67kPa(50mmHg) 为宜，下肢高于 13.3kPa (100mmHg) 为宜。

2) 充气持续时间：上肢一次不超过 1h，下肢不超过 1.5h。必要时可松开 10 ～ 15min 后再充气，以免发生神经并发症或肌球蛋白血症。

对心功能代偿不良者，抬高患肢和驱血均要慎重，静脉回流突然增加可能导致心力衰竭。在硬膜外麻醉或腰麻的患者，止血带压力过大，充气时间过长，肢体缺血引起止血带疼痛，表现冷汗、烦躁不安，即使用镇静药和镇痛药也难以控制。

3) 预防止血带并发症应尽量减少缚止血带的时间，以减少缺血区酸性代谢产物的产生和淤积。麻醉医师应记录止血带充气时间，并提前通知手术医师松止血带，在松止血带时要在麻醉单上记录。松止血带之前应补足血容量，血压偏低要及时纠正，必要时给予血管收缩药。

松止血带后如果出现止血带休克立即给以吸氧、升压药、输血、输液，如效果不佳，可考虑给予碱性药、激素、甘露醇等。有条件时应急查血钾，因为止血带以下的肢体缺血缺氧，以及酸性产物的淤积，改变了细胞膜对钾离子的通透性，钾从细胞内大量外释，如果患者术前已有血钾升高，止血带松解后可能更高。有高钾表现时立即给子钙剂、高渗糖、胰岛素等处理以降低血钾。

四、骨黏合剂反应

（一）病因

主要原因与骨黏合剂的液态或气态单体吸收有关，而单体具有扩张血管和直接心肌抑制作用。其次，当骨黏合剂填入骨髓腔后，可致髓腔内高压使气体、脂肪或骨髓颗粒进入循环而引起肺栓塞。

（二）临床表现

当骨黏合剂充填并将假体置入后 1 ～ 10min，患者发生血压明显降低，甚至心搏骤停。

（三）治疗

吸氧，补充血容量，必要时用血管活性药物。

五、脂肪栓塞

（一）病因

多发于脂肪含量丰富的长骨骨折和严重创伤性骨折。由于创伤后脂肪从骨髓释放，使血液中游离脂肪酸增加，发生脏器和组织的脂肪栓塞，主要累及肺和脑血管。低血容量休克也是栓子形成的诱发因素。

（二）临床表现

急性呼吸和中枢神经功能的障碍；突然呼吸困难、肺间质水肿及低氧血症；意识障碍，昏迷。

（三）治疗

关键是防治低氧血症和维持循环稳定。

六、深静脉血栓 (DVT) 和肺栓塞 (PE)

（一）病因

多发于下肢或骨盆骨折后长期卧床的患者，由于血流缓慢、静脉血淤滞以及感染累及小静脉均可引起血液高凝状态，促使静脉血栓形成，主要为下肢深静脉血栓脱落导致。

（二）临床表现

剧烈胸痛、咳嗽，有的咯血，血压突然降低，心率减慢，甚至心搏骤停；呼吸窘迫，低氧血症。

（三）治疗

对大面积肺栓塞的治疗是进行复苏、支持和纠正呼吸与循环衰竭。主要方法包括吸氧、镇痛，控制心力衰竭和心律失常，抗休克。血栓性肺栓塞，如无应用抗凝药的禁忌，可用肝素抗凝治疗，或给予链激酶、尿激酶进行溶栓治疗。空气栓塞时，应立即置患者于左侧卧头低位，使空气滞留于右心房内，防止气栓阻塞肺动脉，再通过心脏机械性活动而逐渐进入肺循环；也可经上肢或颈内静脉插入导管来吸引右心内空气。高压氧舱可促进气体尽快吸收并改善症状。

七、术中脊髓功能监测

（一）诱发电位

脊柱和脊髓手术时，为了解手术操作，如钳夹、分离和牵拉等可能发生的损伤而采用各种不同类型诱发电位监测。监测方法是将一电极放置在腓总或胫后神经干的周围，另一电极放置在颅顶部。刺激神经干的脉冲通过脊髓到达大脑皮质后显示出波形，如果波形幅度降低，周期延长，表示有脊髓损害。

（二）唤醒试验

在手术期间通过减浅麻醉，让患者在基本清醒状态下能按指令活动。其方法通常是先嘱患者双手握拳，再动双足，如活动良好，表示无脊髓损伤。

第三节　骨癌手术的麻醉

原发性骨骼与软组织肿瘤并不常见，而最为常见的大多是骨转移瘤。每年全美国恶性骨癌与软组织肿瘤的新发病例不到每百万人口的20例。由此估计，每年的新发骨癌与软组织肿瘤病例全国还不到6000例，而转移的骨癌病例则要比原发骨癌高两倍。原发性骨癌与软组织肿瘤多种多样，可发生于人体的任何部位，但原发性骨癌常常好发于下肢及骶骨，而转移性骨癌常好发于肋骨、骨盆、脊椎以及下肢的长骨干。一些已发生骨转移的肿瘤患者，常常因转移部位的疼痛或活动受限或病理性骨折而求助于骨科医师，经检查才发现原发肿瘤。

过去，人们认为患有骨癌的患者，实施手术意味着必然会截肢，从而给患者及家属带来巨大的心理恐惧，并给患者日后的生活和行动带来极大的不便。今天，随着辅助治疗方式如放疗、化疗以及骨科技术水平的提高，在切除骨癌的同时，更注重保留患者的肢体或骨盆的功能，如肢体骨癌切除、瘤细胞灭活再移植术和半骨盆肿瘤切除、肿瘤细胞灭活再移植术，或者在切除骨癌后，实施假体植入，这种假体可以是整块类似长骨干型的假体植入，也可以是简单的部分假体植入。大部分假体均采用金属合金假体，部分假体则采用骨水泥与金属杆的再塑体。从而大大改善了患者的肢体功能与生活质量，同时患者的存活率并没有因此而降低。对于软组织肿瘤，则根据肿瘤组织的恶性特点，采用局部或局部扩大切除，而对于脊椎的原发或转移瘤以及骶骨瘤，多采用瘤细胞刮除术，如果瘤细胞刮除损害了脊柱的稳定性，则还需实施椎体内固定术。

骨癌手术由过去简单的手术操作，向提高患者术后生活质量发展，在过去被视为手术禁区的部位开展高难度手术，以及手术所引起的巨大创伤与大量出血对患者生命造成的威胁，这些都给麻醉的实施与管理带来了很多的困难。麻醉医师在实施每一例骨癌手术前应有充分的准备并对术中可能出现的各种问题做出充分的估计和提出相应的处理措施。

骨癌患者，由于术前已存在的血液高凝状态，使得术中因大量输血而导致的凝血功能紊乱以及使其诊断与治疗复杂化。在骨癌手术中，70%以上的患者均需输血，部分手术如骶骨与半骨盆部位的骨癌手术，由于出血迅猛且止血困难，常常因大量出血导致严重的失血性休克，即使输血输液充分，顽固性低血压也在所难免，从而给麻醉医师在持久性低血压期间对全身脏器的保护提出了新的挑战。

针对骨癌手术的这一特点，应加强患者的术前准备和对术中易发生凝血功能障碍或DIC的高危患者的筛选以及术中采用适当深度的麻醉以降低巨大的外科创伤所引起的应激反应。使用控制性降压技术，特别是新型钙通道阻断药尼卡地平控制性降压用于骨癌手术，不但能减少术中的出血量，而且还具有全身脏器特别是心肾的保护作用以及抑制血小板聚集和血栓素(TXA2)分泌的特点，将其用于易发生失血性休克的骨癌患者有其特殊的适应证。

一、骨癌的病理生理特点及其全身影响

骨癌的患者因局部包块及疼痛，甚至发生病理性骨折才去求治。难以忍受的疼痛常常驱使患者使用大量的镇痛药，其中包括阿片类的镇痛药，这些镇痛药长期使用，患者可产生耐受性或成瘾性。外科手术治疗是解决患者病痛的有效措施。短期使用大量镇痛药，会导致患者的神志恍惚，正常的饮食习惯紊乱，摄水及摄食减少，导致身体的过度消耗及体液负平衡，部分患者在术前可有明显的发热现象，体温可超过39℃，常常给麻醉的实施带来许多困难，因此可增加麻醉药的毒性反应以及对循环系统的严重干扰。另外，长期服用阿片类的镇痛药，增加了患者对此类药物的耐受性，从而使实施手术时所使用的阿片类药物和其他麻醉药的用量增加，因此会造成患者在术毕时的拔管困难。不论是原发性的脊椎骨癌或转移瘤，均会造成患者的活动困难，一些患者甚至有神经系统的功能障碍，此类患者由于长期卧床，会导致全身血管张力的下降以及疼痛导致的长期摄水不足，在实施全麻或部位麻醉时，应注意由于严重的低血压可导致循环衰竭，以及由于原发肿瘤和并存的骨转移瘤所致的全身应激力下降，使术中循环紊乱(低血压、心律失常、止血带休克等)的发生率增加。

骨癌的全身转移，以肺部转移为多见，这种转移大多为周围性，初期对患者的肺功能及氧合功能不会造成多大影响。一旦发生肺转移，实施开胸手术切除转移的肺叶，可以改善患者的生活质量并提高患者的近期存活率。

最近的研究发现，肿瘤患者，特别是实体肿瘤如骨癌和白血病，患者血浆中的组织因子有明显升高，组织因子作为一种凝血系统的启动剂，它的表达将导致凝血酶的产生和纤维蛋白形成，从而导致血液的内稳态异常以及凝血系统紊乱，使得患者的凝血系统术前就处于高凝状态，以及外科创伤性治疗与大量出血，极易导致术中DIC的发生。

高钙血症多见于骨转移癌，其发生的机理并不是由于癌灶对骨质的破坏，而是由原

发癌所分泌的类甲状旁腺激素介质所介导的。伴有高钙血症的骨转移癌，多由乳癌所致，当疼痛性骨损害导致患者活动能力减低时，高钙血症可能发生较早或加重。如果患者应用阿片类强止痛药消除癌性疼痛，患者可因不能活动、呕吐或脱水等，进一步加重高钙血症。高钙血症的结果是骨质的吸收增加，使全身的骨质疏松，导致术中肿瘤切除后植入假体困难；而且由于在高钙血症下，受血液 pH 值的影响，钙离子极易在肾小管内沉积，导致潜在的肾功能损害，进而影响经肾代谢和排泄的麻醉药，易引起麻醉药的作用延迟。

二、骨癌手术麻醉的特殊问题

(一)骨癌手术的特点

(1) 创伤大、出血多、出血迅猛且失血性休克发生率高是骨癌手术的最大特点。创伤大，组织损伤严重是骨癌手术一大特点。由于骨癌的好发部位大多在富含肌肉、血管及神经的骨骼，切除癌瘤常常需剥离和切断骨骼部位的肌肉，导致大量的软组织和小血管的严重损伤；特别是需要实施骨癌切除、瘤细胞灭活再移植术，这种手术常常需将大块骨骼从肌肉、血管及神经组织中剥离出来，并将肿瘤组织从该骨骼上剔除，在特制的溶液中浸泡以灭活残余的肿瘤细胞，然后再将骨骼植入原来部位。因此这种损伤不但造成大量肌肉和小血管的撕裂，而且耗时长，使得机体在长时间内处于过高的应激状态下，导致凝血系统、神经内分泌系统和循环系统的严重失调，进而引发一系列的术中及术后并发症。

(2) 出血量大、迅猛且失血性休克发生率高是骨癌手术的又一特点。据北京医科大学人民医院麻醉科近两年对 100 余例骨癌以及软组织肿瘤手术的不完全统计，术中输血率高达 70%以上。出血量多的骨癌手术依次为，骶骨癌刮除术，半骨盆肿瘤切除，脊椎肿瘤刮除术以及股骨、肱骨部位的骨癌切除等。这些手术的出血量一般均在 2000mL 以上，特别是骶骨癌刮除术，出血量可高达 4000mL 以上，最多的可高达 10000mL 以上，而且这种手术的出血迅猛，在肿瘤刮除时，常在短短的 5min 内，出血量可高达 2000 ~ 4000mL，造成严重的低血压，大部分患者的平均动脉压可降至 4.0kPa(30mmHg)，如果不及时、快速大量输血和补充体液，由于较长时间的低血压，导致全身脏器低灌注，进而造成脏器功能损害甚至衰竭。

(二)凝血功能障碍与 DIC 的发生

骨癌手术中易出现凝血功能障碍和 DIC 的发生，造成严重的大范围的组织细胞缺血、缺氧性损害。因此，DIC 不仅是术中的严重并发症，而且是多系统器官功能衰竭的重要发病环节。这是麻醉医师在围术期要非常重视的一个问题。

(1) 癌瘤所致的凝血功能障碍：许多肿瘤包括骨癌，由于细胞内含有大量类似组织凝血活酶物质，当受到术前化疗药物、放射治疗或手术治疗的影响时，细胞常被破坏而致此类物质释放入血循环，引起体内凝血系统激活。此外，恶性肿瘤晚期可并有各种感染，而感染本身又可通过许多途径促发 DIC。肿瘤侵犯血管系统引起内皮损伤，激活内源性凝血系统等，都可以使患者处于高凝状态。通过术前的血凝分析，可筛选出此类患者。

(2) 手术创伤所致的凝血功能异常：由于骨癌手术本身对大量的肌肉及血管系统造成的严重创伤，导致广泛血管内皮损伤。使大量组织凝血活酶由损伤的细胞内质网释放入血循环并导致外源性凝血系统激活。手术损伤对血管完整性的破坏，使基底膜的胶原纤维暴露，激活内源性凝血系统，同时损伤的内皮细胞也可释放组织凝血活酶而引起外源性凝血系统的反应。

手术及创伤时，机体出现反应性血小板增多和多种凝血因子含量增加，血液呈暂时性高凝状态，在手术后 1 ～ 3 天尤为明显。最近 Boisdair 等的研究表明，外科手术可使血液的凝血酶原片段 (F_{1+2}) 和凝血因子Ⅸ激活肽的水平明显增加。因此认为，手术创伤可能也是血液处于高凝状态的原因之一，手术创伤越大，其所引起的血液内稳态失衡越严重。

如何减轻外科创伤所导致的血液高凝状态和凝血因子的消耗，保持手术期间血液内稳态稳定是麻醉医师所要解决的问题之一。

(3) 大量失血、输血所造成的凝血功能异常：最近的研究表明，在癌瘤患者，外科手术创伤所致的大量失血是严重的血凝与抗凝系统紊乱并导致恶性凝血病性出血的主要因素。凝血病性出血最常见于急性大量失血的患者，临床表现为急性 DIC 早期的消耗性凝血病，有大量凝血因子消耗造成的凝血障碍，或者手术创伤后大量输入晶体液和库血所引起的血液稀释性凝血病，凝血因子浓度降低。急性大量失血严重损害了维持血液凝血系统的血小板成分，使血小板数目减少，凝聚力降低，这些因素均可促进广泛而严重出血倾向的发生。

由于骨癌手术出血迅猛所造成的血小板及凝血因子的丢失以及急性大量失血时组织间液向血管内转移以补充血容量的丢失与大量输血补液后造成的凝血因子的稀释作用 (输血量超过 4000mL 以上)，使得临床上持续时间甚短的 DIC 的高凝血期之后，DIC 进入消耗性低凝血期或继发性纤溶亢进期，临床上出现广泛而严重的渗血或出血不止。骶骨癌患者发生 DIC 的临床表现只是到手术后期或近结束时，才发现手术部位广泛渗血和引流袋内血量的迅速增加及出血不止，此时查血凝分析，证实已发生了 DIC。这种患者出血量可高达 15000mL，连同术后出血，输血量可超过 20000mL。所以骨癌患者一旦出现 DIC，则病情极其凶险，应引起麻醉医师的高度警惕，要及时做出诊断和处理。

(三) 术前放疗、化疗对机体的影响

术前予用骨癌的化疗药物包括阿霉素、长春新碱、环磷酰胺及氨甲蝶呤等，这些药

物会对骨髓、心肺、肝、肾功能造成不同程度的毒性损害，使心肺储备能力低下，肝肾功能欠佳。由于术前使用化疗药常常对麻醉药的代谢造成影响，而导致麻醉药的使用超量以及麻醉药作用延迟的机会增加。

阿霉素在使用早期即可出现各种心律失常，积累量大时可致心肌损害，产生严重的心肌病变，导致充血性心力衰竭，它所引起的急性心脏毒性的主要表现为ECG急性改变，如非特异性ST-T改变、QRS低电压、房性或室性期前收缩，发生率超过30%，与剂量相关，大多数为暂时性、可逆性；也可引起亚急性心脏毒性，表现为心肌炎和心包炎，多于用药后数天或数周后发生。慢性心脏毒性的表现为渐近性心肌细胞损伤、心肌病变，最终可发展为充血性心力衰竭，给麻醉的实施与管理带来很大困难。而长春新碱主要引起骨髓抑制、白细胞及血小板减少，另外该药还具有中枢和外周神经系统毒性作用，最早的征象是外周感觉异常，继而发展为肌无力和(或)四肢麻痹。术前化疗后出现心脑毒性的患者，吸入麻醉药可能对心肌收缩力的抑制更加严重，术中应注意患者心功能的保护，选用对心功能抑制轻的麻醉药，并合理选用肌松药。

环磷酰胺经过肝脏转化后才具有抗癌活性，较长时间用药后对肝脏会产生一定影响。因此术前使用此类药物的患者，可能对麻醉药或镇静镇痛药特别敏感，麻醉过程中即使应用常规剂量也可能发生严重反应，所以术前用药及术中用药要减量，以确保患者的安全。另外，它可引起慢性肺炎伴进行性肺纤维性变，应充分估计呼吸功能减损的程度。

许多抗癌药化疗后会导致患者的血清胆碱酯酶的活性减低，骨癌患者也不例外。因此对术前使用化疗的患者，麻醉中慎用去极化肌松药。由于环磷酰胺和氨甲蝶呤经肾排泄。有引起肾毒性的可能，所以非去极化肌松药最好选择不经肾脏排泄的药物，即使选择，其用量也需减量，以防止其作用延迟影响术毕拔管。

几乎所有的化疗药物都具有骨髓抑制作用，因此可加重癌瘤患者原已存在的血液不良情况。化疗后，血小板减少出现较早，于用药后6～7天即可发生；白细胞减少的出现则更早，可于用药后4～6h发生。其常见的血液学障碍包括：DIC、纤维蛋白溶解及血小板功能障碍。DIC出现于癌肿晚期，特别易见于肝转移患者，血小板功能障碍可因化疗药物引起，但也可能是骨髓癌肿伴发的原发性改变，大多数出血是化疗药物引起骨髓消融导致血小板减少的继发结果。

术前化疗药的消化道反应常常造成患者食欲下降与腹泻，导致患者的抵抗力下降和水电平衡紊乱，在术前应给以足够的重视并应及时纠治。

放疗可使血小板生成减少，特别是有活力的骨髓包括在照射野之内时。另外，术前放疗虽然使肿瘤的体积缩小和瘤细胞的活性减弱，但是照射时放射性损伤造成照射野内组织的纤维性粘连、毛细血管增生和脆性增加，将会增加手术的出血量以及止血困难，还会造成术后伤口的愈合延迟。麻醉医师术前应了解放疗的部位、照射野的大小以及照射量。

胸椎部位原发性或转移性骨癌，常常会因术前胸部的放射治疗导致急性放射性肺损伤(80%)，这种肺损伤尽管较少出现症状，但却会使肺的储备功能下降，肺间质血管内皮细胞的通透性改变，术中易发生低氧血症、肺水增多以及术后的肺感染率上升。麻醉医师应注意对此类患者呼吸的监测，同时应给予抗生素预防肺部及伤口感染。

总之，术前接受化疗或放疗的骨癌患者，面临化疗药物的代谢毒性和细胞破坏，器官结构及其功能可能已受变性损害。麻醉医师必须注意化疗药物与麻醉药之间的相互不良影响，围术期尽量避免重要器官的再损害和生命器官的保护。

(四)大量输血与体液补充

手术期间急性大量失血是骨癌手术的特点之一。术中急性大量失血后必然有细胞外液(ECF)的转移和丢失，此时机体有一个代偿过程，中等量失血时ECF能以每10min 500mL的速度转移到血管内以补充有效的循环容量而不产生休克症状。此外骨癌手术的严重、大面积的组织损伤使大量的功能性ECF转移到“第三间隙”，成为非功能性ECF。由于ECF是毛细血管和细胞间运送氧气和养料的媒介，是维持细胞功能的保证，所以在大量输血的同时必须大量补充ECF的转移和第三间隙体液的丢失，尤其长时间、严重低血容量时应大量补充功能性细胞外液，是保证细胞功能的重要措施。因此，在急性大量失血时，则需输入平衡液和浓缩红细胞，或输入平衡液和胶体液与浓缩红细胞。在失血性休克或术中大出血时，输入平衡液与失血量的比例为3:1。血容量丢失更多时，还需适当增加液量。

(五)骨黏合剂(骨水泥)

1. 骨黏合剂的不良反应

由于骨黏合剂植入骨髓腔后，髓腔内压急剧升高，可使髓腔内容包括脂肪颗粒、骨髓颗粒和气体挤入静脉而到达肺循环，可导致肺栓塞；骨水泥经静脉吸收人血后会引起血管扩张和心肌抑制，导致低血压和心律失常。若肺栓塞和骨水泥造成心血管严重反应，轻者可导致肺内分流增加，心排血量减少和严重低血压以及低氧血症，重者可致心搏骤停，须提高警惕，采取预防措施。

2. 骨黏合剂与抗生素的联合使用

过去一直认为抗生素与肌松药具有协同作用，可引起肌松作用延迟，影响患者术毕拔管。现骨科医师在实施假体植入时，通常在骨水泥中添加庆大霉素粉剂，以预防假体植入后髓腔感染和导致假体的松动。临床观察到这些患者虽然加用庆大霉素粉剂，而未发现有肌松药的作用延迟现象。其原因可能与加入骨水泥中的抗生素与骨质的接触面积较小，吸收人血的剂量很少，使得与肌松药的协同作用不甚明显，所以将庆大霉素粉剂加入骨黏合剂中是否安全，仍需进一步观察。

三、骨癌手术的麻醉

（一）麻醉前准备与麻醉前用药

1. 麻醉前准备

骨癌患者术前疼痛并由此导致的体液和电解质紊乱以及术前发热是部分患者的常见表现。此类患者，住院后应给予足够的镇痛药，必要时经静脉通路补液、输血，改善患者的全身状况。

估计术中出血量大的患者，术前需准备足够量的库血，一般骶骨瘤刮除术需准备5000 ～ 10000mL 血，半骨盆切除需准备 3000 ～ 5000mL 血，股骨和肱骨骨癌切除并实施假体植入的手术需准备 2000 ～ 4000mL 血。椎体肿瘤切除需准备 2000 ～ 3000mL 血。输血量超过 3000 ～ 4000mL 的还应准备血小板、新鲜冷冻血浆 (FFP)、纤维蛋白原以及凝血酶原复合物，以防凝血功能障碍，出现 DIC。

除常规的实验室检查外，血凝分析是骨癌患者的特殊检查，通过此项检查可筛选部分处于高凝血状态且有可能术中发生 DIC 的高危患者，以便为麻醉管理提供指导。

术前接受化疗和放疗的患者，应特别重视了解化疗或放疗是否已经引起生命器官毒性改变及改变程度，以便对器官采取保护性措施。对此类患者需行血常规和生化检查。如果发现血小板计数少于 10×10^9/L，对术中出血量大的骨癌手术，术前需准备血小板；血色素低于 8g/dL 的患者，术前需输入库血，使血色素至少达到 10g/dL 或以上；若生化检查发现多项肝功能异常，应考虑化疗药对肝功能已造成损害，此类患者麻醉时，应尽量选择不经肝代谢的麻醉药，若使用应减少剂量。

至少开放两条或三条粗大周围静脉和中心静脉通路，以保证术中急性大量失血时快速加压输血和大量补液，维持有效循环血容量和血流动力学的稳定。三条开放静脉分别用于输血、输液和静脉给药，因为输血通路不能往血中加入任何药物和液体，以防溶血和产生不良反应。准备加压输血器和血液加温装置，以便快速加压输血和血液加温。

骨癌麻醉前，除准备常规的麻醉器械、监护仪器，还应准备微量泵、以持续输注药物。对出血量巨大、高龄以及全身应激性低下有可能发生心搏骤停的患者，还应做好心肺复苏的准备。

2. 麻醉前用药

成人术前用药与其他全麻患者无异，但应注意患骨转移癌的患者，机体对术前用药的耐受性降低，因而术前用药应适当减量或只给东莨菪碱。因癌性疼痛不能平卧但应激力低下的患者，除给予东莨菪碱外，可肌内注射赖氨比林 0.9 ～ 1.8g，以减轻患者麻醉前的痛苦。

部分患者特别是儿童，术前常常会体温升高，这可能与骨癌坏死、液化、瘤细胞释放毒性物质有关以及患者心理性伤害导致下丘脑温度调节功能紊乱所致。对此类患者，术前可不用阿托品，只给东莨菪碱或给予解热镇痛药赖氨比林，一次肌内注射 10 ～ 25mg/kg，成人 0.9 ～ 1.8g 肌内注射或静脉注射，以缓解癌性发热和疼痛。

(二)麻醉选择

1. 肢体手术的麻醉选择

上肢骨癌手术，如果瘤体较小，臂丛阻滞是比较理想的麻醉方式。如果肿瘤体积较大或者肿瘤位于肩部且可能与深层组织粘连，选择全麻为宜。对于实施肿瘤切除、瘤细胞灭活再移植术以及需要行假体植入的手术，应选择全麻。

实施部位麻醉，会减少术野的血液丢失。Modig 和 Karlstrom 测定不同麻醉方法对血液丢失的影响，发现硬膜外麻醉组的血液丢失量较机械通气组少 38%。有学者将这种血液丢失量的减少归结于较低的动脉压、较低的中心静脉压和外周静脉压，因此使用硬膜外麻醉可减少患者的出血量，硬膜外麻醉对机体的生理干扰小，麻醉费用低，所以对手术范围不大、手术时间较短、出血量少的下肢骨癌手术，硬膜外麻醉是较佳的选择。

对于创伤大、耗时长而且出血量大或者需植入假体的下肢骨癌手术，考虑到止血带与骨黏合剂的并发症以及截肢或假体植入对患者造成的心理刨伤和对患者循环和呼吸的管理，全麻应是较合理的选择，从麻醉方式与假体植入后的稳定性和术后深静脉血栓的发生率以及失血量的关系看，选择部位阻滞(硬膜外麻醉或脊麻)有其优点，而且与全麻相比，硬膜外麻醉在减轻机体的分解代谢和抑制机体应激反应方面，均优于全麻。基于这方面的考虑，采用全麻结合控制性降压或全麻复合硬膜外阻滞较为合理。

2. 脊柱与骨盆骨癌手术的麻醉选择

骨盆和肩胛骨部位的骨癌手术，手术范围大，组织损伤严重，出血量和输血量都很多，为了便于循环管理和减少出血量，选择全麻加控制性降压是比较理想的麻醉方法；肩胛部位的骨癌手术，如果肿瘤侵犯胸壁，甚至侵入胸腔，此时为减轻开胸对呼吸和循环的生理影响，应加强呼吸、循环的监测与管理。

脊柱部位的骨癌包括椎体与骶骨的手术均应选择全麻并实行控制性降压。胸椎手术有可能损伤胸膜，造成气胸，应及时发现并做好呼吸管理。骶骨癌是出血最多的手术，应采用全身麻醉，可行一侧髂内动脉阻断和控制性降压，以减少术中出血。

(三)麻醉的实施、术中管理与监测

1. 麻醉的实施

(1) 硬膜外麻醉：下肢骨癌手术采用硬膜外麻醉及其管理和一般手术基本是一致的。但在实施时应注意以下问题：其一，硬膜外穿刺间隙的选择应考虑是否使用止血带，如使用止血带，麻醉阻滞范围应包括到 T_{10} ～ S_5，否则如穿刺间隙过低、麻醉平面若低于

T_{10} 或不到 S_5，会使止血带疼痛的发生率增加，导致患者术中不配合而影响手术的完成。对上止血带的患者，一般选择 $L_{1\sim2}$ 或 $L_{2\sim3}$ 间隙，向上置管。其二，在松止血带后，有发生低血压的可能，对心肺功能正常的患者，这种低血压多为一过性，只需在松止血带前补足液体即可避免，但对高龄、恶病质以及心功能异常的患者，松止血带有导致严重低血压甚至发生止血带休克的可能，对此类患者，术前应准备好抢救药品，同时准备麻醉机和气管插管盘，并保证其处于可用状态。

硬膜外麻醉常选用的局麻药为 2% 盐酸利多卡因或碳酸利多卡因，后者起效快、作用强，可以选用，但应注意剂量。局麻药首次用量应根据患者的年龄、体质以及所要达到的麻醉平面而定，一般成人 15mL 左右。以后每次给药，给首次剂量的一半即可，或根据患者对药物的反应作适当调整，既维持一定的麻醉平面与效果，又使血流动力学稳定。

(2) 全身麻醉：

1) 麻醉诱导：骨癌患者的麻醉诱导与一般类型手术的麻醉诱导方法没有多少差异。但对于原发或转移的脊柱肿瘤和由于肢体的病理性骨折卧床较久，和由于肿瘤本身引起的剧烈疼痛使患者的交感神经系统处于亢进状态同时存在液体摄入不足的患者，前者由于卧床使患者全身血管的交感神经张力下降，后者则存在血管内容量的相对不足，这些患者在麻醉诱导时一定需选用对循环影响较轻的静脉麻醉药，如咪唑安定 (0.15 ～ 0.35mg/kg)、依托咪酯 (0.15 ～ 0.3mg/kg) 等，应坚持小量、分次、缓慢给药的原则，麻醉诱导时还要密切观察患者对药物的反应，否则会导致意外发生。阿片类镇痛药可能需要量较大，因为这类患者术前已使用过大量镇痛药，可能对此类药物已产生了耐受性，但考虑到术后的拔管问题，诱导时芬太尼用量为 2 ～ 5pg/kg；肌松药最好选用非去极化类肌松药维库溴铵或派库溴铵 (阿端)。

部分患者可由于癌性剧痛不能平卧，会给麻醉诱导带来一些麻烦，对此类患者，可先给镇静药，待其入睡后，可将患者放平，再给肌松药和镇痛药。

2) 麻醉维持：骨癌手术采用静吸复合麻醉是最佳选择，这种方法的益处在于减少单纯使用某一种麻醉药的剂量，同时减轻对心血管功能的抑制。因为大部分骨癌手术患者的应激力均较低，而且术中出血量也较大，单纯使用吸入麻醉维持或单纯静脉麻醉药维持，都会在产生有效的麻醉作用时对患者的循环功能造成明显抑制，不利于对患者循环功能的维护以及大量失血后低血压的防治。但对体质状况较好的患者，也可使用单纯吸入麻醉维持。吸入麻醉药对循环功能抑制的轻重依次为地氟醚、七氟醚、异氟醚、安氟醚，静脉麻醉药依次为依托咪酯、咪唑安定、异丙酚等。为不影响术毕清醒与拔管，麻醉性镇痛药的用量应减少，如果患者术后要回 ICU，则麻醉性镇痛药的用量可增加，以保持麻醉的平稳。具体做法是经微量泵输注或间断多次推注静脉麻醉药，同时给予吸入麻醉药，并根据手术刺激的强度以及术中的出血情况调整麻醉药的用量。

考虑到巨大的手术创伤及大量输血引起的输血性免疫抑制，在切皮前给予抗生素可预防患者术中术后感染；是否给予地塞米松(氟美松)，需根据手术创伤的大小及术中的输血量来决定，术中出血量大的骨癌手术，可预先给予氟美松 10 ～ 20mg，以预防输血引起的变态反应及由此导致的输血后低血压。

麻醉医师与骨科医师术中的密切配合是保证患者生命安全的重要措施，特别是出血量迅猛的骨癌手术，外科医师在切除或刮除肿瘤以前，必需告知麻醉医师，以便提前做好取血、输血的准备，同时加强对循环指标的监测。在刮除肿瘤过程中，如果循环指标变化剧烈，麻醉医师应及时告知外科医师，或暂停手术操作并压迫止血，或阻断血管，待循环稳定后再继续手术。

2. 术中患者的管理

(1) 减少术中出血：控制性降压：目前控制性降压是在全身麻醉状态下，并用血管扩张药达到控制性降低血压的方法。控制性降压确实可以减少手术失血量，有人认为减少约 50%，而且比术中血液稀释更为有效。硝酸酯类药物如硝普钠和硝酸甘油是目前最常用的降压药物，最近研究证明，这类药物在体内通过与半胱氨酸发生非酶促反应而生成的一氧化氮 (NO) 来发挥其扩张血管的作用。钙通道阻断药，特别是第二代二羟吡啶类钙通道阻断药如尼卡地平，对外周阻力血管具有高度亲和力(与异搏定相比，其对外周阻力血管与心肌作用的效能比为 11.1，而异搏定仅为 0.1)，而且对心脏无变时性与变力性作用，停药后无血压反跳。因而近几年被用于急重症高血压的控制与控制性降压。钙通道阻断药不但具有降压的特性，而且还具有脏器的保护作用，特别是对心肾的保护作用，用于有发生失血性休克可能以及术前有心肾功能障碍的患者，尤具有适应证。有学者将钙通道阻断药尼卡地平用于 40 余例的骨癌手术，发现其降压迅速，可控性强，停药后没有血压的反跳现象；在部分患者，尽管遭受急性大量失血所致的严重低血压而引起全身脏器的低血流灌注，但术后这些患者均恢复良好，无脏器并发症。尼卡地平控制性降压的具体方法是，手术开始后，经中心静脉通路连续泵入，初始输注速率为 4 ～ 10μg/(kg·min)，当平均动脉压降至 8.0kPa(60mmHg) 时，将输注速率降至 1 ～ 2μg/(kg·min)，或停用尼卡地平，以利于输血后血压恢复和重要脏器的保护。

应当强调，控制性降压时平均动脉压不应低于 7.33kPa(55mmHg)，高血压患者的降压幅度(收缩压)不应超过降压前的 30%。同时应根据心电图、心率、脉压、中心静脉压、动脉压、失血量、尿量等监测做全面评估，来调节降压幅度。在满足手术要求的前提下尽可能维持较高水平的血压，不可一味追求低血压，而使血压失去控制，并注意防止降压速度过快，以便使机体有一个调整适应过程。降压过程中若发现心电图有心肌缺血性改变，应立即停止降压，并使血压提升，以保证患者安全。适当的麻醉深度和维持足够的血容量是保证控制性降压可控性及平稳的前提。

(2) 血液稀释法：血液稀释法包括手术前血液稀释 (等量血液稀释) 与血液稀释性扩容。等量血液稀释是指，在麻醉诱导完成后，经动脉或静脉系统放血，同时按一定比例输入晶体液和 (或) 胶体液，其目的是降低 Hct 而不是血管内容量。待术中大出血控制后再将所采血液输还给患者。对术前心肺功能正常的患者，放血量可按 10 ～ 15mL/kg 或者以红细胞压积不低于 30% 为标准，采血量也可参照以下公式：

$$采血量 = BVX(Hi - He)/Hdv$$

式中，BV ＝患者血容量，Hi ＝患者原来的 Hct，He ＝要求达到的 Hct，Hdv ＝ Hi 和 He 的平均值。放血的速度以 5min 内不超过 200mL 为宜。在放血的同时，若输入晶体液，可按 3:1 的比例输入。若输入胶体液，可按 1:1 的比例输入；或输入晶体液和胶体液，其比例为 2:1，其效果可能更好。晶体液以平衡液为最佳选择，其电解质成分近似于血浆，输注后既可补充血容量，又可补充功能性细胞外液。胶体液宜选择新一代明胶溶液琥珀明胶，商品名血定安和尿联明胶，也称海脉素，商品名血代，二者是较理想的胶体溶液，已广泛应用于临床。琥珀明胶输注后，血胶体渗透压峰值可达 4.6kPa(34.5mmHg)，血管内消除半衰期为 4h，主要经肾小球滤过排出，输入后 24h 大部分从尿中排出。琥珀明胶无剂量限制，对交叉配血、凝血机制和肾功能均无不良影响。大剂量 (24h 输 10 ～ 15L) 输入也不影响手术止血功能。尿联明胶扩容性能与琥珀明胶相似，惟其含钙离子、钾离子较高，应用时需加以注意。

血液稀释性扩容是指，在麻醉诱导后，经静脉系统输入一定量的晶体液与胶体液 (1:1)，使中心静脉压 (CVP) 达到正常值的高限 (10 ～ 12cmH_2O)，提高全身血管内与细胞外液的容量，并可通过稀释血液，HCT 以不低于 0.3 为限，以减少失血时血液有形成分的丢失，从而增强机体在大量失血时抵御失血性休克的能力。在临床上使用这种方法，既减少了等量血液稀释法带来的许多麻烦，同时又简便易行。据北京医科大学人民医院麻醉科在有大量出血可能的骨癌手术患者使用此法，获得了有益的效果。

(3) 外科减少出血的方法：

1) 充分止血：减少外科出血的有效方法是充分止血。但在出血量大且迅猛的骨癌手术，由于一部分患者的出血是来自于撕裂的肌肉小血管的渗血，另一部分患者的出血则是来自于肿瘤刮除时静脉丛的出血，因而给实施有效止血带来了很大困难。所以在实施出血量大的骨癌手术时，加快肿瘤切除或刮除的速度以及有效的压迫止血是减少骨癌手术时出血的最有效措施。对骶骨癌以及骨盆肿瘤的手术，切除或刮除肿瘤前，经盆腔内暂时阻断一侧的髂内动脉，也是降低术野出血的有效方法。

2) 维持血流动力学稳定，防治失血性休克：术中应根据外科手术创伤的大小、部位以及出血量的多少对输血、输液的类型作出合理的选择，以保持血流动力学的稳定。对失血量≤ 20%，Hct ＞ 35% 的患者，只需输入平衡液即可，对失血量≤ 20%，HCT

< 35％的患者，可在输入平衡液的同时，输入胶体液；对失血量超过 30％ (1500mL ～ 2500mL) 的患者，在输入平衡液与胶体液的同时，需输入浓缩红细胞与全血，平衡液与失血量的比例可按 3:1 给予，输血后的最终目标至少应保持 HCT 在 30％，Hb 在 8g/dL 以上，以保证全身组织有充分的氧供以及细胞功能的正常，为全身血流动力学的稳定提供保证。

另外，手术创伤导致大量功能性细胞外液进入新形成的急性分隔性水肿间隙，又称“第三间隙”，功能性细胞外液转为非功能性细胞外液，这部分细胞外液被封存起来，形成新的水肿区，因此围术期必须考虑“第三间隙”体液丢失的补充。补充“第三间隙”丢失的体液宜用近似血浆电解质成分的平衡液，以保证机体内环境的稳定。严重手术、创伤的“第三间隙”体液丢失的补液量为 8mL/(kg·h) 或更多。

急性大量出血的骨癌手术，术中失血性休克在所难免，防治失血性休克是围术期的一项重要任务。治疗失血性休克的措施，一方面要快速加压输血、大量补液，另一方面要求骨科医师及时有效地止血。因为骨癌手术的台上止血只能是用纱垫或纱布压迫出血部位，常常给有效止血带来一定困难。如骶骨癌刮除术在几分钟之内出血量可达 2000mL 以上，使血压和 CVP 急剧下降，即使快速输血、输液也不能在短时间内输入这么多的容量，此时即使肿瘤仍未完全刮除，常常需让外科医师行局部压迫，暂停手术操作，待平均动脉压回升至 8.0kPa 以上时再行刮除。由于出血量大，除大量的血纱布和血纱垫以及手术部位手术单以外，地上以及手术者的身上均是患者的血液，给对失血量的准确估计带来困难，往往估计的失血量均低于实际的出血量，因而在大量输血的过程中，应多次检测设备动脉血气、HB、HCT，以指导输血补液，使血色素不低于 8g/dL 和 HCT 不低于 30％为宜。

为了保证输血的有效及快速，除了麻醉前建立粗大静脉通路 (三路外周静脉) 以外，在大量出血前，应用加压输血器 (进口) 是行之有效的方法，因为此装置可将 200mL 的血液在不到 1min 的时间内输入患者体内。在输血的同时，也必须输入晶体液及胶体液，以迅速补充丢失的血容量和细胞外液，以保持内环境的稳定和恢复血容量，提高血压，满足全身脏器的灌注。

当骨癌手术急性大量失血时，在快速大量输血和补液治疗过程中，要注意心脏功能评估，才能维持血流动力学的稳定。此时大部分患者 CVP 已恢复正常，而血压仍然较低，在此情况下，需考虑到心肌功能障碍的问题，其原因如下：

酸碱平衡失调：ACD 血库存 10 ～ 14 天，pH 可下降至 6.77，主要由于葡萄糖分解和红细胞代谢产生乳酸和丙酮酸所致，当大量快速输库血给严重低血压患者时，必将加重代谢性酸中毒。pH 值的降低直接影响心肌有效收缩，所以当大量输血或存在长时间低血压、枸橼酸和乳酸代谢降低时，可用碱性药物来纠正酸中毒，并依血气分析调整剂量，以改善心肌功能。

高血钾症：骨癌手术急性大量失血定会导致失血性休克，休克可引起肾上腺皮质功能亢进，肝糖原分解增加，使钾离子从肝内释出，可使血钾增高。而库血保存 7 天后，血钾为 12mmol/L，21 天可达 35mmol/L，因此大量输入库血后，会引起高血钾的危险。高血钾可加重低血钙对心肌的抑制，引起心律紊乱，甚至心跳停搏。此时要密切监测血气、血电解质及 ECG 的变化。应适当补充钙剂，以恢复血钾钙的正常比例。或给予胰岛素，葡萄糖溶液治疗。近来研究观察到大量输血后有 12%的患者出现低血钾，这是因为机体对钾代谢能力很强，库血输入后血钾可迅速返回红细胞内，如患者有代谢性或呼吸性碱中毒，更可促进血清钾的下降，而出现低血钾。

枸橼酸中毒：枸橼酸中毒并不是枸橼酸本身引起的中毒，而是枸橼酸与血清游离钙结合，使血钙浓度下降，出现低血钙症体征：心肌乏力、低血压、脉压变窄、左室舒张末压及 CVP 升高，甚而心脏停跳。ECG 出现 Q-T 间期延长。正常机体对枸橼酸的代谢能力很强，枸橼酸入血后迅速被肝脏和肌肉代谢，少量分布至细胞外液，还有 20%从尿排出，不会出现枸橼酸在体内的蓄积，同时机体还能有效地动员体内储存的钙以补充血钙的不足。大量输 ACD 血通常并不引起低钙血症的发生。但当大量输血后出现心肌抑制、低血压或 ECG 有低血钙表现时才给予补钙；骨癌急性大量失血需以 100mL/min 的速度快速输血时，应同时补钙剂为妥，以维护心功能的稳定。

低体温：大量输入冷藏库血可引起体温的下降。体温低于 30%时，容易造成心功能紊乱，可出现血压下降或心室纤颤、心动过缓甚至心跳停止。低温还使氧解离曲线左移，促进低血钙症和酸中毒，并对钾离子敏感性增加，易引起心律失常。因此大量输血时应通过输血管道加温的方法使输入血加温，避免上述并发症的发生。

3. 术中维护凝血功能和 DIC 的防治

(1) 术中凝血功能异常的预测与预防：骨癌患者，术前应把血凝分析作为常规检查项目，包括凝血酶原时间 (PT) 及其活动度 (AT)、部分凝血酶原时间 (APTT)，纤维蛋白原 (FIB)、纤维蛋白 (原) 降解产物 (FDP)，D- 二聚体 (D-dimer)、以及血小板计数 (BPC) 等。通过这些检查来筛选术前已有凝血功能异常的患者或诊断术中 DIC 的发生。对术前已有凝血功能障碍或术中可能发生 DIC 的高危患者，术前应充分准备血小板、新鲜冷冻血浆 (FFP) 以及凝血酶原复合物和纤维蛋白原及凝血因子等。术中应维持适当的麻醉深度，以避免增加纤溶活性，同时应避免缺氧、酸中毒使微循环淤血而增加创面渗血。术中大量输入库血时，应输一定比例的新鲜血，输入库血要加温，为防止枸橼酸中毒致低血钙症，应补钙剂，或输注大量的晶体液或胶体液会导致血液过度稀释而引起的稀释性凝血病，此时，要补充浓缩红细胞和凝血因子，以维持血液的携氧能力和凝血功能，减少创面的广泛渗血和减轻组织缺氧。此外，应用具有降压作用同时对血小板聚集和血栓形成具有抑制作用的钙通道阻断剂尼卡地平，以保护血液的凝血功能。及时纠正低血压和防治失血性休克。

(2) 术中凝血功能异常或DIC的诊断与治疗：由于骨癌手术的出血量大，又大量输血、输液，导致严重的凝血因子和血小板的稀释，造成渗血增加，给凝血异常和DIC的临床诊断带来一定的困难。然而术中手术部位渗血不止，血不凝，注射部位或穿刺部位的持续渗血，首先应考虑DIC的可能；随之行血凝分析检查，若血小板计数低于100×10^9/L或进行性下降，PT(正常13s左右)延长3s以上，FIB低于1.5g/L或进行性下降，以及FDP高于20μg/mL(正常值＜1～6μg/mL)即可诊断为DIC。此时应及时去除病因，纠正诱发因素，积极治疗DIC。输新鲜血，输注血小板、新鲜血浆、凝血酶原复合物或纤维蛋白原。大型手术中所发生的DIC应慎用肝素。

4. 保护重要脏器，预防多系统器官衰竭

急性大量失血的骨癌手术，常常引起严重低血压，导致全身脏器低灌注。因此，低血压期间，全身重要脏器的保护是麻醉医师的又一项重要任务。

在急性大量失血过程中，迅速而有效的输血补液，及早纠正血容量的丢失和体液的补充，是防治持续性低血压和改善组织低灌注与缺氧状态的根本措施。

(1) 利用新型钙通道阻断药：尼卡地平控制性降压，在控制性降压的同时，该药还具有脏器的保护性药理作用，能增强脏器抵抗缺血能力，避免低血压期间的脏器损害。实践表明，这一措施可明显减轻低血压后的全身脏器损害以及并发症的发生。

(2) 骨癌手术中通过等容血液稀释和血液稀释性预扩容以及失血后血液代偿性稀释，使血液黏滞性明显下降，红细胞在血液中保持混悬，不易发生聚集，使血液更容易通过微循环；血液稀释后血液粘度降低，使外周血管阻力下降，在同样灌注压力下，血流速度增加，有利于组织营养血流增加和代谢产物的排出，血流分布趋于均衡，便于组织对氧的摄取和利用。同时失血后血液稀释可以明显改善由于大量输入2，3-DPG含量低的库血，使氧解离曲线左移，血红蛋白和氧的亲和力增加而引起的严重组织缺氧现象。因此血液稀释后外周血管阻力降低，微循环血流增加，心排血量增加，组织氧摄取和利用增加，必然使组织器官的血流灌注得以改善。

(3) ACD保存5天后即开始有血小板聚集物，保存10天后才形成纤维蛋白原－白细胞－血小板聚集物。这种聚集物可通过普通滤网于大量输血时进入患者血循环到达重要器官如脑、肺、肾等，影响其功能。最易受累的器官是肺，引起肺毛细血管阻塞和肺栓塞，进而导致肺功能不全或成人呼吸窘迫综合征(ARDS)。为避免或减少聚集物引起的重要器官功能障碍，于大量输血时使用微孔滤网，以阻止聚集物的滤过。

骨癌手术的严重创伤、大量失血、导致失血性休克，持续低血压，又大量输血，使肾血流灌注明显减少，并有肾小动脉的收缩，因而使肾小球滤过率减少，患者出现少尿。

此时绝不要一开始即作为肾功能衰竭而限制补液来处理，通过中心静脉压和动脉血压监测，来判断血容量不足，应及时纠正低血容量、低血压以防止肾由功能性损害而转变为器质性病变。使平均动脉压在 6.67kPa(50mmHg) 以上时，肾实质血流可满足肾代谢需要，同时保持充分供氧和肾血管充分扩张，一般不致引起肾小球和肾小管上皮细胞永久性损害。只有当血容量确已补足而尿量仍不增加时才有使用利尿药的指征。因此必须警惕急性肾衰竭的发生。保护肾功能，预防肾缺血至关重要。积极预防脑损害，在骨癌手术急性大量失血时，如低血容量、低血压得不到及时纠正，持续时间过久，将会损害脑血管的自身调节功能，而出现脑缺血缺氧，为此，应选用降低脑代谢率的麻醉药，同时充分提供高浓度氧，以增加脑组织氧的摄取；亦可头部冰袋降温行脑保护。

5. 麻醉监测

(1) 呼吸监测：除常规的呼吸监测项目如气道压 (Paw)、潮气量、分钟通气量、呼吸次数、吸入氧浓度以外，$ETCO_2$ 监测和麻醉气体监测对早期发现呼吸异常、合理追加肌松药以及较为准确地判断麻醉深度将起到重要作用。

(2) 血流动力学监测：对于手术损伤小、出血量不多的骨癌手术，监测 ECG、HR、无创血压 (NIBP) 以及 SpO_2 即可满足要求。对创伤范围广、出血量大、手术时间长、容量不易调控的骨癌手术，还需行有创的桡动脉测压、CVP 监测，以利于准确、及时反映血流动力学的变化。对术前患有心血管疾患特别是冠心病患者以及创伤巨大的骨癌手术，也可考虑经右颈内静脉插入 Swan-Ganz 漂浮导管，监测 PCWP、CO、CI、SV、SVI、SVRI、PVRI 以及 SvO_2 等监测，以便合理地对患者的血流动力学状态作出准确判断和给予正确的处理。

有创监测下，应将压力传感器正确放置在零点水平。平卧位患者，零点水平应在左侧腋中线与第四肋间的交叉点；侧卧位患者的零点水平则在胸骨右缘第四肋间。准确的零点放置与校准对保证数值的准确可靠十分重要。

(3) 凝血功能监测：凝血功能监测的主要项目是血凝分析，其中包括血小板计数、PT、APTT、FIB、FDP 等，通过血凝分析可以准确判断凝血功能异常和诊断 DIC，并对治疗起指导作用。

(4) 血气与血乳酸监测：血气与血乳酸监测对于易发生失血性休克的骨癌患者特别重要。因为血乳酸含量和血气结果不但可反映全身组织是否发生缺血性的无氧代谢、是否存在全身氧债，而且可以结合 CI、SvO_2 判断造成全身氧债的原因，依此拟定出合理治疗方案，并对治疗效果作出判断，以指导麻醉医师围术期对患者的处理。动脉血乳酸正常值为 0.3 ～ 1.5mmol/dL，静脉血可稍高，为 1.8mmol/dL。

(5) 肾功能监测：尿量，是反映肾血流灌注的重要指标，亦可反映生命器官的血流灌注的情况。围术期宜保持尿量不少于每小时 1.0mL/kg。如果尿量少于每小时 0.5mL/kg，提示有显著的低血容量和(或)低血压，而且组织器官灌流不足，或有显著体液负平衡存在。对于血压恢复正常、血容量已补足的患者，若尿量仍少，应考虑以下几方面原因，其一，由于术前患者的过度紧张，导致抗利尿激素分泌过多，导致肾小管对原尿的重吸收增多引起少尿。对此类患者，只需给予小量呋塞米 5mg(I.V)，即可在 10 ～ 15min 后尿量有明显增加。其二，机械因素，骨科手术大多在不同的体位下进行，易造成尿管的压迫、打折，甚至尿管插入位置异常。所以在给予呋塞米以前，应首先检查尿管是否通畅，否则会因给予大量呋塞米后导致大量尿液潴留在膀胱内，引起逼尿肌麻痹。其三，尿量仍少，比重降低，则有可能已发生急性肾衰竭。

输液利尿试验：对少尿或无尿患者，静脉注射甘露醇 12.5 ～ 25g，3 ～ 5min 内注完，如尿量增加到 400mL/h 以上，表示肾功能良好，属于肾前性少尿；如无反应，可再静脉注射 25g 甘露醇加呋塞米 80mg，如仍无反应，可考虑已有肾性肾衰竭。

(6) 电解质监测：血钾和血钙是术中常用的电解质指标，特别是对于大量输血的骨癌手术，更是必不可少。虽然从理论上看，输入大量库存血易致高血钾，但临床观察发现，低血钾在大量输血后亦较为多见，因此在大量输血后，不可过于强调高血钾而忽视低血钾的存在，导致处理失误。输血后低血钙比较少见，但在短时间内大量快速输血，仍应注意到有发生低血钙的可能。应根据电解质的检测结果给予及时纠正与合理治疗。

第四节　脊柱手术的麻醉

一、脊柱急症手术

(一)概述

随着汽车的逐渐普及，交通事故也在上升，它是造成脊柱创伤的主要原因之一，另一主要原因是工伤事故。脊柱创伤最常见的是脊柱骨折、椎体脱位和脊髓损伤。脊柱创伤后常因骨折、脱位、血肿导致脊髓损伤，一旦出现脊髓损伤，后果极为严重，可致终身残疾，甚至死亡。据统计脊髓损伤的发病率为 8.1/100 万至 16.6/100 万人，其中 80% 的患者年龄在 11 ～ 30 岁之间。因此，对此类患者的早期诊断和早期治疗至关重要。

(二)麻醉应考虑的问题

1. 脊髓损伤可以给其他器官带来严重的影响

麻醉医师对脊髓损伤的病理生理改变应有充分认识，以利正确的麻醉选择和合理的麻醉管理，减少继发损伤和围术期可能发生的并发症。

2. 应兼顾伴发伤

脊柱损伤常合并其他脏器的损伤，麻醉过程中应全面考虑，尤其是伴有颅脑胸腹严重损伤者。

3. 困难气道

颈椎损伤后，尤其是高位颈椎伤患者常伴有呼吸和循环问题，其中气道处理是最棘手的问题，全身麻醉选择何种气管插管方式方可最大限度地减少或避免因头颈部伸曲活动可能带来的加重脊髓损伤情况，是麻醉医师需必须考虑的至关重要的问题。高位脊髓伤患者可出现气管反射异常，系交感与副交感神经平衡失调所致，表现刺激气管时易出现心动过缓，如并存缺氧，可致心跳骤停，因此，对该类患者在吸痰时要特别小心。

（三）麻醉用药选择

1. 麻醉选择

大部分脊柱损伤需行椎管减压和（或）内固定手术，手术本身较复杂，而且组织常有充血水肿，术中出血较多；另外，硬脊膜外和蛛网膜下腔阻滞麻醉均因穿刺及维持平面方面有一定的困难，体位变动也常列为禁忌，如伴有脊髓损伤，病情常较复杂，术中常有呼吸及循环不稳等情况发生，故一般均应采取气管插管全身麻醉。

鉴于脊髓损伤有较高的发病率，并常有复合损伤，特别是颈段和（或）上胸段损伤者，麻醉手术的危险性较大，任何的操作技术都有可能产生不良后果，甚至加重原发损伤，故在诊断之始及至麻醉后手术期间，对此类患者，麻醉医师均应仔细观察处理，特别是对那些身体其他部位合并有致命创伤的患者尤然。

麻醉选择足够深的全身麻醉和神经阻滞麻醉均可有效的预防副交感神经的过度反射，消除这一过度反射是血流动力学稳定的基础；仔细地决定麻醉药用量和认真细致注意血容量的变化并加以处理是血流动力学稳定的重要因素。

2. 麻醉用药

脊髓损伤后，由于肌纤维失去神经支配致使接头外肌膜胆碱能受体增加，这些异常的受体遍布肌膜表面，产生对去极化肌松药的超敏感现象，注入琥珀胆碱后会产生肌肉同步去极化，大量的细胞内钾转移到细胞外，从而大量的钾进入血液循环，产生严重的高血钾，易发生心跳骤停。一般脊髓损伤后 6 个月内不宜使用琥珀胆碱，均应选用非去极化肌松药。鉴于脊髓损伤的病理生理改变，在选择麻醉前用药时应慎用或不用有抑制呼吸功能和可导致睡眠后呼吸暂停的药物。麻醉诱导时宜选用依托醚酯、咪唑安定等对循环影响较小的药物，并注意用药剂量及给药速度，同时准备好多巴胺及阿托品等药物。各种吸入和非吸入麻醉药虽然对脊髓损伤并无治疗作用，但氟烷、芬太尼、笑气和蛛网膜下腔使用的利多卡因均能延长从脊髓缺血到脊髓损伤的时间，这种保护作用的可能机制如下。

(1) 抑制了脊髓代谢。

(2) 对脊髓血流的影响。

(3) 内源性儿茶酚胺的改变。

(4) 阿片受体活性的改变。

(5) 与继发损伤的介质如前列腺素相互作用的结果。

麻醉维持多采用静吸复合的方法。

（四）麻醉操作和管理

1. 麻醉操作

脊柱骨折可为单纯损伤和（或）合并其他部位的损伤，在脊髓损伤的急性期任何操作都可能加重或造成新的脊髓损伤。麻醉医师术前应仔细检查、轻微操作。需要强调的是麻醉诱导插管时，不应为了插管方便而随意伸曲头颈部，应尽量使头部保持在中位，以免造成脊髓的进一步损伤。另外，在体位变动时同样要非常小心。

2. 麻醉管理

脊柱骨折常可合并其他部位的损伤，尤其对其他部位的致命损伤如闭合性颅脑损伤等须及时诊断和处理，若有休克须鉴别是失血性休克还是脊髓休克，这是合理安全麻醉的基础。

(1) 术中监测：脊柱创伤患者病情复杂，故术中应加强对该类患者中枢、循环、呼吸、肾功能、电解质及酸碱平衡的综合的动态监测，以便及时发现并予以相应的处理，只有这样才能提高创伤患者的救治成功率。其实，对该类患者的监护不应只局限于术中，而是在整个围术期均应加强监护，惟此才能降低病死率。

(2) 呼吸管理：术中应根据血气指标选择合适的通气参数，以维持正常的酸碱平衡和适当的脊髓灌注压是至关重要的。动物实验表明高或低碳酸血症均对脊髓功能恢复不利，但创伤后低碳酸血症比高碳酸血症对组织的危害小，一般维持 $PaCO_2$4.7 ～ 5.3kPa(35 ～ 40mmHg) 为宜，如合并闭合性颅脑损伤，伴有颅内压增高 $PaCO_2$ 应维持在较低水平 (25 ～ 30mmHg) 为佳。如围术期出现突发不能解释的低氧血症及二氧化碳分压升高，应考虑有肺栓塞、肺水肿或急化呼吸窘迫综合征的可能，缓慢进展的或突发的肺顺应性下降，预示有肺水肿的发生，常表现为肺间质水肿，肺部听诊时湿啰音可不清楚。机械通气时可加用呼气末正压通气。对高位脊髓损伤患者，术后拔除气管导管时应特别慎重，最好保留气管导管直至呼吸循环稳定后再拔，如估计短时间内呼吸功能不能稳定者，可做气管切开，以便于气道管理。

(3) 循环管理：对脊柱创伤伴有休克的患者，首先应分清是失血性休克还是脊髓休克，以便作出正确处理。前者以补充血容量为主，而对脊髓休克者可采用适当补液和 α-受体兴奋药（新福林或多巴胺）治疗，且不可盲目补液，特别是四肢瘫痪的患者已存在心功能不全和血管张力的改变，在此基础上如再过量输液，增加循环负荷可导致心力衰竭及肺水肿。其次脊髓损伤患者麻醉时既不可过浅致高血压，也不可过深致低血压。麻醉诱导时常出现低血压，尤其体位变动时可出现严重的低血压，甚至心跳骤停，多见于脊髓高位损伤者。为预防脊髓损伤的自主神经反射引起的心血管并发症，应选择相应的血管活性药物治疗。对脊髓损伤早期出现的严重高血压可选用直接作用到小动脉的硝普钠，α- 受体阻滞剂 (酚妥拉明)；对抗心律失常可用 β- 受体阻滞剂、利多卡因和艾司洛尔 (Esmolol) 等药，对窦性心动过缓、室性逸搏可选用阿托品对抗；也可适当加深麻醉来预防和治疗脊髓损伤患者的植物神经反射亢进。对慢性脊髓损伤合并贫血和营养不良的患者，麻醉时应注意补充红细胞和血浆，必要时可输清蛋白。

在脊髓休克期间，一般是脊髓损伤后的 3 天～ 6 周，为维持血流动力学的稳定和防止肺水肿，监测 CVP 和肺动脉楔压 (PAWP)，尤其是 PAWP 不仅可直接监测心肺功能，而且还能估计分流量。

(4) 体位：脊柱创伤患者伴有呼吸及循环不稳等情况，而手术大多采取俯卧位，必须注意胸腹垫物对呼吸循环和静脉回流的影响，同时还应注意眼或颌面部软组织压伤及肢体因摆放不妥所带来的损伤等。另外，应注意体位变动时可能发生的血流动力学剧变。

3. 术中输血补液

术中应详细记录出入量，输液不可过量，并注意晶胶体比例，一般维持尿量在 25 ～ 30mL/h，必要时可予以利尿。已有许多研究表明围术期的高血糖可加重对脊髓神经功能的损害作用，因此，术中一般不补充葡萄糖。根据患者术前的血色素和出血情况而决定是否输血。

(五) 颈椎损伤的气道处理

对颈椎损伤患者的进展性创伤生命支持 (ATLS) 方案已由美国创伤学会提出，方案如下：

(1) 无自主呼吸又未行 X 线检查者，如施行经口插管失败，应改行气管切开。

(2) 有自主呼吸，经 X 经排除颈椎损伤可采用经口插管，如有颈椎损伤，应施行经鼻盲探插管，若不成功再行经口或造口插管。

(3) 虽有自主呼吸，但无时间行 X 线检查施行经鼻盲探插管，若不成功再行经口或造口插管。

ATLS 方案有它的局限性，到目前为止对颈椎损伤的呼吸道处理尚无权威性和可行性的方案。对麻醉医师来说重要的是意识到气道处理与颈椎进一步损伤有密切关系的同时，采用麻醉医师最为娴熟的插管技术，具体患者具体对待，把不因行气管插管而带来副损伤或使病变加重作为指导原则。必要时可借助纤维支气管镜引导插管。颈椎制动是治疗可疑颈椎损伤的首要问题，所以，任何操作时均应保持颈椎处于相对固定的脊柱轴线位置。

1. 各种气道处理方法对颈椎损伤的影响

常用的气管插管的方法有：经口、经鼻及纤维支气管镜引导插管等三种。其他插管方法，如逆行插管、环甲膜切开插管及 Bullard 喉镜下插管等目前仍较少应用。

(1) 经口插管：颈椎损伤多发生在 Q-Cr，健康志愿者在放射线监测下可见，取标准喉镜插管体位时，可引起颈椎的曲度改变，其中尤以 $C_3 \sim C_4$ 的改变更为明显。

(2) 经鼻气管插管：虽然在发达国家施行经鼻盲探插管以控制患者的气道已经比较普及，但对存在自主呼吸的颈椎损伤患者，仍无有力证据表明采用这种插管技术是安全的，原因在于：

1) 插管时间较长。

2) 如表面麻醉不充分，患者在插管过程中常有呛咳，从而导致颈椎活动，可能加重脊髓损伤。

3) 易造成咽喉部黏膜损伤和呕吐误吸而致气道的进一步不畅。

4) 插管时心血管反应较大，易出现心血管方面意外情况。

我们对大量颈椎创伤合并脊髓损伤的患者采用全身麻醉，快速诱导经鼻或口插管的方法收到良好的临床效果。在此，要强调的是插管操作必须由有经验的麻醉医师来完成，而不应由实习生或不熟练的进修生来操作。

(3) 纤维支气管镜引导下插管：纤维支气管镜是一种可弯曲的细管，远端带有光源，操作者可通过光源看到远端的情况，并可调节使其能顺利通过声门。与气管插管同时使用时，先将气管导管套在纤维支气管镜外面，再将纤维支气管镜经鼻插至咽喉部，调节光源使其通过声门，然后再将气管导管顺着纤维支气管镜送入气管内。纤维支气管镜插管和经鼻盲探插管比较，具有试插次数明显减少，完成插管迅速，可保持头颈部固定不动，并发症少等优点，纤维支气管镜插管的成功率几乎可达 100%，比经鼻盲探明显增高，且插管的咳嗽躁动发生率低。

2. 颈椎损伤患者气管插管方式的选择

如上所述，为了减少脊柱创伤后的继发损伤，选用何种插管方法是比较困难的，但有一点是肯定的，有条件者首选纤维支气管镜插管引导下插管；其次，要判断患者的插管条件，如属困难插管，千万别勉强，可借助纤维支气管镜插管或行气管切开；另外，要选麻醉者最熟练的插管方法插管。只有这样才能将插管可能带来的并发症降到最低。

二、择期类手术

（一）概述

脊柱外科发展很快，尤其最近十来年，新的手术方法不断涌现，许多国际上普遍使用的脊柱外科手术及内固定方法，在国内也已逐渐推广使用，开展脊柱外科新手术的医院也越来越多，在这方面做得较好的是上海长征医院，已有手术患者 8000 多例，手术方法及内固定材料等方面基本上与国际接轨。脊柱外科手术大多比较精细和复杂，而且一旦发生脊髓神经损伤，将造成患者的严重损害，甚至残废。因此，在手术前做好充分准备，选择恰当的手术方案及麻醉方法，以确保麻醉和手术的顺利进行显得尤为重要。

（二）脊柱择期手术的特点

脊柱外科手术同胸腹和颅脑手术相比，虽然对重要脏器的直接影响较小，但仍有其特点，麻醉和手术医师对此应有足够的认识，以保证患者围术期的安全。

1. 病情差异较大

脊柱手术及接受手术的患者是千变万化和参差不齐的，患者可以是健壮的，也可以是伴有多系统疾病的，年龄从婴儿到老年；疾病种类繁多，既有先天性疾病，如先天性脊柱侧凸，又有后天性疾病，如脊柱的退行性变；既可以是颈椎病，也可以是骶尾部肿瘤等。手术方法多种多样，既可以经前方、侧前方减压，也可以经后路减压，有的需要内固定，有的则不需要，即使是同一种疾病，由于严重程度不等，其治疗方法也可完全两样。因此，麻醉医师术前应该准确了解病情及手术方式，以便采取恰当的麻醉方法，保证手术顺利地进行。

2. 手术体位对麻醉的要求

脊柱外科手术患者的正确体位可以减少术中出血，易于手术野的暴露和预防体位相关的损伤。根据脊柱手术进路的不同，常采取不同的体位，仰卧位和侧卧位对循环和呼吸功能影响不大，麻醉管理也相对较为简单。当采用俯卧位时可造成胸部和腹部活动受限，胸廓受压可引起限制性通气障碍，使潮气量减少，如果麻醉深度掌握不好使呼吸中枢受到抑制，患者则有缺氧的危险；而腹部受压可导致静脉回流障碍，使静脉血逆流至椎静脉丛，加重术中出血。另外，如果头部位置过低或颈部过分扭曲等都可造成颈内静脉回流障碍，而致球结膜水肿甚至脑水肿。因此，俯卧位时应取锁骨和髂骨为支撑点，尽量使胸腹部与手术台之间保持一定空隙，同样要将头部放在合适的位置上，最好使用软的带钢丝的气管导管，这样可以避免气管导管打折和牙垫可能造成的搁伤。较长时间的手术，建议采用气管内麻醉。如果采用区域阻滞麻醉，则应加强呼吸和循环功能的监测，特别是无创血氧饱和度的监测，以便及时发现患者的氧合情况。患者良好体位的获得要靠手术医师、麻醉医师和手术护士的一起努力。

3. 充分认识出血量大

脊柱手术，由于部位特殊，止血常较困难，尤其是骶尾部的恶性肿瘤手术，失血量常可达数千毫升，因此术前必须备好血源，术中要正确估计失血量，及时补充血浆成分或者全血。估计术中有可能发生大量失血时，为减少大量输血带来的一些并发症，有时可采取血液稀释、自体输血及血液回收技术，也可采用术中控制性降压，但这些措施可使麻醉管理更加复杂，麻醉医师在术前应该有足够的认识，并做好必要的准备，以减少其相关的并发症。

(三)术前麻醉访视和病情估计

1. 术前麻醉访视

(1) 思想工作：通过麻醉前访视应尽量减少患者术前的焦虑和不安情绪，力争做到减轻或消除对手术和麻醉的顾虑和紧张，使患者在心理和生理上均能较好地耐受手术。麻醉医师术前还应向患者及其家属交代病情，说明手术的目的和大致程序，拟采用的麻醉方式，以减少患者及其家属的顾虑。对于情绪过度紧张的患者手术前晚可给予适量的镇静药，如安定 5 ～ 10mg，以保证患者睡眠充足。

(2) 病史回顾：详细询问病史，包括常规资料(如身高、体重、血压、内外科疾病、相关系统回顾、用药情况、过敏史、本人或家族中的麻醉或手术的意外情况、异常或过分出血史)和气道情况估计，以便正确诊断和评价患者的疾病严重程度以及全身状况，选择适当的麻醉方法以保证手术得以顺利进行。虽然脊柱手术的术后并发症和病死率都较低，但也应同样重视术前的准备工作，包括病史采集工作。特别是对于脊柱畸形手术患者，要注意畸形或症状出现的时间及进展情况，畸形对其他器官和系统功能的影响，特别要注意是否有呼吸和循环系统并发症，如心悸、气短、咳嗽和咳痰。

(3) 体格检查：对于麻醉医师来说，在进行体格检查时，除了对脊柱进行详细的检查外，对患者进行系统的全身状况的检查也非常重要，特别是跟麻醉相关项目的检查，如气管插管困难程度的判断及腰麻、硬膜外穿刺部位有无畸形和感染等，以便为麻醉方式的选择做好准备。另外，对脊柱侧凸的患者，要注意心、肺的物理检查。

(4) 了解实验室检查和其他检查情况：麻醉医师在术前访视时，对已做的各项实验室检查和其他检查情况应作详细了解，必要时可做一些补充检查。对于要施行脊柱手术的患者，国内除了要进行血、尿常规和肝、肾功能、凝血功能、电解质检查等以外，还应进行心电图检查。如疑有心功能异常的患者，术前可做超声心动图检查，有助于对心功能的进一步评价，从而估计对手术的耐受性。但近年来国外的趋势是在许多患者中已减少了一些常规检查，术前实验室检查、胸部 X 线检查、心电图和 B 超等应根据患者的年龄、健康情况及手术的大小而定，对健康人的筛选试验如表 5-1 所示。

表 5-1　手术、麻醉前常规检查

年龄(岁)	胸部 X 线检查	ECG	血液化验
＜ 40	－	－	
40 ～ 59	－	＋	肌酐、血糖
≥ 60	＋	＋	肌酐、血糖及全血常规

2. 病情估计

在评价患者对麻醉和手术的耐受性时，首先要注意的是患者的心肺功能状态。在脊柱手术中，脊柱侧凸对患者的心肺功能影响最大，因此，严重脊柱侧凸和胸廓畸形的患者术前对心肺功能的估计特别重要，由于心肺可以直接受到影响，如机械性肺损害或者作为一些综合征(如马方综合征，它可有二尖瓣脱垂、主动脉根部扩张和主动脉瓣关闭不全)的一部分而受到影响，可表现为气体交换功能的障碍，肺活量、肺总量和功能残气量常减少，机体内环境处于相对缺氧状态，术中和术后易出现缺氧、呼吸困难甚至呼吸衰竭，因此术前应进行血气分析和肺功能测定，以评价患者的肺功能状态，这对判断其能否耐受手术和预后有重要意义。一般肺功能检查显示轻度损害的患者，只要在术中加强监护一般可耐受麻醉和手术，对中度以上损害的患者，则应在术前根据病因采取针对性的处理。另外，根据病史情况，必要时应行彩色超声心动图检查及心功能测定。

一般认为脊柱侧凸程度越重，则影响越大，预后也越差。任何原因导致的胸部脊柱侧凸，均有可能导致呼吸和循环衰竭。据报道许多这种病例在45岁以前死亡，而在尸检中右心室肥厚并肺动脉高压的发生率很高。特发性脊柱侧凸常于学龄前后起病，如得不到正确治疗，其病死率可比一般人群高两倍，其原因可能是由于胸廓畸形使肺血管床的发育受到影响，单位肺组织的血管数量比正常人少，从而导致血管阻力的增加。另外由于胸廓畸形使肺泡被压迫，肺泡的容量变小，导致通气血流比率异常，使肺血管收缩，最后导致肺动脉高压。术前心电图检查P波大于2.5mm示右房增大，如果V_1和$V_{2导}$联上R波大于S波，则提示有右心室肥厚，这些患者对麻醉的耐受性降低，在围术期应注意避免缺氧和增加右心室负荷。

对于脊柱畸形的患者，还应注意是否同时患有神经肌肉疾患，如脊髓空洞症、肌营养不良、运动失调等，这些疾患将影响麻醉药的体内代谢过程。

有些脊柱手术患者，由于病变本身造成截瘫，患者长期卧床，活动少，加上胃肠道功能紊乱，常发生营养不良，降低对麻醉和手术的耐受力。对这类患者术前应鼓励其进食，必要时可以采取鼻饲或静脉高营养，以尽可能改善其营养状况。高位截瘫患者易合并呼吸道和泌尿道感染，术前应积极处理，另外，截瘫患者由于瘫痪部位血管舒缩功能障碍，变动体位时易出现直立性低血压，应引起麻醉医师注意。部分患者可合并有水、电解质和酸碱平衡紊乱，也必须在术前予以纠正。长期卧床患者因血流缓慢和血液浓缩可引起下肢深静脉血栓形成，活动或输液时可引起血栓脱落，一旦造成肺动脉栓塞可产生致命性后果，围术期前，后应引起重视并予以妥善处理。

(四)麻醉方法的选择和术中监测

1. 麻醉方法的选择

以前，脊柱手术通常选用局部浸润麻醉，由于麻醉效果常不理想，术中患者常有疼痛感觉，因此，近年来已逐渐被全身麻醉和连续硬膜外麻醉所取代。腰段简单的脊柱手术可以选用连续硬膜外麻醉，但如果手术时间较长，患者一般不易耐受，必须给予辅助用药，而后者可以抑制呼吸中枢，有发生缺氧的危险，处于俯卧位时又不易建立人工通气，一旦发生危险抢救起来也非常困难，因此对于时间较长的脊柱手术。只要条件允许，应尽量采用气管内麻醉。对于高位颈椎手术或俯卧位手术者应选择带加强钢丝的软气管导管做经鼻插管，前者可避免经口插管时放置牙垫而影响手术操作，后者是为便于固定和头部的摆放而气管导管不打折。

大部分脊柱手术的患者术前可以给予鲁米那钠 0.1g、阿托品 0.5mg 肌内注射，使患者达到一定程度的镇静。如果使用区域阻滞麻醉，术前也可以只使用镇静药，特殊病例，可根据情况适当调整术前用药。

2. 术中监测

术中监测是保证患者安全及手术顺利进行的必不可少的措施，血压、心电图、SpO_2 以及呼吸功能 (呼吸频率、潮气量等) 的监测应列为常规，有条件的可监测 $ETCO_2$。

在脊柱畸形矫正术及脊柱肿瘤等手术时，由于创面大，失血多，加上采用俯卧位时，无创血压的监测可能更困难，因此在有条件的情况下，应行桡动脉穿刺直接测压，如有必要还应行 CVP 的监测，以便指导输血和输液，对术前有心脏疾病者或老年人可放置漂浮导管，监测心功能及血管阻力等情况。在行控制性降压时 ABP 和 CVP 的监测更是十分必要。

在行唤醒试验前，应了解肌松的程度，可用加速度仪进行监测，如果 T_4/T_1 恢复到 0.7 以上，此时可行唤醒试验。如果用周围神经刺激器进行监测，则 4 个成串刺激均应出现，否则在唤醒前应先拮抗非去极化肌松药。目前有的医院已用体表诱发电位等方法来监测脊髓功能。

(五) 常见脊柱手术的麻醉

脊柱外科手术种类很多，其麻醉方法也各有其特点，以下仅介绍几种复杂且较常见手术的麻醉处理。

1. 脊柱畸形矫正术的麻醉

脊柱畸形的种类很多，病因也非常复杂，其手术方式也不相同，其麻醉方法虽不完全相同，但一般均采用气管内麻醉，下面以脊柱侧凸畸形矫正的麻醉为例作详细介绍：

(1) 术前常规心肺功能检查：特发性脊柱侧凸是危害青少年和儿童健康的常见病，可影响胸廓和肺的发育，使胸肺顺应性降低，肺活量减少，甚至可引起肺不张和肺动脉高压，进而影响右心，导致右心肥大和右心衰竭。限制性通气障碍和肺动脉高压所导致的肺心病是严重脊柱侧凸患者的主要死因。因此，术前除做常规检查外，必要时应做心肺功能检查。

(2) 备血与输血：脊柱侧凸矫形手术涉及脊柱的范围很广，有时可超过 10 个节段，有的需经前路开胸、开腹或胸腹联合切口手术，有的经后路手术，即使经后路手术，没有大血管，但因切口长，手术创伤大，尤其是骨创面出血多，常可达 2000 ～ 3000mL，甚至更多，发生休克的可能性很大，术前必须做好输血的准备。估计术中的失血量，一般备血 1500 ～ 2000mL。近年来，不少学者主张采用自体输血法，即在术前采集患者的血液，在术中回输给患者自己。一般在术前 2 ～ 3 周的时间内，可采血 1000mL 左右，但应注意使患者的血红蛋白水平保持在 100g/L 以上，血浆总蛋白在 60g/L 左右。另外，可采用血液回收技术，回收术中的失血，经血液回收机处理后回输给患者，一般患者术中不需再输异体血。采用这两种方法可明显减少异体输血反应和并发症。

(3) 麻醉选择：脊柱侧凸手术一般选择全身麻醉，经前路开胸手术者，必要时可插双腔气管导管，术中可行单肺通气，按双腔管麻醉管理；经后路手术者，可选择带加强钢丝的气管导管经鼻插管，并妥善固定气管导管，以防止术中导管脱落。诱导用药可使用芬太尼 1 ～ 2pg/kg、异丙酚 1.5 ～ 2.0mg/kg 和维库溴铵 0.1mg/kg。也可用硫喷妥钠 6 ～ 8mg/kg 和其他肌松药，但对截瘫患者或先天性畸形的患者使用琥珀胆碱时，易引起高钾 (从而有可能导致心室颤动甚至心搏骤停) 或发生恶性高热，应特别注意。对全身情况较差或心功能受损的患者也可以选择依托咪酯 0.1 ～ 0.3mg/kg。麻醉的维持有几种不同的方式：吸入麻醉 (如安氟醚、异氟醚或地氟醚＋笑气＋氧气) ＋非去极化肌松药，中长效的肌松药的使用在临近唤醒试验时应特别注意，最好在临近唤醒试验 1h 左右停用，以免影响唤醒试验。静脉麻醉 (如静脉普鲁卡因复合麻醉和静脉吸入复合麻醉)，各种麻醉药的组合方式很多，一般认为以吸入麻醉为佳，因为使用吸入麻醉时麻醉深度容易控制，有利于术中做唤醒试验。

(4) 控制性降压的应用：由于脊柱侧凸手术切口长，创伤大，手术时间长，术中出血较多，为减少大量异体输血的不良反应，可在术中采用控制性降压术。但应掌握好适应证，对于心功能不全、明显低氧血症或高碳酸血症的患者，不要使用控制性降压，以免发生危险。用于控制性降压的措施有加深麻醉 (加大吸入麻醉药浓度) 和给血管扩张药 (如 α- 受体阻滞药、血管平滑肌扩张药或钙通道阻滞剂) 等，但因高浓度的吸入麻醉药影响唤醒试验，且部分患者的血压也不易得到良好控制，所以临床上最常用的药物是血管平滑肌扩张药 (硝普钠和硝酸甘油) 及钙通道阻滞剂 (佩尔地平)。控制性降压时健康情况良好的患者可较长时间耐受 8 ～ 9.33kPa(60 ～ 70mmHg) 的平均动脉压 (MAP) 水平，但对血管硬化、高血压和老年患者则应注意降压程度不要超过原来血压水平的 30%～40%，并要及时补充血容量。

(5) 术中脊髓功能的监测：在脊柱侧凸矫形手术中，既要最大限度地矫正脊柱畸形，又要避免医源性脊髓功能损伤。因此，在术中进行脊髓功能监测以便术中尽可能早地发现各种脊髓功能受损情况并使其恢复是必需的。其方法有唤醒试验和其他神经功能监测。唤醒试验多年来在临床广泛应用，因其不需要特殊的仪器和设备，使用起来也较为简单，但是受麻醉深度的影响较大，且只有在脊髓神经损伤后才能做出反应，对术后迟发性神经损伤不能做出判断，正因为唤醒试验具有上述缺点，有许多新的脊髓功能监测方法用于临床，这些方法各有其优缺点，下面仅作简要的介绍。

唤醒试验：所谓唤醒试验 (wake-up test)，即在脊柱畸形矫正后，如放置好 TSRH 支架后，麻醉医师停用麻醉药，并使患者迅速苏醒后，令其活动足部，观察有无因矫形手术时过度牵拉或内固定器械放置不当而致脊髓损伤而出现的下肢神经并发症甚至是截瘫。要做好唤醒试验，首先在术前要把唤醒试验的详细过程向患者解释清楚，以取得配合。其次，手术医师应在做唤醒试验前 30min 通知麻醉医师，以便让麻醉医师开始停止静脉麻醉药的输注和麻醉药的吸入。如使用了非去极化肌松药，应使用加速度仪或周围神经刺激器以及其他方法了解肌肉松弛的程度，如果肌松没有恢复，应在唤醒试验前 5min 左右使用阿托品和新斯的明拮抗。唤醒时，先让患者活动其手指，表示患者已能被唤醒，然后再让患者活动其双脚或脚趾，确认双下肢活动正常后，立即加深麻醉。如有双手指令动作，而无双足指令动作，应视为异常，有脊髓损伤可能，应重新调整矫形的程度，然后再行唤醒试验，如长时间无指令动作，应手术探查。在减浅麻醉过程中，患者的血压会逐渐升高，心率也会逐渐增快，因此手术和麻醉医师应尽量配合好，缩短唤醒试验的时间。有报道以地氟醚、笑气和小剂量阿曲库铵维持麻醉时，其唤醒试验的时间平均只有 8.4min，可明显缩短应激反应时间。另外，唤醒试验时应防止气管导管及静脉留置针脱出。目前神经生理监测 (SEP 和 MEP) 正在逐渐取代唤醒试验。

体表诱发电位 (SEP)：SEP 是应用神经电生理方法，采用脉冲电刺激周围神经的感觉支，而将记录电极放置在刺激电极近端的周围神经上或放置在外科操作远端的脊髓表面或其他位置，连接在具有叠加功能的肌电图上，接受和记录电位变化。刺激电极常置于胫后神经，颈段手术时可用正中神经。SEP 记录电极可置于硬脊膜外 (SSEP) 或头皮 (皮层体表诱发电位，CSEP)，其他还有硬膜下记录、棘突记录及皮肤记录等。测定 CSEP 值，很多因素可影响测定结果，SSEP 受麻醉药的影响比 CSEP 小，得到的 SEP 的图形稳定且质量好。CSEP 是在电极无法置于硬膜外或硬膜下时的选择，如严重畸形时。CSEP 的监测结果可能只反映了脊髓后束的活动。应用 SEP 做脊髓功能监测时，需在手术对脊髓造成影响前导出标准电位，再将手术过程中得到的电位与其进行比较，根据振幅和潜伏期的变化来判断脊髓的功能。振幅反映脊髓电位的强度，潜伏期反映传导速度，两者结合起来可作为判断脊髓功能的重要测量标志。通常以第一个向下的波峰称第一阳性波，第一个向上的波峰称为第一阴性波，依此类推。目前多数人以第一阴性波峰作为测量振幅和潜伏期的标准。在脊柱外科手术中，脊髓体表诱发电位 SSEP 波幅偶然减少 30%～50%

时，与临床后遗症无关，总波幅减少 50%或者一个阴性波峰完全消失才提示有脊髓损伤。皮层体感诱发电位 CSEP 若完全消失，则脊髓完全性损伤的可能性极大；若可记录到异常的 CSEP，则提示脊髓上传的神经纤维功能尚存在或部分存在，并可依据潜伏期延长的多少及波幅下降的幅度判断脊髓受损伤的严重程度；脊柱畸形及肿瘤等无神经症状者，CSEP 可正常或仅有波幅降低，若伴有神经症状，则可见潜伏期延长及波幅降低约为正常的 1/2，此时提示脊柱畸形对脊髓产生压迫或牵拉，手术中应仔细操作；手术中牵拉脊髓后，若潜伏期延长大于 12.5ms 或波幅低于正常 1/2，10min 后仍未恢复至术前水平，则术后将出现皮肤感觉异常及二便障碍或加重原发损伤。影响 CSEP 的因素有：麻醉过深、高碳酸血症、低氧血症、低血压和低体温等，SSEP 则不易受上述因素影响。

运动诱发电位 (MEP)：在脊髓功能障碍中，感觉和运动功能常同时受损。SEP 仅能监测脊髓中上传通道活动，而不能对运动通道进行监测。有报道 SEP 没有任何变化，但患者术后发生运动功能障碍。动物实验表明，用 MEP 观察脊髓损害比 SEP 更敏感，且运动通道刺激反应与脊髓损害相关。MEP 监测时，刺激可用电或磁，经颅、皮质或脊柱，记录可在肌肉、周围神经或脊柱。MEP 永久地消失与术后神经损害有关，波幅和潜伏期的变化并不一定提示神经功能损害。MEP 监测时受全麻和肌肉松弛药的影响比 SEP 大，MEP 波幅随刺激强度的变化而变化。高强度电刺激引起肌肉收缩难以被患者接受，临床上取得成功的 MEP 较困难，尤其是在没有正常基础记录的患者。因头皮刺激可引起疼痛，故使运动诱发电位的术前应用受到限制。Barker 等用经颅磁刺激诱发 MEP(tcMEP) 监测，具有安全可靠、不产生疼痛并可用于清醒状态的优点，更便于手术前后对照观察。MEP 和 SEP 反应各自脊髓通道功能状态，理论上可互补用于临床脊髓功能监测，然而联合应用 SEP 和 MEP 还需要更多的临床研究。在脊柱外科手术中，各种监测脊髓功能的方法都有其优缺点，需正确掌握使用方法，仔细分析所得结果。一旦脊髓监测证实有脊髓损伤，应立即取出内固定器械及采取其他措施，取出器械的时间与术后神经损害恢复直接相关，有人认为若脊髓损伤后 3h 取出内固定物，则脊髓功能难以在短期内恢复。术中脊髓功能损伤可分为直接损伤和间接损伤，其最终结果都引起脊髓微循环的改变。动物实验发现 MEP 潜伏期延长或波形消失是运动通道缺血的显著标志。但仅通过特殊诱发电位精确预测脊髓缺血、评价神经损害还有困难。

2. 颈椎手术的麻醉

常见的颈椎外科疾病有颈椎病、颈椎间盘突出症、后纵韧带骨化、颈椎管狭窄症及颈椎肿瘤等，多数经非手术治疗可使症状减轻或明显好转，甚至痊愈。但对经非手术治疗无效且症状严重的患者可选择手术治疗，以期治愈、减轻症状或防止症状的进一步发展。由于在颈髓周围进行手术，有危及患者生命安全或者造成患者严重残废的可能，故麻醉和手术应全面考虑，慎重对待。

(1) 颈椎手术的麻醉选择：颈椎手术的常见方法有经前路减压植骨内固定、单纯后路减压或加内固定等，根据不同的入路，麻醉方式也有所不同。后路手术可选用局部浸润麻醉，但手术时间较长者，患者常难以坚持，而且局麻效果常不够确切，故应宜选择气管内插管全身麻醉为佳。前路手术较少采用局部浸润麻醉，主要采用颈神经深、浅丛阻滞，这种方法较为简单，且患者术中处于清醒状态，有利于与术者合作，但颈前路手术中常需牵拉气管，患者有不舒服感觉，这是颈丛阻滞难以达到的，因此，近年来颈前路手术已逐渐被气管内插管全麻所取代。上海长征医院骨科在全麻下行颈椎手术已有数千例，取得了良好的效果。

在行颈前路手术时需将气管和食管推向对侧，方可显露椎体前缘，故在术前常需做气管、食管推移训练，即让患者用自己的 2 ～ 4 指插入手术侧 (常选右侧) 的气管、食管和血管神经鞘之间，持续地向非手术侧 (左侧) 推移。这种动作易刺激气管引起干咳，术中反复牵拉还易引起气管黏膜、喉头水肿，以至患者术后常有喉咙痛及声音嘶哑，麻醉医师在选择和实施麻醉时应注意到这一点，并向患者解释。

(2) 麻醉的实施：

1) 局部浸润麻醉：常选用 0.5%～ 1%的普鲁卡因，成人一次最大剂量 1.0g，也可选用 0.25%～ 0.5%的利多卡因，一次最大剂量不超过 500mg，二者都可加或不加肾上腺素。一般使用 24 ～ 25G 皮内注射针沿手术切口分层注射。先行皮内浸润麻醉，于切口上下两端之间推注 5 ～ 6mL，然后行皮下及颈阔肌浸润麻醉，可沿切口向皮下及颈阔肌推注局麻药 4 ～ 8mL，切开颈阔肌后，可用 0.3%的丁卡因涂布至术野表面直至椎体前方，总量一般不超过 2mL。到达横突后，可用的普鲁卡因 8mL 行横突局部封闭。行浸润麻醉注药时宜加压，以使局麻药与神经末梢广泛接触，增强麻醉效果。到达肌膜下或骨膜等神经末梢分布较多的地方时，应加大局麻药的剂量，在有较大神经通过的地方，可使用浓度较高的局麻药行局部浸润。须注意的是每次注药前都应回抽，以防止局麻药注入血管内，并且每次注药总量不要超过极量。

2) 颈神经深、浅丛阻滞：多采用 2％利多卡因和 0.3％的丁卡因等量混合液 10 ～ 20mL，也可以采用 2%的利多卡因和 0.5%的布比卡因等量混合液 10 ～ 20mL，一般不需加入肾上腺素。

因颈前路手术一般选择右侧切口，故麻醉也以右侧为主，必要时对侧可行颈浅丛阻滞。麻醉穿刺定位如下，患者自然仰卧，头偏向对侧，先找到胸锁乳突肌后缘中点，在其下方加压即可显示出颈外静脉，二者交叉处下方即颈神经浅丛经过处，相当于第 4 及第 5 颈椎横突处，选定此处为穿刺点，第 4 颈椎横突，常为颈神经深丛阻滞点。穿刺时穿刺针先经皮丘垂直于皮肤刺人，当针头自颈外静脉内侧穿过颈浅筋膜时，此时可有落空感，即可推注局麻药 4 ～ 6mL，然后在颈浅筋膜深处寻找横突，若穿刺针碰到有坚实的骨质感，而进针深度又在 2 ～ 3cm 之间，此时退针 2mm 使针尖退至横突骨膜表面，可再推药 3 ～ 4mL 以阻滞颈神经深丛。每次推药前均应回抽，确定无回血和脑脊液后再推药。如有必要，对侧也可行颈浅丛阻滞。

3) 气管内插管全身麻醉：颈椎手术时全麻药物的选择没有什么特殊要求，但是在麻醉诱导特别是插管时应注意切勿使颈部向后过伸，以防止引起脊髓过伸性损伤。最好在术前测试患者的颈部后伸活动的最大限度。颈前路手术时，为方便行气管、食管推移应首选经鼻气管内插管麻醉。颈椎病患者常有颈髓受压而伴有心率减慢，诱导时常需先给予阿托品以提升心率，另外，术中牵拉气管时也引起心率减慢，需加以处理。还有前路手术时，反复或过度牵拉气管有可能引起气管黏膜和喉头水肿，如果术毕过早拔除气管导管，有可能引起呼吸困难，而此时再行紧急气管插管也比较困难。其预防措施如下：①术前向对侧退松气管；②术中给予地塞米松 20mg，一方面可以预防和减轻因气管插管和术中牵拉气管可能造成的气管黏膜和喉头水肿，另一方面可预防和减轻手术可能造成的脊髓水肿；③术后待患者完全清醒后，度过喉头水肿的高峰期时拔除气管导管。

3. 脊柱肿瘤手术的麻醉

脊柱肿瘤在临床上并不少见，一般分为原发性和转移性两大类，临床上脊柱肿瘤以转移性为多见，而其中又以恶性肿瘤占多数，故及时发现及时治疗十分重要。过去对脊柱恶性肿瘤，特别是转移性肿瘤多不主张手术治疗，现在随着脊柱内固定技术的发展和肿瘤化疗的进步，手术治疗可以治愈、部分治愈或缓解疼痛而使部分患者生活质量明显提高。

(1) 术前病情估计和准备：脊柱良性肿瘤病程长，发展慢，一般无全身症状，局部疼痛也较轻微。恶性肿瘤的病程则较短，发展快，可伴随有低热、盗汗、消瘦、贫血、食欲减退等症状，局部疼痛也较明显，并可出现肌力减弱、下肢麻木和感觉减退，脊柱活动也受限。无论良性或恶性肿瘤，随着病程的进展，椎骨破坏的加重，常造成椎体病理性压缩骨折或肿瘤侵入椎管，压迫或浸润脊髓或神经根，引起四肢或肋间神经的放射痛，出现大小便困难。颈胸椎部位的肿瘤晚期还引起病变平面以下部位的截瘫和大小便失禁。由于脊柱的部位深，而脊柱肿瘤的早期症状多无特殊性且体征也不明显，因此拟行手术治疗的患者病程常已有一段时间，多呈慢性消耗病容，部分患者呈恶病质状态。化验检查会发现贫血、低蛋白血症、血沉增快等。术前除应积极进行检查，还应加强支持治疗，纠正贫血和低蛋白血症等异常情况，提高患者对手术和麻醉的耐受力。

脊柱肿瘤的手术包括瘤体切除和椎体重建术，手术创伤大，失血多，尤其是骶骨肿瘤切除术，由于骶椎为骨盆后壁，血液循环十分丰富，止血也很困难，失血可达数千毫升甚至更多，故术前须根据拟手术范围备足血源，为减少术中出血可于术前行 DSA 检查，并栓塞肿瘤供血动脉。

(2) 麻醉选择和实施：脊柱肿瘤手术一般选择气管内插管全身麻醉，较小的肿瘤可以选择连续硬膜外麻醉。估计术中出血可能较多时，应行深静脉穿刺和有创动脉侧压，可以在术中施行控制性降压术，骶尾部巨大肿瘤患者术中可先行一侧髂内动脉结扎。

全身麻醉一般采用静吸复合方式，药物的选择根据患者的情况而定。如果患者的一般情况好，ASA 分级在Ⅰ～Ⅱ级，麻醉药物的选择没有什么特殊要求，但如果患者的全身情况较差，则应选择对心血管功能抑制作用较小的药物，如静脉麻醉药可选择依托咪酯，吸入麻醉药可选择异氟醚，而且麻醉诱导时药物剂量要适当，注药速度不要过快。对行骶骨全切除术或次全切除术的患者，术中可实施轻度低温和控制性降压术，一方面降低患者的代谢和氧需求量，另一方面可减少失血量，从而减少大量输入异体血所带来的并发症。

4. 胸椎疾病手术麻醉

胸椎疾病以后纵韧带骨化症和椎体肿瘤为多见，而肿瘤又以转移性为多见。前者常需经后路减压或加内固定术，一般采用行经鼻气管插管全身麻醉，后者常需经前路开胸行肿瘤切除减压内固定术，也采用全身麻醉，必要时需插双腔气管导管，术中可行单肺通气，以便于手术操作，此时麻醉维持不宜用笑气，以免造成术中 SpO_2 难以维持。术中出血常较多，需做深静脉穿刺，以便术中快速输血输液用。开胸患者需放置胸腔引流管，麻醉苏醒拔管前应充分吸痰，然后进行鼓肺，使萎陷的肺泡重新张开，并尽可能排除胸膜腔内残余气体。

5. 脊柱结核手术的麻醉

脊柱结核为一种继发性病变，95%继发于肺结核。脊柱结核发病年龄以 10 岁以下儿童最多，其次是 11 ～ 30 岁的青少年，30 岁以后则明显减少。发病部位以腰椎最多，其次是胸椎，而其中 99%是椎体结核。

(1) 麻醉前病情估计：脊柱结核多继发于全身其他脏器结核，所以患者的一般情况较差，多合并有营养不良，如合并有截瘫，则全身情况更差，可出现心肺功能减退。患者可有血容量不足，呼吸功能障碍以及水、电解质平衡紊乱。因此，术前应加强支持治疗，纠正生理紊乱。对消瘦和贫血患者，除了积极进行支持治疗外，应在术前适当予以输血，以纠正贫血。合并截瘫者围术期要积极预防和治疗压疮、尿路感染和肺炎。术前尤其要注意的是应仔细检查其他器官如肺、淋巴结或其他部位有无结核病变，若其他部位结核病变处于活动期，则应先进行抗结核治疗，然后择期行手术治疗。

一般脊柱结核患者手术前均应进行抗结核治疗。长期使用抗结核药治疗的患者，应注意其肝功能情况，如肝功能差，应于术前 3 天开始肌内注射维生素 K_3，每天 5mg。

(2) 麻醉的选择和实施：脊柱结核常见的手术方式有病灶清除术、病灶清除脊髓减压术、脊柱融合术和脊柱畸形矫正术。手术宜在全身麻醉下进行，由于脊柱结核患者全身情况较差，因此对麻醉和手术的耐受力也较差，全身麻醉一般选择静吸复合麻醉，并选择对心血管系统影响较小的麻醉药物，如依托咪酯而不选择硫喷妥钠和异丙酚。麻醉过程中应注意即时补充血容量。颈椎结核可合并咽后壁脓肿，施行病灶清除的径路：

1) 经颈前路切口：可选用局麻或全麻下进行手术。

2) 经口腔径路：适用于高位颈椎结核，采用全身麻醉加经鼻气管插管或气管切开，术中和术后要注意呼吸管理，必要时可暂保留气管导管。

6. 腰椎手术的麻醉

腰椎常见疾病有腰椎间盘突出症、腰椎管狭窄及腰椎滑脱等。椎间盘突出可发生在脊柱的各个节段，但以腰部椎间盘突出为多见，而且常为 L_5/S_1 节段。由于椎间盘的纤维环破裂和髓核组织突出，压迫和刺激神经根可引起一系列症状和体征。

椎间盘突出症一般经过保守治疗大部分患者的症状可减轻或消失，只有极少数患者须手术治疗。常规手术方法是经后路椎间盘摘除术。近来出现了显微椎间盘摘除术和经皮椎间盘摘除术等方法，麻醉医师应根据不同的手术方式来选择适当的麻醉方法。行前路椎间盘手术时可选择气管内插管全麻或连续硬膜外麻醉，其他手术方式可选择全身麻醉、连续硬膜外麻醉、腰麻或局部麻醉。连续硬膜外麻醉和局麻对患者的全身影响小，术后恢复也较快，但有时麻醉可能不完全，在暴露和分离神经根时须行神经根封闭，而采用俯卧位时如果手术时间较长患者常不能很好耐受，须加用适量的镇静安定药或静脉麻醉药。腰椎管狭窄的手术方式为后路减压术，可采用连续硬膜外麻醉或全身麻醉。腰椎滑脱常伴有椎间盘突出或椎管狭窄，术式常为经后路椎管减压加椎体复位内固定，由于手术比较大，而且时间也较长，故一般首选气管插管全身麻醉。

第五节　复杂性创伤的麻醉

一、复杂性创伤的临床特点

复杂性创伤一般指对机体功能状态影响较大，引起严重的病理生理改变，且危及生命的创伤。多因休克、大出血、脑干损伤、脑疝、呼吸衰竭等而致生命垂危，即使抢救及时和成功，后期也可能发生其他合并症，如成人呼吸窘迫综合征 (ARDS)、多器官功能衰竭 (MSOF)、全身感染等而危及生命。其创伤范围往往涉及两个或两个以上的解剖部位或脏器，其抢救和治疗需要多学科协作。

二、麻醉前估计

虽然急诊科医师会对患者进行全面的检查，麻醉科医师仍需依据麻醉学的原则对患者的伤情程度迅速作出判断，这样才能采取正确的急救措施和麻醉处理方法。

（一）一般情况

通过检查患者的神志、面色、呼吸、血压。脉搏、体位、伤肢的姿态、大小便失禁、血迹、呕吐物等，初步了解患者的全身情况及危及生命的创伤部位。昏迷、半昏迷多由脑外伤引起；烦躁不安、面色苍白、血压下降、脉搏增快多为休克的表现；昏迷患者伴有呕吐应考虑有误吸的可能；大小便失禁患者可能有脊髓的损伤。

（二）呼吸

1. 呼吸道

检查呼吸道是否通畅，如果不通畅应当立即找出原因并予以紧急处理。

2. 氧合功能

根据患者的呼吸方式包括频率、节律、辅助呼吸肌的运动等，判断是否存在呼吸困难及缺氧，应及时监测 SpO_2，并尽早行动脉血气分析，以便早期做出判断和及时处理。

3. 呼吸系统创伤

口腔、颈部创伤应尽早行气管内插管或行紧急气管切开术，否则待病情加重（例如水肿、血肿形成），将会使气管内插管或气管切开极为困难。气胸和多发肋骨骨折（链枷胸）引起的矛盾呼吸、反常呼吸及纵隔摆动，严重影响患者的呼吸功能和循环功能，应先行胸腔闭式引流或胸壁固定，必要时应进行机械通气支持治疗。

（三）循环

复杂性创伤患者必然存在较大量的失血。临床判断失血量的方法很多，如创伤部位，可见的失血量等。但是对复杂性创伤患者比较可行的方法是根据患者的一般情况进行判断。

三、呼吸道管理的特殊问题

（一）颈髓的保护

对于颈部损伤及颈椎骨折者要采用适当的方法保护脊髓。气管插管过程中应避免颈部过度活动，头部过度后伸属于绝对禁忌。插管时应进行颈部的牵引和制动。气管插管困难者可借助于纤维支气管镜辅助插管。

（二）反流和误吸

所有创伤患者皆应视为“饱胃”患者。饱胃的患者在进行全身麻醉诱导和气管插管过程中会出现胃内容物的反流，有引起误吸的危险，是引起所有急诊手术患者术中或术后死亡的一个重要原因，应当予以高度重视。复杂性创伤患者麻醉诱导和气管内插管中预防反流与误吸的唯一可行的有效方法为环状软骨压迫法。

（三）牙齿的损伤和脱落

麻醉医师应当在麻醉前对患者的牙齿进行详细的检查，如果发现可能引起牙齿脱落的因素应当在病例中记录并向患者家属交代清楚。预防插管过程中牙齿脱落主要应强调采用正确的操作方法，插管时要用肘部、腕部的力量上提喉镜，显露声门，绝不能以牙齿为喉镜的支点。如果插管困难或牙齿松动者，可用纱布或专用牙托保护牙齿。如果发现牙齿丢失，应行胸部 X 线检查，以除外牙齿被吸入肺内，预防由此引起的肺不张及肺部感染。

（四）支气管损伤和出血

支气管损伤、出血或气管断裂可给人工机械通气带来困难，血液流入对侧肺可影响健肺的通气和氧合功能。因此，在手术麻醉时为保护非损伤肺及进行正压通气，必须将双肺分隔开。行双腔支气管插管可以很快地解决此问题。但双腔支气管插管的操作技术较为复杂，导管的插入及插入后的位置判断也需要一定的经验。因此应由有经验者完成，有时可能需要借助纤维支气管镜来完成。

四、血容量补充

（一）静脉通路的建立

由于复杂伤患者常伴有大出血，因此，建立多条静脉通路是必要的，应同时开放外周及中心静脉。

（二）抗休克治疗

根据患者的失血情况，应尽快予以补充有效循环血容量，可补充平衡液及胶体液，有血时应尽早输血。衡量输液的效果一般都以血流动力学参数是否稳定为标准，但影响因素较多，平时常用的指标可能变得很不敏感。由于创伤性休克的基本病理生理改变是组织灌注不足和缺氧，即氧供和氧需要的失平衡。因此，休克患者的预后主要取决于：因血流灌注降低引起组织缺氧的程度；患者对氧耗 (VO_2) 增加引起 CI 和氧供 (DO_2) 增加的代偿能力。

五、复杂性创伤患者的监测

呼吸方面应监测 SPO_2、$ETCO_2$、动脉血气分析及呼吸功能的监测，如呼吸频率 (RR)、潮气量 (VT)、顺应性 (C)、呼吸道压力 (P)、每分钟通气量 (MV) 等对于判断呼吸功能状态都具有重要意义。血流动力学方面应监测 BP、ABP、CVP、PAWP、ECG 及尿量等，根据这些指标综合判断患者的血流动力学情况。

六、麻醉处理

(一)麻醉前用药

复杂性创伤患者的麻醉前用药应当根据患者的具体情况而定，其原则如下：

1. 一般情况较好者

指神志清醒，呼吸、循环功能稳定的病例，可以在患者进入手术室后经静脉给予镇痛、镇静及抗胆碱药。

2. 一般情况较差的患者

此类病例一般只给镇痛药，剂量应减小，给药过程中应小心观察患者的反应。

3. 意识不清、怀疑有脑外伤的患者

禁忌给予镇静药和麻醉性镇痛药，以免抑制呼吸，而引起颅内压升高。

4. 不应单独使用镇静药

为防止不良反应，麻醉前不宜单独使用；否则由于疼痛会引发烦躁与不安，这种现象一般称为镇静剂的“抗镇痛效应”。

5. 抗胆碱药

一般在麻醉前经静脉给予。

(二)麻醉诱导

严重创伤患者的麻醉诱导是麻醉过程中最危险、最困难，也是最重要的步骤。应根据患者的不同状态选择不同药物和采用不同的诱导方法。麻醉诱导期常用的药物有：镇静药如依托咪酯、异丙酚等，肌松药如维库澳铵、琥珀胆碱等，麻醉性镇痛药如芬太尼、吗啡、哌替啶等。麻醉方法及药物的选用应对血流动力学影响最小为原则。根据患者病情的轻重程度，可选用下列诱导给药方案。

1. 心跳停止

直接插管，不需任何药物。

2. 深度昏迷

指对刺激无反应者，对此种病例应直接插管，不需任何药物。

3. 休克

收缩压低于 10.7kPa(80mmHg) 时，可用氯胺酮 0.5 ～ 1.0mg/kg ＋琥珀胆碱 1 ～ 2mg/kg 肌内注射或维库溴铵 0.1mg/kg 诱导插管。

4. 低血压

对收缩压 10.7 ～ 13.3kPa(80 ～ 100mmHg) 之患者可选用芬太尼＋咪唑安定＋肌松药诱导插管。

5. 血压正常或升高

可用芬太尼＋咪唑安定或异丙酚＋肌松药诱导插管。

（三）麻醉维持

临床麻醉的基本任务是既要保证患者镇痛、催眠、遗忘及肌松，又要保持血流动力学稳定。其原则仍然要根据患者的情况选择麻醉维持的方法和用药。

一般情况较好的患者麻醉的维持无特殊，一般情况较差的患者可采用芬太尼、氧化亚氮辅以肌松剂的浅全麻维持，情况好转后可辅以低浓度的吸入性麻醉剂。有些创伤严重患者的心血管系统对麻醉药的耐受能力很低，这部分患者可能在极浅或甚至在无麻醉条件下即可完成手术。因此严重创伤患者诱导及手术早期“术中知晓”的发生率较高。“术中知晓”对患者心理是一个恶性刺激，可造成严重的心理障碍。但是如果将麻醉药剂量增加到足以使所有患者不发生“术中知晓”，则必然导致麻醉过深，其代价是患者的生命安全。在这种情况下，麻醉应当以保持循环稳定，保证生命安全为原则，待患者病情稳定后逐渐加深麻醉。

（四）术后早期恢复

术后常见的问题为呕吐与误吸、恢复延迟、恢复期谵妄、体温过低。

创伤前饱食的患者由于胃排空延迟，手术后可能仍然处于饱胃状态，麻醉恢复过程中发生呕吐的可能性极大。所以，术后拔管应当严格遵守拔管指征，即患者应当意识完全清醒，呛咳反射及吞咽反射恢复，心血管功能稳定，通气及氧合功能正常，无水、电解质及酸碱平衡失调，无麻醉剂及肌松剂残余作用。严重创伤的患者多数无法手术后即刻拔除气管内导管，需要保留气管导管一段时间。影响术后拔管的因素包括麻醉后的苏醒延迟、肺功能损害、心血管功能损害、过度肥胖、严重的胸腹部创伤及脑外伤造成意识不清等。保留气管导管的患者术后需要呼吸支持治疗，在 ICU 进行机械通气是比较好的选择。

第六节　关节置换术的麻醉

人工关节的材料和工艺越来越先进，接受人工关节置换的患者也越来越多。此类手术确实使患者解除了疼痛，改善了关节活动功能，提高了生活质量。人工关节置换术的不断发展给麻醉带来了新的课题，提出了更高的要求，因为该类患者往往有许多特殊的方面，对此麻醉医师需要有较深的认识，做好充分的术前准备，严密的术中监测和良好管理以及术后并发症的防治工作。

一、关节置换术麻醉的特殊问题

（一）气管插管困难和气道管理困难

类风湿性关节炎和强直性脊柱炎的患者常有全身多个关节受累，前者可累及寰枢关节、环杓关节及颞下颌关节等，可使寰枢关节脱位、声带活动受限、声门狭窄、呼吸困难及张口困难等；后者主要累及脊柱周围的结缔组织，使其发生骨化，脊柱强直呈板块状，颈屈曲前倾不能后仰，颞下颌关节强直不能张口。患者平卧时常呈“元宝状”，去枕头仍保持前屈，如果头部着床，下身会翘起。这两种患者行气管插管非常困难，因为声门完全不能暴露，且患者骨质疏松，有的患者还有寰枢关节半脱位，如果插管用力不当可造成颈椎骨折，反复插管会造成喉头水肿和咽喉部黏膜损伤、出血，气道管理更加困难。一些患者合并有肺纤维化病变，胸壁僵硬，致肺顺应性下降，通气和弥散能力均降低，可致 SpO_2 下降。对此类患者，麻醉医师在术前访视时，如估计气管插管会有困难者，应事先准备好纤维支气管镜以便帮助插管。合并肺部感染致呼吸道分泌物增多，且易发生支气管痉挛，给呼吸道的管理更增加了难度。

（二）骨黏合剂

为了提高人工关节的稳定性，避免松动和松动引起的疼痛，利于患者早期活动和功能恢复，在人工关节置换术中常需应用骨黏合剂（骨水泥），通常是在骨髓腔内填入骨水泥，再将人工假体插入。骨黏合剂为一高分子聚合物，又称丙烯酸类黏合剂，包括聚甲基丙烯酸甲酯粉剂和甲基丙烯酸甲酯液态单体两种成分，使用时将粉剂和液态单体混合成面团状，然后置入髓腔，自凝成固体而起作用。在聚合过程中可引起产热反应，温度可高达 80℃～90℃，这一产热反应使骨水泥更牢固。单体具有挥发性，易燃，有刺激性气味和毒性，因此，房间内空气流通要好。未被聚合的单体对皮肤有刺激和毒性，可被局部组织吸收引起“骨水泥综合征”。单体被吸收后大约 3min 达峰值血液浓度，在血中达到一定浓度后可致血管扩张并对心脏有直接毒性，体循环阻力下降，组织释放血栓素致血小板聚集，肺微血栓形成，因而患者可感胸闷、心悸，心电图可显示有心肌损害和心律失常（包括传导阻滞和窦性停搏），还可有肺分流增加而致低氧血症、肺动脉高压、低血压及心输出量减少等。单体进入血液后可以从患者的呼气中闻到刺激性气味。肺脏是单体的清除器官，清除速度很快，故一般不会受到损害，只有当单体的量达到全髋关节置换时所释放的单体量的 35 倍以上时，肺功能才会受到损害。因此，对肺功能而言，骨水泥的使用一般是安全的。为减少单体的吸收量，混合物必须做充分搅拌。

除单体吸收引起的对心脏、血管和肺脏的毒性反应外，当骨黏合剂填入骨髓腔后，髓腔内压急剧上升，使得髓腔内容物包括脂肪、空气微栓子及骨髓颗粒进入肺循环，引起肺栓塞，致肺血管收缩，肺循环阻力增加和通气灌流比例失调，导致肺分流增加、心排血量减少和低氧血症。为了减少髓腔内压上升所致的并发症，用骨水泥枪高压冲洗以去除碎屑，从底层开始分层填满髓腔，这可使空气从髓腔内逸出以减少空气栓塞的发病率，也可从下位的骨皮质钻孔，并插入塑料管以解除髓内压的上升。

对骨黏合剂使用时对心肺可能造成的影响，必须高度重视，采取预防措施。应当在用骨水泥时严密监测 PaO_2、$PaCO_2$、$ETCO_2$、SPO_2、血压、心律及心电图等。补足血容量，必要时给予升压药，保证气道通畅，并予充分吸氧。下肢关节置换的手术，在松止血带时，要注意松止血带后所致的局部单体吸收，骨髓、空气微栓子或脂肪栓等进入肺循环而引起的心血管反应，甚至有可能出现心搏骤停的意外。

（三）止血带

四肢手术一般都需在止血带下进行，以达到术野无血的目的。但是止血带使用不当时也会出现一些并发症。

（四）激素的应用

1. 概述

行人工关节置换的患者常因其原发病而长期服用激素，因此，可有肾上腺皮质萎缩和功能减退，在围术期如不及时补充皮质激素，会造成急性肾上腺皮质功能不全（危象）。对此类患者应详细询问服用激素的时间、剂量和停用时间，必要时做 ACTH 试验检查肾上腺皮质功能。对考虑可能发生肾上腺皮质功能不全的患者，可在术前补充激素，可提前 3 天起口服强的松，5mg，每天 3 次，或于术前一日上午和下午各肌内注射醋酸可的松 100mg，在诱导之前及术后给予氢化可的松 100mg 静脉滴注。

2. 急性肾上腺皮质功能不全的判定

如果麻醉和手术中出现下列情况，则应考虑发生了急性肾上腺皮质功能不全。

(1) 原因不明的低血压休克，脉搏增快，指趾、颜面苍白。

(2) 在补充血容量后仍持续低血压，甚至对升压药物也不敏感。

(3) 不明原因的高热或低体温。

(4) 全麻患者苏醒异常。

(5) 异常出汗、口渴。

(6) 血清钾升高或钠、氯降低。

(7) 肾区疼（腰疼）和胀感、蛋白尿。

(8) 在上述症状的同时，可出现精神不安或神志淡漠，继而昏迷。

3. 处理

如果考虑为肾上腺皮质功能不全，立即给予氢化可的松 100mg 静脉推注，然后用氢化可的松 200mg 静脉滴注。

（五）深静脉血栓和肺栓塞

骨关节手术有许多患者为长期卧床或老年人，静脉血流瘀滞，而手术创伤或肿瘤又使凝血功能改变，皆为静脉血栓的高危因素，在手术操作时有可能致深静脉血栓进入循环。长骨干骨折患者有发生脂肪栓塞的危险性，使用骨水泥时有可能发生空气栓塞。对麻醉医师来说，对术中发生的肺栓塞有足够的警惕非常重要，因为术中肺栓塞发病极其凶险，患者病死率高，而且容易与其他原因引起的心跳骤停相混淆。因此，术中应密切观察手术操作步骤及患者的反应，严密监测心率、血压、SpO_2、$ETCO_2$ 等。心前区或经食管超声心动对肺栓塞诊断有一定帮助。如果患者术中突然出现不明原因的气促、胸骨后疼痛、$ETCO_2$ 下降、PaO_2 下降、肺动脉高压、血压下降而用缩血管药纠正效果不好等表现时，应考虑有肺栓塞的可能。

为了预防和及时发现因静脉血栓脱落而致肺栓塞，术中须维持血流动力学稳定，补充适当的血容量，并在放骨水泥和松止血带时需严密监测生命体征的变化。

对严重肺栓塞的治疗是进行有效的呼吸支持及循环衰竭的纠正与维持。主要方法包括吸氧、镇痛、纠正心力衰竭和心律失常及抗休克。空气栓塞时，应立即置患者于左侧卧头低位，使空气滞留于右心房内，防止气栓阻塞肺动脉及肺毛细血管，也可通过经上肢或颈内静脉插入右心导管来抽吸右心内空气。对血栓性肺栓塞，如无应用抗凝药的禁忌，可用肝素抗凝治疗，或给予链激酶、尿激酶进行溶栓治疗。高压氧舱可促进气体尽快吸收并改善症状。

二、术前准备及麻醉选择与管理

虽然有许多青壮年患者需行关节置换术，但以老年人多见。老年人常伴有各系统器官的功能减退和许多并存疾病，致围术期和麻醉中并发症增多，其病死率也比年轻人为高。术前需对高龄患者并存的疾病及麻醉的危险因素进行正确评估，对并存疾病应给予积极的治疗。如对于高血压和冠心病患者，术前应给予有效的控制血压及改善心肌缺血，维持心肌氧供需平衡，以减少围术期心脑血管的并发症；慢性气管炎患者应积极治疗，训练深呼吸及咳嗽，以减少术后肺部感染。老年人心肺肝肾功能减退，药物代谢慢，诱导和术中用药应尽量选用短效、代谢快及对循环影响小的药物，如用依托咪酯诱导，以异氟醚、七氟醚、地氟醚等吸入麻醉药为主维持麻醉，尽量减少静脉用药。

（一）术前准备

1. 麻醉前访视与病情估计

关节置换的患者，老年人较多，他们常合并有心血管疾病、肺部疾病、高血压及糖尿病等。类风湿性关节炎和强直性脊柱炎患者累及心脏瓣膜、心包及心脏传导系统者，须详细检查及对症处理。术前一定要了解高血压的程度，是否规律用药(抗高血压药可用至手术日早晨)，是否累及其他器官，有无合并心功能不全。对合并房室传导阻滞和病态窦房结综合征的患者应详细询问病史，必要时安置临时起搏器。慢性肺疾患患者，要注意有无合并肺部感染，术前需做肺功能和血气检查。类风湿性关节炎和强直性脊柱炎要检查脊柱活动受限程度，判断气管插管是否困难，胸廓活动受限的程度如何。合并糖尿病的患者，要详细询问病史，服药的类型，检测术前血糖和尿糖值，必要时给予短效胰岛素控制血糖。有服用激素病史的患者，应根据服药史及术前的临床表现、化验结果决定围术期是否需要补充激素。

2. 麻醉前用药

一般患者术前常规用药，有严重的循环和呼吸功能障碍的患者，镇静药或镇痛药慎用或不用。有肾上腺皮质功能不全倾向的患者，诱导前给予氢化可的松 100mg，加入 100mL 液体中滴注。

3. 术前备血

估计术中出血较多的患者，术前要准备好充分的血源。为了节约血源和防止血源性疾病传播和输血并发症，可采用术中血液回收技术或术前备自体血在术中使用。血红蛋白在 10g 或红细胞比积在 30% 以下，不宜采集自体血。最后一次采血至少在术前 72h 前，以允许血容量的恢复。拟做纤维支气管镜引导气管插管时，要准备好必备用品，如喷雾器、支气管镜等。

4. 维持气道困难的预测与气管插管困难的评估

对类风湿性关节炎和强直性脊柱炎影响到颈椎寰枢关节、颞下颌关节致头不能后仰和/或张口困难的患者，应当仔细检查，估计气管插管的难易程度，以决定麻醉诱导和插管方式。目前，预测气道困难的方法很多，现介绍几种方法。

(1) 张口度：张口度是指最大张口时上下门牙间的距离，正常应≥ 3 指(患者的食指、中指和无名指并拢)，2 ～ 3 指，有插管困难的可能，＜ 2 指，插管困难。不能张口或张口受限的患者，多置入喉镜困难，即使能够置入喉镜，声门暴露也不佳，因此可造成插管困难。

(2) 甲颏间距：是指患者颈部后仰至最大限度时，甲状软骨切迹至下颏间的距离，以此间距来预测插管的难度。甲颏间距≥ 3 指(患者的食、中及无名指)，插管无困难，在 2 ～ 3 指间，插管可能有困难，但可在喉镜暴露下插管；＜ 2 指，则无法用喉镜暴露下插管。

(3) 颈部活动度：是指仰卧位下做最大限度仰颈，上门牙前端至枕骨粗隆的连线与身体纵轴相交的角度，正常值大于 90°；小于 80° 为颈部活动受限，直接喉镜下插管可能遇到困难。

(4) 寰枕关节伸展度：当颈部向前中度屈曲 (25° ～ 35°)，而头部后仰，寰枕关节伸展最佳。口、咽和喉三条轴线最接近为一直线 (亦称“嗅花位”或称 Magill 位)，在此位置，舌遮住咽部较少，喉镜上提舌根所需用力也较小，寰枕关节正常时，可以伸展 35°。寰枕关节伸展度检查方法；患者端坐，两眼向前平视，上牙的咬颌面与地面平行，然后患者尽力头后仰，伸展寰枕关节，测量上牙咬颌面旋转的角度。上牙旋转角度可用量角器准确地测量，也可用目测法进行估计分级：1 级为寰枕关节伸展度无降低；2 级为降低 1/3；3 级为降低 2/3；4 级为完全降低。

(二) 麻醉方法的选择

1. 腰麻和硬膜外麻醉

只要患者无明显的腰麻或硬膜外麻醉禁忌证及强直性脊柱炎导致椎间隙骨化而使穿刺困难，都可选用腰麻或硬膜外麻醉，我院近年来在腰麻或硬膜外麻醉下进行了大量的髋、膝关节置换术，包括＞ 80 岁的高龄患者，均取得了良好效果。而且有研究表明选用腰麻和硬膜外麻醉对下肢关节置换术有如下优点：

(1) 深静脉血栓率发生率降低，因硬膜外麻醉引起的交感神经阻滞导致下肢动静脉扩张，血流灌注增加。

(2) 血压和 CVP 轻度降低，可减少手术野出血。

(3) 可减轻机体应激反应，从而减轻患者因应激反应所引起的心肺负荷增加和血小板激活导致的高凝状态等。

(4) 局麻药可降低血小板在微血管伤后的聚集和黏附能力，对血栓形成不利。

(5) 可通过硬膜外导管行术后椎管内镇痛。

2. 全身麻醉

对有严重心肺合并症的患者、硬膜外或腰麻穿刺困难者以及其他禁忌证的患者，宜采用气管插管全身麻醉。

(1) 注意要点：

1) 选用对心血管功能影响小的诱导和维持药物。

2) 尽量选用中短效肌松药，术中严密监测生命体征，术后严格掌握拔管指征。

3) 强直性脊柱炎等气管插管困难者，应在纤维支气管镜帮助下插管，以免造成不必要的插管损伤。

4) 必要时可行控制性降压，以减少出血。

总之，在满足手术要求和保证患者安全的前提条件下，根据患者的病情，手术的范围，设备条件和麻醉医师自身的经验与技术条件来决定麻醉方法。

(2) 全麻诱导。对年老体弱者，全麻诱导时给药速度要慢，并密切观察患者的反应，如心血管反应，药物变态反应等。常用静脉药物及其诱导剂量如下：

1) 异丙酚：成人 2 ～ 2.5mg/kg，在 30s 内给完，年老体弱者宜减量和减慢给药速度。

2) 咪唑安定：未用术前药的患者：＜ 55 岁，0.3 ～ 0.35mg/kg；＞ 55 岁，0.30mg/kg，ASA Ⅲ～Ⅳ级，0.2 ～ 0.25mg/kg。已用术前药的患者，适当减量。

3) 乙咪酯：0.2 ～ 0.6mg/kg，常用量 0.3mg/kg，小儿、老弱、重危患者应减量，注药时间在 303 以上。

4) 硫喷妥钠～ 8mg/kg，常用量 6mg/kg。

5) 常用肌松药及插管剂量：琥珀胆碱 1 ～ 2mg/kg；泮库溴铵 0.10 ～ 0.15mg/kg；维库溴铵 0.08 ～ 0.10mg/kg，哌库溴铵 0.1mg/kg。

(3) 麻醉维持。一般用静吸复合全麻，特别是以异氟醚、七氟醚为主的静吸复合全麻，对患者心血管功能抑制小，苏醒快，是理想的麻醉维持方法，因此，尽量减少静脉用药，而以吸入麻醉为主。

(4) 预知气道困难患者的插管处理。预知气道困难的患者，应根据患者情况选择插管方式，切忌粗暴强行插管，特别是有颈椎半脱位，骨质疏松，全身脱钙的患者。气管插管技术的选择如下：

1) 直接喉镜：一般插管无困难的患者，可快速诱导、直接喉镜下气管插管。估计可能有困难，不宜快速诱导，而应咽喉表面麻醉和环甲膜穿刺气管内表面麻醉或强化麻醉下行清醒气管插管。

2) 盲探经鼻插管：用于插管困难的患者。患者清醒，多采用头部后仰、肩部垫高的体位，并可根据管口外气流的强弱进行适当的头位调整，气流最大时，表明导管正对声门，待患者吸气时将导管送入气管内。

3) 纤维光导喉镜引导气管插管患者有明显困难插管指征时，应直接选择在纤维支气管镜帮助下插管。

4) 喉罩：有条件者可选用喉罩处理气道困难和插管困难。

（三）术中麻醉管理

(1) 术中严密监测患者的生命体征，维持循环功能的稳定和充分供氧。监测包括血压、心率、ECG、SpO_2、$ETCO_2$ 等项目。

(2) 对术前有冠心病或可疑冠心病的患者，应予充分给氧，以保证心肌的氧供需平衡。

(3) 硬膜外麻醉要注意掌握好阻滞平面，特别是用止血带的患者，如果阻滞范围不够，时间长则会使患者不易耐受。

(4) 对老年或高血压患者，局麻药用量要酌减，掌握少量分次注药原则，防止阻滞平面过广导致血压过低，要及时补充血容量。

(5) 注意体位摆放，避免皮肤压伤，搬动体位要轻柔，要注意保持患者的体温。

(6) 在一些重要步骤如体位变动、放骨水泥、松止血带前要补足血容量，密切观察这些步骤对机体的影响并做好记录。

(7) 体液平衡很重要，既要补足禁食禁水及手术中的丢失，满足生理需要量，又要注意不可过多过快而造成肺水肿。

(8) 心血功能代偿差的患者，在总量控制的前提下，胶体液比例可适当加大，可用血定安、海脉素、中分子羟乙基淀粉及血浆等。

术中失血量要精确计算，给予适量补充，备有自体血的患者需要输血时，先输自体血，有条件者可采用自体血回收技术回收术中失血。

（四）特殊手术的麻醉

1. 强直性脊柱炎和类风湿关节炎患者的麻醉

(1) 病情估计：术前患者访视应注意如下事项：

1) 了解病情进展情况，是否合并心脏瓣膜、传导系统、心包等病变，应作心电图检查及判断心功能分级。

2) 判断胸廓活动受限情况，决定是否作肺功能和血气检查。

3) 了解颈、腰椎有无强直，颈活动度及张口度，依此考虑诱导和气管插管以何种方式进行。

4) 水电解质平衡情况，是否有脱钙。

5) 是否有激素服用史，服用时间长短，剂量，何时停用，考虑是否用激素准备。

6) 术前用药剂量宜小，呼吸受限者术前可免用镇静镇痛药，入室后再酌情给予。

(2) 麻醉方式和术中管理：此类患者的腰麻和硬膜外麻醉穿刺常有困难，而且硬脊膜与蛛网膜常有粘连，易误入蛛网膜下腔，且椎管硬化，容积变小，硬膜外隙很窄，剂量不易掌握，过大致平面意外升高，有时又因硬膜外腔有粘连致局麻药扩散差，麻醉效果不好，追加镇静药又顾虑呼吸和循环抑制，颇为棘手。因此，从患者安全出发，一般采用全麻更为合适。全麻可根据患者颈部活动度和张口程度决定诱导和插管方式。估计有困难者，行清醒经鼻盲探气管插管。对脊柱前屈＞60°、颈屈曲＞20°患者，行快速诱导全麻是危险的。此外，反复不成功的插管可发生咽喉软组织损伤、出血、水肿，以致气道难以保持通畅，而出现缺氧、CO_2 蓄积，甚至心跳骤停等严重后果。因此，行纤维支气管镜引导下气管插管是安全可靠的方式。如果条件不具备，可考虑逆行插管术，也可考虑使用喉罩。

有近期或长期服用激素病史者，诱导前给予 100mg 氢化可的松溶于 100mL 液体中，输入后开始诱导。全麻忌过深，因此类患者对麻醉药耐量低，用药量应减少，尤其是静脉麻醉药。术中充分供氧，避免低氧血症，并注意液体量和失血量的补充。颈椎强直者，术后需完全清醒后再拔管。

2. 髋关节置换术的麻醉

人工髋关节置换术的主要问题是患者多为老年人，长期卧床的强直性脊柱炎、类风湿性关节炎及创伤骨折患者，手术创伤大，失血多，易发生骨黏合剂综合征及肺栓塞。

术前访视患者时，要注意其全身合并症及重要脏器功能情况，如高血压、心脏病、慢性阻塞性肺疾患，糖尿病等，术前应控制血压，改善心肺功能，控制血糖。术前应检查心肺功能。要询问过敏史，服药史，服用激素史等。长期卧床患者要注意心血管代偿功能和警惕深静脉血栓和肺栓塞的危险。术前需准备充分的血源，如备自体血。术前用药需选用对呼吸和循环无抑制的药物。

麻醉方式可根据患者情况和麻醉条件及麻醉医师自身经验来决定。有的医院多采用腰麻或硬膜外麻醉。

当手术截除股骨头颈部，扩大股骨髓腔和修整髋臼时，出血较多，为减少大量输血的并发症，减少输血性疾病的危险可采用一些措施。

(1) 术前备自体血。

(2) 术中失血回收。

(3) 术前进行血液稀释。

(4) 术中控制性降压。

(5) 注意体位摆放，避免静脉回流不畅而增加出血。

(6) 术前、术中用抑肽酶可减少出血。

在用骨黏合剂时应警惕骨水泥综合征的发生，充分供氧，保持血容量正常，减浅麻醉，必要时给予升压药。同时要警惕脂肪栓塞综合征，以防意外发生。

3. 膝关节置换术的麻醉

膝关节置换术主要注意松止血带后呼吸血压的变化、骨水泥问题及术后镇痛。膝关节手术一般用止血带减少出血，但要注意由此带来的并发症。少数高血压，心脏病患者在驱血充气后可产生高血压，甚至心衰。在松止血带时可产生“止血带休克”及肺栓塞综合征。在双膝关节同时置换时，要先放松一侧后，观察生命体征的变化，使循环对血液重新分布有一个代偿的时间，再放另一侧止血带。

膝关节置换术后疼痛可能比髋关节置换术后更明显，可行各种方法的术后镇痛，有利于早期活动和功能锻炼。

第六章　高风险患者的麻醉

第一节　有出血风险患者的麻醉

超过 1% 的普通人群患有先天性出血性疾病，主要是血友病、血管性血友病，vWD 或遗传性血小板异常。这些患者围手术期管理的根本是麻醉医生、血液学专家、外科医生和患者专业护理中心之间的密切合作。应根据血凝因子缺乏水平、血小板功能和手术本身的出血风险来确定替代治疗。主要的获得性凝血障碍源于抗血栓治疗的使用，几个专家组已经为其围手术期管理制定了指南。

一、术前筛查出血风险

在手术前应对患者个人和家族出血史以及抗血栓药物的使用情况进行评估。

瑞士 Bonhomme 等人最近设计了一个简化的问卷，用来术前筛查有出血倾向的患者(表 6-1)。得分≥ 2 表明遗传性凝血障碍的可能性很高。如果既往没有出血史，则不管 ASA 评分，年龄，手术或麻醉类型，都不需要常规进行凝血试验，因为它们并不是有效的出血预测因子。

表 6-1　麻醉前筛查遗传性凝血障碍的标准化问卷

以下项目可能提示存在潜在凝血障碍	否	是	从未遇到过的情况
1. 您之前是否曾咨询过医生或因长期或异常出血接受过治疗，例如鼻衄或小伤口出血？			
2. 在没有撞伤或伤口的情况下，或者在轻微的撞击或出现小伤口之后，是否存在发展为大于 2cm 的瘀伤或大血肿的倾向？			
3. 是否有因拔牙后出血而不得不再去看牙医的经历？			
4. 是否在手术后出现大出血，例如腺样体切除术或扁桃体切除术，或包皮环切术后？			
5. 近亲家属是否患有引起大出血的凝血功能障碍，如血管性血友病或血友病？			
6. 对于女性：			
(a) 您是否因月经过多咨询过医生或接受过治疗 [例如口服避孕药(“避孕药”)，铁剂治疗，血液增稠剂如 (Exacyl)]?			
(b) 您出现过分娩后异常出血吗？			
根据这 6 个问题回答为“是”的答案数量计算得分			

摘自 Molliex 等。

二、遗传性出血障碍的围手术期管理

围手术期管理的一些规则对于所有遗传性出血性疾病都是通用的：

遗传性出血性疾病的术前管理需要多学科密切合作，涉及麻醉医生、血液学专家、外科医生和患者专业护理中心。

手术应在专科中心或与专科中心合作进行，并应在工作日尽早安排。

术前使用抗纤维蛋白溶解剂，如氨甲环酸是首选的辅助治疗，可在麻醉诱导前给予1g 静脉推注，或在术前 24 ～ 48h 口服 (1g，每天 3 ～ 4 次)。

术后镇痛应避免使用阿司匹林和非甾体抗炎药 (NSAID)，尤其是原发性凝血障碍患者。

具有血栓栓塞风险的患者，当缺陷因子维持在正常水平时，可以考虑预防性抗血栓治疗。

遗传性出血性疾病通常分为两大类，原发性凝血障碍和遗传性凝血缺陷。

(一) 先天原发性凝血障碍的围手术期管理

1. 血管性血友病的围手术期管理

血管性血友病 (vWD) 是一种常染色体显性异常，是最常见的遗传性出血性疾病，患病率为 1%。它是由血管性假血友病因子 (vWF) 的含量或功能缺陷引起的，vWF 介导血小板黏附到受损血管壁，并作为 V Ⅲ (FV Ⅲ) 因子的载体蛋白，保护其免受快速血浆蛋白水解。

诊断基于血浆测定 vWF(vWF：Ag)，其功能活性 [瑞斯托菌素辅因子活性 (vWF：RCo)] 和 FV Ⅲ (FV Ⅲ：C)。

根据缺陷是否成比例，VWD 可分为三大类：1 型，vWF 的含量部分缺乏。这是最常见的形式。2 型，vWF 中的功能缺陷分为 4 种亚型，2A(与高分子量 vWF 多聚体缺乏相关的血小板 GPIb 亲和力降低)、2B(亲和力增加)、2M(vWF 所有多聚体与血小板 GPIb 的亲和力降低) 和 2N(与 FVID 的亲和力降低)。3 型，vWF 完全缺乏。这是最严重的形式。

vWF：RCo 和 FV Ⅲ水平应在手术前一周测定，并确定不存在 vWF 抑制剂 (3 型)。

(1) 围手术期替代疗法的原则

vWD 有两种治疗选择，适应证取决于其类型：去氨加压素 (1- 脱氨基 -8-D- 精氨酸加压素，也称为 DDAVP) 和 vWF/FV Ⅲ浓缩物的输注。

对治疗有反应的患者，在 DDAVP 输注 30 ～ 60min 后，通过释放内皮细胞中储存的内源性 vWF，诱导 FV Ⅲ和 vWF 水平增加 2 ～ 4 倍，并在 6 ～ 9h 后恢复至基线。这是 vWF 基线水平＞ 10IU/dL 的 1 型患者的治疗方案。它也可用于一些 2A、2M 或 2N 亚型患者。因为存在较大的个体差异，应在手术前评估患者对 DDAVP 的反应。特别是一些 vWD 亚型表现出 vWF 清除率增加时，则需要更频繁的输注。在 2B 型中，由于存在产生血小板减少或症状恶化的风险，DDAVP 是禁忌的。

有应答的患者，应在术前 30 ～ 60min 皮下或静脉注射 DDAVP。然后，每 12 ～ 24h

给予重复剂量。患者可能会出现快速耐受和低钠血症，所以要限制液体摄入并在重复给药时监测血清钠浓度。

当去氨加压素存在使用禁忌或无效时，采用 vWF 单独使用或联合使用 FV Ⅲ的替代疗法。市场上有几种 vWF/FV Ⅲ产品，每种产品具有不同的 vWF：RCo/FV Ⅲ：C 比值。这些组合产品同时提高 vWF 和 FV Ⅲ水平，单独使用 vWF 浓缩物时内源性 FV Ⅲ的增加有 6 ～ 12h 延迟。推荐术前 lh 使用负荷剂量的 FV Ⅲ -vWF 浓缩物。

此外，2015 年 12 月，美国食品药品监督管理局 (FDA) 批准了第一个重组 vWF 用于 vWD 患者出血的治疗。

目前还没有足够的试验数据来清晰地定义止血的 vWF 和 FV Ⅲ目标水平以及术后替代治疗的持续时间 (表 6-2)。

表 6-2 根据手术类型推荐的 Willebrand 瑞斯托菌素辅因子 (vWFRCo)/V Ⅲ因子 (FV Ⅲ) 的止血目标水平

侵入性干预	天数	vWFRCo/FV Ⅲ止血目标水平
大手术	0	100%
	1 ～ 5/10d	≥ 50%
小手术	0	≥ 50%
	1 ～ 2/D4d	≥ 30%

摘自 Laffan 等。

术后应每天检测 vWF：RCo 和 FV Ⅲ水平。当 FV Ⅲ水平升至 50% 以上时，应单独使用 vWF 浓缩液继续替代治疗，以降低静脉血栓形成的风险。

(2) 特殊案例

①有抑制剂的 vWD 病

在多次输注 vWF 浓缩物后出现抗 vWF 同种抗体的 3 型患者，应考虑给予高剂量的重组 FV Ⅲ或重组因子 V Ⅱ a(rFV Ⅱ a)。

②怀孕和 VWD

怀孕期间，出现生理性 vWF 和 FV Ⅲ水平增加 2 ～ 3 倍，通常足以纠正 1 型 vWF 缺乏，但不适用于 2 型或 3 型患者。一些学会已经对这些患者的围生期管理发布了推荐意见，一致认为当 vWF：RCo 和 FV Ⅲ水平在妊娠晚期≥ 50% 时，可安全实施剖宫产、阴道分娩和椎管内麻醉。另一方面，对于 vWF/FV Ⅲ≥ 50% 的患者，通常为 2 型或 3 型 vWF 缺乏，在分娩时替代疗法的目标水平或产后替代治疗的最佳持续时间尚无明确指导意见。一些作者建议在分娩前 vWF：RCo/FV Ⅲ止血目标水平应在 150% ～ 200%，并在产后 4 ～ 7d 维持在该水平。此外，2 型和 3 型患者禁用椎管内麻醉。

2. 遗传性血小板疾病的围手术期管理

遗传性血小板疾病的特征在于血小板受体的异常表达或颗粒分泌，影响血小板活化的一个或多个环节。

在最严重的遗传性血小板功能障碍中，其中两种特别有趣：Glanzmann 血小板无力，由血小板纤维蛋白原受体、糖蛋白 GP Ⅱ b-Ⅲ a 的含量或功能异常引起；巨血小板综合征，其特征是血小板与血管内皮下的黏附缺陷，导致 GP Ⅰ b-Ⅸ-Ⅴ受体复合物的异常。

在 Glanzmann 血小板无力症患者中，多次输注血小板可诱导针对 HLA 系统和（或）针对糖蛋白 GP Ⅱ b-Ⅲ a 的抗体的形成，应在手术前一周筛查患者是否存在此类抗体。

对于小手术和轻度的血小板异常，在大多数情况下，局部止血药联合全身性使用氨甲环酸以及在某些情况下使用 DDAVP，通常是足够的。DDAVP 对以血小板效应受体缺陷为特征的血小板疾病无效。

接受大手术的中度至重度血小板异常患者，预防措施是输注 HLA 匹配的单采血小板和联用上述辅助治疗。

抗体的存在并不总是血小板输注无效的预测因素，不应成为血小板输注的禁忌证。重组 FV Ⅱ a 是免疫或非免疫原因导致血小板输注无效患者的另一种选择。

术后，输注血小板或 rFV Ⅱ 8.a 持续不同的时间，有时直到伤口愈合。还应注意脊椎麻醉是禁忌的。

（二）遗传性凝血障碍的围手术期管理

1. 血友病的围手术期管理

血友病是由因子 V Ⅲ (FV Ⅲ)(血友病 A，占血友病的 80%) 或因子Ⅸ (F Ⅸ)(血友病 B) 缺乏引起的隐性 X 染色体连锁疾病。

血友病按严重程度分为 3 组：重度 FV Ⅲ或 F Ⅸ＜ 1%，中度 1% ～ 5%，轻度＞ 5%。

活化部分凝血活酶时间 (aPTT) 延长的病例应怀疑血友病，可通过测定 FV Ⅲ和 F Ⅸ来明确诊断。

在手术前 1 周，检测 FV Ⅸ和 F Ⅸ水平以及筛查 FV Ⅲ和 F Ⅸ抑制剂至关重要。

(1) 围手术期替代疗法的原则

应在临近麻醉诱导前补充缺陷因子，以避免手术过程中血浆因子水平过早下降。

A 型血友病治疗选择 FV Ⅲ浓缩物。在体内没有抑制剂的情况下，每公斤体重施用的 1 个单位 FV Ⅲ，使血浆水平增加 2IU/dL。FV Ⅲ应缓慢静脉注射，速度不超过 3mL/min。半衰期为 8 ～ 12h。

对于 F Ⅸ缺乏症，最好使用仅含有 F Ⅸ而非凝血酶原复合物浓缩物 (PCC)，PCC 含有可能增加血栓形成风险的其他凝血因子。在体内没有抑制剂的情况下，每公斤体重施用 1 个单位血浆来源或重组 F Ⅸ分别使 F Ⅸ水平增加 1IU/dL 和 0.8IU/dL。F Ⅸ的半衰期为 18 ～ 24h。

针对缺陷因子的止血目标水平和根据手术类型的术后替代治疗持续时间的欧洲指南见表 6-3。

表 6-3 根据手术类型确定的因子 VⅢ(FVⅢ)和因子Ⅸ(FⅨ)的止血目标水平推荐

侵入性干预	天数	FVⅢ/FⅨ止血目标水平
大手术	0	≥ 80%
	7d	≥ 50%
	8 ～ 21d	≥ 30%
小手术	0 ～ 4d	≥ 50%
	5 ～ 6/8d	≥ 20%

摘自 Hermans 等和 Mensah 等。

大手术时，应该首选连续输注，因为与非连续给药相比，它可以使因子水平更稳定，并减少因子消耗。

通常不需要在手术期间测量因子水平，但术后应每天分析 FVⅢ和 FⅨ。与 FVⅢ不同，FⅨ水平不会因炎症而升高，因此通常需要更长时间的术后替代疗法。

(2) 特殊病例

①轻度血友病 A

对于微小或中型手术，如在 vWD 中所述，围手术期管理基于 DDAVP，前提是患者对治疗有反应。

②有抑制剂的血友病

体内产生抑制反应的患者，围手术期通常给予 rFVⅡa 或活化的 PCC。这些试剂的目的是绕过由活化 FⅨa 和 FVⅢa 形成的内在的液化酶复合物来增加凝血酶的形成，凝血酶是将纤维蛋白原裂解成纤维蛋白的关键酶。

2. 罕见凝血因子缺乏的围手术期管理

罕见的凝血因子缺乏症(RCFD)占遗传性凝血功能障碍的3%～5%。它们涉及因子Ⅱ、Ⅴ、Ⅶ、Ⅹ、Ⅺ和ⅩⅢ的缺乏，纤维蛋白原含量或功能缺陷，因子Ⅴ和ⅤⅢ以及维生素K 依赖性因子的联合缺乏。FⅦ和 FⅪ缺乏占 RCFD 的 2/3。

这些 RCFD 的主要特征是缺乏因子的残留水平与出血表型之间缺乏明确的相关性。只有因子Ⅹ、ⅩⅢ和纤维蛋白原的缺乏与出血表型密切相关。

除 FXⅢ缺乏外，RCFD 表现出 PT 和(或)aPTT 延长。

术前替代治疗的选择取决于因子水平、出血表型和手术类型。

无症状患者，目前的趋势是不采用预防性治疗。

小手术使用抗纤维蛋白溶解剂来预防出血。

大手术，因子严重缺乏的剖宫产或分娩患者的止血管理采用重组或血浆来源产品的替代疗法。当不能使用因子浓缩物 (F Ⅱ、F Ⅴ和 F Ⅹ) 时，可以使用 PCC 或新鲜冰冻血浆 (FFP)(表 6–4)，尽管存在形成血栓的风险。每个因子的止血目标水平尚不确定。在大手术中，当因子残留水平低于 20% 时，通常使用替代疗法 (表 6–4)。在全球范围内，孕妇分娩时的止血目标水平相似。

表 6–4　推荐的止血目标水平、输注因子半衰期和大手术中的替代方案

缺乏因子	止血目标水平 (IU/dL)	因子的半衰期	替代治疗	
			产品	剂量
纤维蛋白原	1g/L	2 ～ 4d	纤维蛋白原浓缩物	50 ～ 100mg/kg，如需要，每 2 ～ 4 天低剂量重复使用
Ⅱ因子	20%	3 ～ 4d	PCC	20 ～ 30IU(F Ⅸ)/kg；如需要，10 ～ 20IU(F Ⅸ)/(kg·48h)
Ⅴ因子	15% ～ 20%	36h	FFP	15 ～ 25mL/kg；如需要，10mL/(kg·12)h
Ⅶ因子	15% ～ 20%	4 ～ 6h	活化的重组 F Ⅶ F Ⅶ浓缩物	15 ～ 30μg/kg；如需要，每 4 ～ 6h 重复 1 次 每 4 ～ 6 小时给予 10 ～ 40IU/kg，1 次
Ⅹ因子	15% ～ 20%	40 ～ 60h	PCC	20 ～ 30IU/kg；如需要，10 ～ 20IU/(kg·24h)
Ⅸ因子	15% ～ 20%	40 ～ 70h	F Ⅺ浓缩物	10 ～ 15IU/kg，最大 30IU/kg
ⅩⅢ因子	2% ～ 5%	10 ～ 14d	重组 FXⅢ (FXⅢ–A 缺乏) FXⅢ浓缩物	35IU/kg，10 ～ 40IU/kg

摘自 BoltonMaggs 等，Mamiucci 等，Mumford 等。PCC：凝血酶原复合物浓缩液；FFP：新鲜冷冻血浆。

三、获得性凝血疾病的围手术期管理

（一）获得性原发性凝血障碍的围手术期管理

1. 获得性血小板减少症的围手术期管理

中度或重度血小板减少症可增加有创操作过程中出血的风险。通过预防性输注血小板可以消除这种风险。血小板计数的输注阈值主要取决于血小板减少的病因、有创操作及麻醉的类型。

围手术期血小板计数输注阈值指南基于专家组的综述，根据有创操作的类型，见表 6–5。

血小板输注的推荐剂量为每 10kg 体重 (0.5 ～ 0.7)×10^{11} ABO 和 Rh 相容的血小板。

表 6-5 根据有创操作的类型推荐的血小板计数阈值

有创操作的类型		血小板计数阈值 (G/L)
手术	一般	50
	剖宫产	50
	神经外科	100
	球后手术	100
阴道分娩		30
椎管内麻醉	脊椎麻醉	50(50 可根据病例的具体情况进行讨论)
	硬膜外麻醉	80(30 可根据病例的具体情况进行讨论)

摘自 Haute Autorite deSante。

(1) 免疫性血小板减少性紫癜 (ITP) 特例

ITP 的特征为正常血小板被外周免疫破坏，因此不推荐血小板输注作为一线治疗。

计划行择期手术的患者，可术前输注多价免疫球蛋白 (1g)，400mg/kg，每天 1 次，连续 5d，或 1g/kg 单次输注，联合大剂量皮质类固醇药物，可迅速增加血小板计数。

对于急诊手术，血小板输注可能每 30min 至 8h 需重复 1 次，可以与多价 1g 和皮质类固醇联合使用，这样可以提高输注的效果。

2. 接受抗血小板药物治疗的患者的围手术期管理

围手术期维持抗血小板治疗时，若患者因出血风险中断抗血小板治疗，围手术期管理必须权衡血栓形成的风险。

围手术期维持阿司匹林治疗通常对出血事件没有影响。因此，在大多数病例中应继续使用阿司匹林，除非是心血管风险低接受大手术或接受封闭空间内 (如神经外科或椎管) 手术的患者，这些患者术前 3 天停用阿司匹林就足够了。此外，维持阿司匹林治疗不是椎管内麻醉的禁忌证，应该首选脊椎麻醉而不是硬膜外麻醉。

相反，氯吡格雷、替卡格雷和普拉格雷会增加围手术期出血风险。氯吡格雷和替卡格雷应在术前 5 天停用，普拉格雷应在术前 7 天停用。

术前用阿司匹林代替这些药物是常见的做法。当计划实施椎管内麻醉时，指南推荐分别在手术前 5、7 或 7 ～ 10 天停用替卡格雷、氯吡格雷或普拉格雷。

冠状动脉支架或最近发生急性冠状动脉事件的患者，如果以不合适的方式停止抗血小板治疗，血栓形成的风险会很高。

在裸金属支架植入后 4 ～ 6 周和药物洗脱支架植入后 6 ～ 12 个月，血栓形成风险仍然很高，在此期间需要维持血小板双抗治疗。心肌梗死后 1 年也推荐双联疗法。

因此，任何非紧急手术都应推迟到每种类型支架的血栓形成风险期之后。如今，大多数药物洗脱支架是第二代支架，具有较低的血栓形成风险；在这种情况下，手术可以延迟到术后 3 ～ 6 个月。

如果手术不能推迟，原则是仅在适度至中度出血风险手术停止双联抗血小板药物，维持阿司匹林治疗。坎格雷洛是一种具有极短半衰期的可逆 P2Y12 血小板抑制剂，用它替代噻吩并吡啶可能是一种具有前景方法。

出血的情况下，尚无抗血小板药的解毒剂。可以采用血小板输注的方法，但它对使用替卡格雷的患者疗效尚不确定，因为循环中替卡格雷及其活性代谢物可能对新鲜血小板产生抑制作用。

(二)获得性凝血障碍的围手术期管理

1. 维生素 K 拮抗剂治疗患者的围手术期管理

对接受维生素 K 拮抗剂 (VKA) 治疗的患者进行围手术期管理，需要评估手术的紧急程度，平衡血栓形成风险和出血风险。急诊手术是指需要在达到安全止血目标水平之前实施手术，在神经外科手术中，该目标水平定义为 INR ＜ 1.5(或＜ 1.2)，可通过单独使用维生素 K 来实现。肝脏合成新的功能性凝血因子的时间估计最少为 12 ～ 24h。

(1) 择期手术：对于出血风险较低的手术，如白内障手术或胃肠道纤维镜操作，只要 INR 保持在目标范围内，就可以继续使用 VKA。

对于中度至高度出血风险的手术操作，应在手术前 4 ～ 5 天停用 VKA，以达到低于正常的 INR。大多数研究表明，肝素术前桥接使大出血风险增加 3 倍以上，且不降低血栓栓塞的风险。

因此，围手术期桥接抗凝治疗应仅专门针对血栓栓塞风险高的患者，如机械性心脏瓣膜患者、CHA2DS2-VASC 或 CHADS2 评分高的房颤患者、静脉血栓栓塞性疾病 (VTE) 高血栓栓塞风险的患者，高血栓栓塞风险定义为 3 个月内发作过 1 次，或至少发生过 2 次而其中至少有一次没有诱发因素的复发 VTE。

这些情况下，应在使用最后一剂 VKA 后 24 ～ 48h(根据 VKA 的半衰期)，开始使用治疗剂量的肝素进行桥接治疗。应在手术前 1 天测量 INR，如果 INR ＞ 1.5，应给予维生素 K 5mg 口服。

可在手术后 48 ～ 72h 重新开始使用 VKA，如果不能实现，在出血风险得以控制时可以给予治疗剂量的肝素。同时，应在有征象时开始血栓的预防。

(2) 急诊手术：需要紧急手术的患者，给予三因子 (Ⅱ、Ⅸ、Ⅹ) 或四因子 (Ⅱ、Ⅶ、Ⅸ、Ⅹ)PCC 将迅速逆转抗凝血作用。紧急情况下，根据体重和 INR 调整 PCC 剂量。如果无法获得 INR，则 PCC 剂量为 25IU/kgF Ⅸ当量。与 VKA 相比，由于 FV Ⅱ a 的半衰期短 (为 6 ～ 8h)，应静脉注射维生素 5 ～ 10mg 以维持逆转作用。

如果手术可以延迟 12 ～ 24h，可以单独给予维生素 K 5 ～ 10mg 来逆转抗凝血治疗。

2. 接受口服抗凝剂治疗的患者的围手术期管理

口服抗凝剂 (DOAC) 针对性抗Ⅱ a 作用或抗Ⅹ a 作用。每年有 10% ～ 13% 接受 DOAC 治疗的患者需要接受手术或有创操作。

几个专家组已就这些患者的围手术期管理发布了推荐意见。

(1) 择期手术：抗－Ⅹ a 的 DOAC 通常在手术前 3 天停用。达比加群主要通过肾脏排泄消除，应在手术前 4 或 5 天停用，取决于 Cockcroft 和 Gault 公式计算的肌酐清除率。不需要术前进行止血测试或桥接治疗。

术后重新开始抗凝，首先是在有适应证时预防性使用 LMWH，然后在术后第 3 或第 4 天恢复 DOAC，此时已无出血风险。

对于出血风险较低的介入操作，在操作前一晚和当天早晨不应该给予患者 DOAC。可以在操作当天按常规给药时间或操作后 6h 恢复用药。

脊椎麻醉、硬膜外麻醉或神经外科手术前，最后一次 DOAC 摄入应在手术前 5 天，并且需患者无肾功能损害以确保药物消除。

(2) 急诊手术：已经从临床试验中推断出安全的 DOAC 浓度，粗略设定为 30ng/mL。

如果无法测量 DOAC 血浆浓度，正常凝血试验 (PT、aPTT) 结果可判断残余 DOAC 活性低，但阿哌沙班除外。

如果最近摄入了 DOAC(2h 前摄入达比加群和利伐沙班或 6h 前摄入阿哌沙班)，可给予活性炭限制其吸收，以降低 DOAC 的血浆浓度。

接受达比加群治疗的患者伴有肾功能不全或达比加群水平≥ 200ng/rnL，如果手术可以推迟，应考虑进行血液透析治疗。

如果手术不能延迟超过 8h 且 DOAC 血浆浓度＞ 30ng/mL，达比加群治疗患者时，可以给予 5g 的伊达鲁单抗 (Praxbind®2.5g/50mL)。该特异性解毒剂是人源化单克隆抗体片段 (Fab)，与达比加群具有高亲和力。

然而，它的实际效果和安全性尚不确定。

在临床相关出血复发的情况下或在需要第 2 次手术且凝血时间延长的患者，可考虑给予第 2 次 5g 剂量。

使用因子Ⅹ a 抑制剂治疗的不可推迟的手术患者，我们建议进行手术，并“仅在异常出血的情况下”使用非活化或活化的 PCC(FEIBA®) 作为二线治疗。

第二节　过敏患者的麻醉

过敏反应是麻醉中罕见但可能致命的并发症。据估计，其发生率可达每 100 万例手术 100.6(76.2 ～ 125.3) 例，且女性高发，与围手术期并发症的发生率和死亡率密切相关。麻醉过敏反应的致死率在澳大利亚西部为 0 ～ 1.4%，在日本为 4.76%。而神经肌肉阻滞剂所引起的过敏反应致死率，即使在经过充分复苏的患者，在法国达 4% 而英国 9%。

有时候过敏反应完全无法预测，可在完全没有任何过敏史的患者身上发生，麻醉医生则必须能够迅速识别，并依据现有指南给予合理的治疗，还要明确患者是符合过敏反应诊断的。

当患者有既往食物或药物过敏史时，情况会更复杂。此时，麻醉医生必须辨别不同的可能性。患者可能对麻醉期间的用药过敏，有些过敏与麻醉药物或手术材料 (手套、皮肤消毒剂、染料) 有交叉反应。有时，患者主诉既往麻醉中发生了过敏反应，但未进行过敏评估。在对这类患者进行术前评估时，即便需要推迟手术，麻醉医生也必须追根溯源。但在不能推迟手术或急诊患者的情况，麻醉医生必须选择合适的麻醉药物以尽量降低发生过敏反应的风险。

本节将着重回顾麻醉医生面临的最常见的过敏反应，及其对未来麻醉的警示作用。在简短描述这些过敏反应的流行病学特征后，我们总结了目前针对在麻醉评估或急诊麻醉过程中发生的过敏反应的主要指南。

一、围手术期过敏反应的流行病学特征

急性超敏反应的流行病学特征在不同地域和临床实践方面变化很大，从英国的 1∶353 麻醉，到澳大利亚的为 1∶11000 麻醉。这些超敏反应的首要机制就是过敏。

麻醉中，过敏反应常由以下几种物质引起：

神经肌肉阻滞剂 (NMBA) 是很多国家过敏反应的首要药物种类。在法国，其发生率据预测可达 184.0(139.3 ～ 229.7)/100 万，占据了麻醉期间过敏反应的 60%。在西班牙和美国，NMBA 的过敏反应发生率似乎较低。其中，舒更葡糖和罗库溴铵的过敏反应发生率最高，分别为首次用药患者 1/2080 和 1/2449。阿曲库铵相对较为安全，过敏反应发生率为首次用药患者 1/22450。顺阿曲库铵相对也比较安全，其在法国有 29.6% 的市场占有率，但是仅占全部过敏反应的 5.9%。

抗生素导致的麻醉期间过敏反应逐渐增多。在法国，抗生素所致的围手术期过敏反应在 80 年代仅为 2%，但据 2007 年的 GERAP 研究报道，其发生率已增至 18.1%。在西班牙和美国等其他国家，抗生素所致的过敏反应则占麻醉期间过敏反应的 40% ～ 50%。青霉素类和头孢菌素是麻醉期间导致过敏反应的主要抗生素。在头孢菌素应用于预防手术感染后，导致了围手术期针对抗生素的超敏反应数显著上升，以头孢唑啉显著。

β- 内酰胺类的疑似过敏很难确诊，它是患者自行报告最多的过敏药物，约占住院患者的 10% ～ 15%。这类过敏反应常常被过度报告，但又调查不足，在进行相应的过敏测试后，有 90% 患者都会被排除。此外，这些患者中的 80% ～ 90% 都能在未来很好地耐

受β-内酰胺类药物暴露。根据不同的研究方法，青霉素在一般人群中的不良反应发生率为0.2%～5%。在欧洲，肠外青霉素过敏反应的预测发生率约为32/10万。青霉素治疗患者发生致死性过敏反应的风险为0.0015%～0.0020%。

其他抗生素也可能诱发过敏反应。万古霉素和喹诺酮类抗生素都可以引起急性超敏反应，因为它们可以直接诱导组胺释放，甚至可以不通过IgE介导的机制就引起过敏反应。

时至今日，乳胶过敏依然是麻醉期间过敏反应的主要诱因之一。在HIV开始流行后，对天然乳胶(NRL)产品的高需求导致了更多含蛋白乳胶制品的市场营销，从而导致了乳胶过敏反应数量的显著增加。有些人群的风险更高，如有脊柱裂或经历过多次手术的患者、医务工作者和有乳胶－水果综合征的患者。

事实上，一些乳胶过敏原和食物过敏原存在交叉反应。最常见的水果为猕猴桃、栗子、牛油果和香蕉，但也涉及一些含有I类几丁质酶的食物。天然乳胶过敏和相关食物过敏的患者发生率为21%～58%。有一些预防天然乳胶过敏的措施可降低发病率，如在脊柱裂手术和多次手术的患儿中避免乳胶的应用，使用质量更好的乳胶，并提高医务工作者对乳胶过敏风险的认识。应用上述方法，天然乳胶过敏的人群总体发病率从2002年的6.1%成功降至2010～2013年的1.2%。2005～2007年，乳胶过敏是法国手术室内IgE介导过敏反应诱因的第2位，而在2011～2012年排名降至第4位。

镇静催眠药物引起的过敏反应目前相对少见。过去巴比妥类药物过敏较多，主要是因为其直接引起组胺释放的作用，也可导致IgE介导的过敏反应。某些镇静催眠药的助溶剂聚氧乙烯蓖麻油，也常常与过敏反应相关，丙泊酚溶剂改为10%大豆乳剂后显著降低了超敏反应的发生率。其他镇静催眠药物(咪达唑仑、依托咪酯和氯胺酮)引发的过敏反应则较为罕见。

在最近的一项法国调研中，阿片类药物过敏只占围手术期过敏反应的1.6%，其机制主要是非特异性皮肤肥大细胞的激活。

因为大多数非甾体抗炎药(NSAID)为环氧合酶1(Cox1)抑制剂，也可引起超敏反应但很罕见，也不会与其他过敏原发生交叉反应。

考虑到局部麻醉药物的广泛应用，其诱发的过敏反应比较罕见。苯甲酸酯类药物可通过其代谢产物(对氨基苯甲酸)导致过敏反应，且同类药物可存在交叉过敏。而目前应用的酰胺类局部麻醉药物的过敏风险则较低。大多数报道的局部麻醉药物过敏都是通过非IgE介导的机制(如血管迷走性晕厥、药物过量、血管内给药、血管升压素症状等)。局部麻醉药物的过敏反应主要是迟发性过敏反应，会引起湿疹。对于局部麻醉药物皮肤测试阳性的患者，也必须考虑其可能对甲基对苯二甲酸酯、对苯二甲酸酯或防腐剂中的偏亚硫酸盐等物质过敏。

作为皮肤消毒剂的氯己定(双氯苯双胍己烷)，也是中心静脉导管包被涂层、尿道胶和眼科冲洗液的成分之一，也是围手术期过敏反应的可能过敏原。针对该物质的过敏反应在不同国家发生率不同。在英国，氯己定占围手术期 IgE 介导过敏反应诱因的 5%；而丹麦风险较高，围手术期 9.6% 的过敏反应由氯己定造成；法国发生率要低得多，可能与手术室内禁止使用氯己定进行皮肤消毒有关。

胶体液引发的过敏反应发生率在 0.033% ～ 0.22%，其中明胶类引发的发生率较高。

外科医生在癌症手术中明确淋巴结分布的染料，现在是手术室中的重要过敏原。随着其应用的增加，染料诱发的过敏反应发生率也增高。

二、如何调查围手术期过敏反应

在速发型超敏反应发生后，麻醉医生必须尽快根据最新指南进行恰当的救治；在开展合理治疗后还必须采集血样对超敏反应进行确诊。类胰蛋白酶测定是被推荐最多的检测方法，应于超敏反应后 1 ～ 2h 内进行，而至少 24h 后进行类胰蛋白酶的基础水平测定有助于排除全身性肥大细胞增多症。有些指南还推荐进行组胺测定以鉴别非 IgE 介导的超敏反应，为避免组胺检测的假阳性结果，必须冷却采集管至 4℃并进行早期离心。

麻醉医生在过敏反应发生后，必须告知患者，并强调进行详细过敏物检测以确诊并鉴别未来麻醉中安全可用的药物的重要性。过敏反应发生的时间、血样采集时间、可能的过敏药物以及所采用的治疗措施都应该记录在案，并提供给实验室和过敏症专科医生。

患者应在过敏反应后 4 ～ 6 周进行详细的过敏检查。皮肤试验 (针刺试验及皮内反应) 是确诊围手术期超敏反应的金标准，应在有经验的中心，在严格的监管下依据最新的指南进行；当临床病史和皮肤测试结果不一致时，特异性 IgE 抗体检测和体外细胞分析 (嗜碱性粒细胞活化试验) 可能有助于诊断；当抗体、局部麻醉药物或 NSAID 的皮肤测试结果阴性时，激发试验可能对确诊过敏反应有所帮助，但不是所有麻醉药物 (如肌松剂、催眠药等) 都能应用激发试验。

在过敏检测结束后，过敏患者最安全的麻醉策略应由过敏症专科医生和麻醉医生协作制定。必须告知患者其自身的情况，并嘱其随身携带过敏警示卡。

三、患者主诉过敏的处置 (表 6-6)

(一) 对麻醉药物过敏 (全身麻醉或局部麻醉药物)

1. 择期手术

当患者自诉有麻醉过敏史时，麻醉医生必须获取其既往麻醉记录。若病史提示可能会发生过敏反应时，必须将患者转至过敏 - 麻醉会诊以对过敏反应进行评估。可疑过敏麻醉史中所用的所有药物及乳胶均应进行检测。如果患者对神经肌肉阻滞剂过敏，则进行交叉过敏检测。如对局部麻醉药物过敏，在临床可疑和皮肤测试阴性的情况下，可行皮下激发试验确诊。

表 6-6　主诉过敏但无既往检测时应遵循的流程一览表

患者主诉过敏原	常规手术	急诊手术
全身麻醉药物	检查既往麻醉记录	考虑局部 - 区域麻醉
	过敏症专科医生和麻醉医生联合评估：检查怀疑过敏史中应用的所有药物及乳胶	如果不可行，避免肌松药和促组胺释放药物，并避免乳胶接触
	如果既往麻醉方案不详：检测所有肌松药和乳胶	
局部麻醉药物	检查既往麻醉记录	
	过敏症专科医生和麻醉医生联合评估：皮肤测试＋阴性时行激发试验	考虑全身麻醉
β- 内酰胺类药物	对于低危患者 / 手术，根据当地医院规定更换预防手术感染用抗生素	对于低危患者 / 手术，根据当地医院规定更换预防手术感染用抗生素
	对于高危患者 / 手术进行过敏测试皮肤测试＋阴性时行激发测试	如果主诉对青霉素过敏，可以考虑应用头孢吡肟和碳青霉烯类治疗
		如果没有其他治疗选择：考虑快速脱敏治疗 (专科建议)
其他抗生素	避免用于预防手术感染	避免使用怀疑过敏的抗生素
	如果多种抗生素过敏时进行过敏评估	
乳胶	过敏测试：皮肤测试＋阴性时行激发测试	手术优先，给予无乳胶环境
	无乳胶环境列于手术清单首位告知所有相关部门	告知所有相关部门
猕猴桃、栗子、牛油果和香蕉	进行乳胶过敏检测 (如上)	考虑无乳胶环境
吗啡或可待因	过敏测试：皮肤测试＋阴性时行激发测试	避免使用吗啡和可待因
		可用其他阿片类药物
含碘显影剂	过敏测试：皮肤测试＋阴性时进行激发测试	避免同类药物
碘伏	过敏测试：皮肤测试	用氯己定代替
海鲜	对含碘药物或鱼精蛋白无禁忌	
鸡蛋或大豆	对丙泊酚无禁忌	
花生	对任何麻醉药物无禁忌	
红肉或 α- 半乳糖	避免使用明胶胶体液	

a：对多种抗生素过敏，对青霉素或头孢菌素类抗生素有即刻或非速发型超敏反应病史，并有经常使用抗生素的需求（支气管扩张、囊性纤维化、糖尿病、原发或继发的免疫缺陷或无脾 / 脾功能减退症），或需要 β- 内酰胺类抗生素进行特殊治疗。并发感染风险较高的大手术（心胸手术、大型腹部手术）。

如果无法获得既往麻醉记录，在进行过敏 - 麻醉联合会诊时，应对所有的肌松药物和乳胶进行检测。

（二）急诊手术

急诊手术的术前准备时间太短，不足以对患者进行合适的过敏检测，所以麻醉应在无乳胶环境中进行。如既往全身麻醉过程中曾发生过敏反应，则应考虑进行局部麻醉；若局部麻醉不能满足手术需求，则应尽量避免使用 NMBA 和促组胺释放药物。

（三）抗生素过敏

1. 择期手术

术前麻醉评估中，约有 30% 的患者主诉药物过敏，其中 25% 主诉对 β- 内酰胺类抗生素过敏。如果对这些患者进行排查，不仅消耗时间还会产生高昂的医疗费用，会对医疗系统造成巨大压力，因此并不推荐。

如果术后需要 β- 内酰胺类的风险较低，采用其他种类抗生素预防术后感染也是有效的。由于青霉素与第一代和早期二代头孢菌素的侧链 R1 同源，可诱发交叉过敏，已不再推荐对青霉素过敏患者整体替换为头孢菌素。其交叉过敏反应发生率可高达 10%，但和第三代头孢菌素的交叉过敏发生率则为 2% ～ 3%，因此青霉素过敏时，目前并不推荐全面应用头孢菌素类抗生素进行替代。根据当地的抗生素预防策略，还可选用其他种类的抗生素。虽然没有交叉过敏反应的报道，但克林霉素也可能诱发超敏反应；为避免万古霉素引起组胺释放综合征，即“红人综合征”，输注应谨慎、缓慢。

对怀疑多种抗生素过敏，对青霉素 / 头孢菌素类抗生素有速发型或非速发型超敏反应病史，但又经常需要使用抗生素治疗（支气管扩张、囊性纤维化、糖尿病、原发或继发的免疫缺陷症或无脾 / 脾功能减退症），或需要 β- 内酰胺类抗生素进行特殊治疗的患者，应严密监测 β- 内酰胺过敏反应。患者拟行感染风险较高的大手术时（心胸手术、大型腹部手术）也需要进行检查，对这类患者单纯避免 β- 内酰胺类抗生素的使用，在发生感染后，引起不良临床结局的风险更高。

对 β- 内酰胺类抗生过敏的过敏原测定比较困难。这些测试应该依据最新的指南，在有经验的中心由熟练的工作人员进行。过敏检测包括对主要的青霉素和头孢菌素类抗生素的皮肤点刺试验。如结果为阴性，可再进行皮内试验。如果皮肤测试结果均不能定性，都未得到阳性结果，则应在严密监控下使用全剂量激发试验以排除 β- 内酰胺过敏。

（四）急诊手术

对于并发感染风险较小的手术和（或）患者，避免使用同类抗生素就可有效避免过敏反应。

当β-内酰胺过敏患者有应用β-内酰胺的特殊需求时，情况会复杂得多，详见上文。由于情况紧急而无法实施合适的过敏评估时，虽然可以更换为另一类抗生素，但临床抗感染失败的风险可能会因此增高。当患者自述青霉素过敏时，头孢吡肟和碳青霉烯类超敏反应较为少见，可考虑作为感染性并发症的潜在治疗手段。当怀疑患者对某种抗生素过敏，但又需要该类抗生素治疗时（如有多重耐药菌感染），有建议采用逐渐增加剂量的方法进行快速脱敏，但这种免疫耐受仅能用于维持治疗阶段。

（五）乳胶过敏

主诉对乳胶过敏的患者或具有乳胶过敏风险的患者（特异性反应、乳胶－水果综合征、脊柱裂、多次手术），必须转诊至过敏专科医生处咨询。如果确认乳胶过敏，或麻醉评估和手术之间的间隔时间不足以进行过敏评估时，患者必须安排在第一台、无乳胶环境中进行手术。手术相关的各个单元都应收到患者过敏反应的警示。麻醉科还应有最新的含乳胶器械的清单。

（六）吗啡或可待因过敏

吗啡和磷酸可待因可诱发非特异性皮肤肥大细胞激活，导致皮肤瘙痒、荨麻疹和轻度低血压，这种组胺释放效应可以解释为什么阿片类药物的过敏反应常被过度报道。IgE介导的对吗啡和可待因的过敏反应虽然罕见，但仍可发生。目前尚无证据表明不同亚类的阿片类药物（菲、苯基哌啶和二苯基庚烷类）存在交叉反应，但吗啡和可待因之间的交叉反应较常见。主诉吗啡或可待因过敏的患者应转诊至过敏专科行进一步评估和皮肤测试。因为吗啡和可待因的组胺释放效应，皮肤测试结果有时难以解读，使用时不应超过最大推荐浓度。当皮肤测试结果难以定论时，可以考虑激发试验。当患者对吗啡或可待因过敏时，应同时禁用这两种药物，但并不影响其他阿片类药物的使用。

（七）碘过敏

碘本身并不是抗原决定簇，事实上患者是对碘造影剂或作为皮肤消毒剂的碘伏过敏。所以应该询问患者以确定过敏反应是发生在造影过程中，还是皮肤消毒时。

如果怀疑碘造影剂过敏，应对患者行皮肤测试和体外测试，以对即刻和非即刻过敏反应均进行确诊，也可以进行药物激发试验。测试时还应注意，不同碘增强造影剂之间的交叉反应比较常见。

碘伏的超敏反应比较罕见，速发型超敏反应的过敏原通常为聚乙烯吡咯烷酮，但非速发型超敏反应也可能由壬苯醇醚引起。皮肤测试可用于诊断。对碘伏过敏者，可避免使用碘伏，改用其他皮肤消毒剂如氯己定等。目前无证据表明碘伏与含碘类药物具有交叉过敏反应。

(八)海鲜过敏(鱼、贝类)

海鲜过敏和含碘药物过敏之间不存在相关性，所以对海鲜过敏的患者可安全应用含碘类药物。

硫酸鱼精蛋白是导致非 IgE 介导的超敏反应的常见原因。鱼精蛋白也可能导致过敏，具有该过敏史时应禁用硫酸鱼精蛋白。相反，目前并无证据支持鱼类过敏患者应禁用硫酸鱼精蛋白。

(九)鸡蛋或大豆过敏

丙泊酚目前采用的脂肪乳化剂是卵磷脂和大豆油。尽管罕见，但丙泊酚诱发的超敏反应也有几例报道，且部分与食物过敏存在交叉。人群总体的食物过敏发生率在上升，而鸡蛋和大豆常常是病因所在。因此，麻醉医生若顾虑患者的大豆或鸡蛋食物过敏史与丙泊酚之间存在交叉反应，会在麻醉方案中排除丙泊酚。

这一假说目前尚无证据支持，新近的两篇研究都显示对于鸡蛋或大豆过敏的患者，应用丙泊酚并不会增加其超敏反应的风险。因此，丙泊酚对于这些患者可能是安全的。

(十)红肉或α- 半乳糖过敏

红肉过敏比较少见(仅占食物过敏的 3%)，其中牛肉是最常见的致敏肉类。红肉过敏可能与牛源的明胶药物如明胶类胶体液，或一些疫苗中的稳定剂引发的超敏反应相关。有报道显示碳水化合物半乳糖 -α-1，3- 半乳糖(α- 半乳糖)是诱发红肉过敏的可能介质。因此，红肉过敏的患者应避免使用明胶胶体。

(十一)花生过敏

尚无报道显示花生与麻醉药物存在交叉过敏，因此对花生过敏患者无需调整麻醉方案。

四、麻醉中超敏反应的处理

速发型超敏反应可以根据相关症状(表 6-7)以及过敏原暴露和过敏反应发生的先后时间关系进行识别。

表 6-7　按严重程度分级的速发型超敏反应症状

严重程度	症状
Ⅰ	皮肤特征：红疹、荨麻疹、伴或不伴血管性水肿
Ⅱ	出现可察觉的但不危及生命的症状：皮肤效应、动脉压低、咳嗽或机械通气困难
Ⅲ	出现危及生命的症状：心血管性虚脱、心动过速或心动过缓、心律不齐、严重支气管痉挛
Ⅳ	循环衰竭、心脏和(或)呼吸骤停

当怀疑速发型超敏反应时，麻醉医生必须迅速进行合理治疗，2011 年的 ENDA/EAACI 指南已对这些反应的处理方法进行了规范。

在所有的病例中都应使用综合的复苏治疗，并应根据临床严重程度和患者病史进行调整。同时，需撤除所有怀疑过敏的药物。并应告知外科团队，考虑过敏反应的严重程度，共同决定是否继续手术。若发生严重过敏反应，还需寻求帮助。

速发型超敏反应的治疗包括：

(1) 吸入 100% 纯氧，必要时快速控制气道。

(2) 被动抬高患者双腿，并快速静脉输注晶体液。当晶体液输注超过 30mL/kg 时给予胶体液，并应避免可能诱发过敏反应的胶体液。

(3) 直接由静脉给予冲击剂量肾上腺素，每 1 ～ 2min 给 1 次，直到恢复血流动力学稳定。起始剂量取决于过敏反应严重程度(表 6-8)，随后可改为持续静脉输注肾上腺素 0.05 ～ 0.1μg/(kg·min)。对于使用 β 受体阻滞剂的患者，必须加大肾上腺素的使用剂量。

表 6-8　根据过敏反应严重程度分级的肾上腺素剂量

Ⅰ级	无需使用肾上腺素
Ⅱ级	每 1 ～ 2min，10 ～ 20μg
Ⅲ级	每 1 ～ 2min，100 ～ 200μg
Ⅳ级	每 1 ～ 2min，1 ～ 2mg

考虑维持静脉输注肾上腺素 0.05 ～ 0.1μg/(kg·min)。

(4) 如果应用肾上腺素后仍然出现难治性低血压，联合应用亚甲基蓝 (1 ～ 3mg/kg) 可能有效。

(5) 舒更葡糖曾被认为是怀疑甾体类 NMBA(罗库溴铵和维库溴铵)过敏的有效治疗措施，但目前尚存争议。舒更葡糖的疗效在皮肤测试和嗜碱性粒细胞激活试验中都无法证实，临床病例也有显示其疗效不佳的报道。相反，还有一些病例报道患者对舒更葡糖本身过敏以及给药后加重原过敏反应。因此，应仅在肾上腺素抵抗的患者中谨慎使用。

(6) 心脏骤停应根据现有指南进行治疗。

(7) 糖皮质激素 (200mg/6h 氢化可的松) 是二线治疗药物，可能可以预防迟发性休克表现。

(8) H_1 抗组胺药物对于 I 级过敏反应可能有效。

由于存在血压波动的风险，过敏反应后 24h 都应对患者进行严密监测。

对接受 β 受体阻滞剂治疗的患者应增加肾上腺素用量。

五、结论

围手术期过敏反应的发生率虽然不高，但因其与并发症发生率和死亡率密切相关，风险不容忽视。患者主诉的过敏常常会因为过度描述和评估不足而令人困惑，所以麻醉医生必须把针对各种过敏原的推荐治疗方案烂熟于心，当发生围手术期速发型超敏反应时，必须根据最新指南对其进行合理治疗，并随后强制进行过敏症医生和麻醉医生的联合评估。

第三节　慢性神经肌肉疾病患者的麻醉

神经肌肉疾病是一组先天性或获得性的疾病，特征是神经肌肉传导或肌肉本身受累 (肌病)。重症肌无力的特点是突触后胆碱能受体数量减少引起的神经信号传导缺陷。此类疾病本身就很罕见，在非专科医学中心，临床医生和麻醉医生更少接触到这类患者。呼吸系统和心脏是否受累是决定预后的主要因素。这类疾病需要十分仔细的术前筛查。由于增加围手术期呼吸系统或心脏相关并发症，部分麻醉药物可能是禁忌，或需要改变使用方法。患者接受手术的原因可能包括：

(1) 疾病病因相关治疗 (肌无力患者的胸腺切除术)。

(2) 功能性手术 (矫正肌肉疾病引起的脊柱畸形)。

(3) 治疗疾病并发症 (白内障或 Steinert 强直性肌营养不良患者的胆囊切除术)。

一、重症肌无力患者的麻醉

美国重症肌无力的发病率约为 2/100000，可于任何年龄发病，但主要累及 40 岁以下成年人 (60%)，且以女性为主。重症肌无力是由攻击突触后胆碱能受体 (nAchR) 的自身抗体引起的，导致运动终板的神经信号传导阻碍 (突触后神经肌肉阻滞)。有功能的突触后受体数量降低引起终板电位幅度下降，进而无法诱发肌肉收缩。当大量的神经肌肉接头受累时，即可观察到肌肉无力，休息后肌力可恢复正常。最严重的患者特征为呼吸肌受累 (胸廓肌肉与膈肌) 和吞咽功能异常 (20% ～ 30% 患者)，可诱发危及生命的呼吸系统并发症。其诊断主要依靠临床体征，抗胆碱能自身抗体阴性不可用于排除此疾病。临床常发现其与其他自体免疫性疾病共存(类风湿性关节炎、桥本甲状腺炎、系统性红斑狼疮)，需要进行系统检查。预后程度与是否发生吞咽困难、呼吸系统受累等并发症相关。重症肌无力的治疗管理包括宣教(加重疾病的因素、发生并发症的症状和禁忌药物等知识)和治疗症状的药物，如抗胆碱酯酶制剂(新斯的明、吡斯的明和安贝氯铵)。静脉免疫球蛋白或血浆去除法等免疫抑制治疗可能对症状严重的患者有效。胸腺切除术可使缓解期更长，症状再次出现会比较晚。

(一)术前评估

通过评估呼吸功能判断疾病的严重程度。美国重症肌无力基金会将疾病严重程度分为5个等级，咽部和胸部肌肉受累时可发生术后呼吸系统并发症。术前应采用肺功能检测呼吸系统功能(包括最大吸气压和最大潮气量)以提供基线值，也可用于术后机械通气评分。若患者前纵隔有肿物(胸腺瘤)，麻醉诱导时，甚至单纯仰卧位就有气管支气管或血管梗阻的风险。在坐位和卧位时的气流-容量曲线有助于评估纵隔肿物对呼吸系统的影响。其他的与重症肌无力有关的自体免疫疾病可能对麻醉各有影响，都应予以考虑。同样的，长期服用皮质激素的患者还应筛查水电解质紊乱。术前用药管理目前尚存争议，术前是否继续使用抗胆碱酯酶制剂目前尚无共识。有些人认为抗胆碱酯酶可能与肌松药物及其逆转药物新斯的明存在相互作用的风险，认为应停用；而另一些人认为，为了维持临床稳态应持续使用。考虑到患者当时的需求及重症肌无力的严重程度，更多的人选择继续用药。严重的患者应持续使用免疫抑制剂，尤其是皮质激素治疗。此外，若症状控制不佳，术前静脉给予免疫球蛋白或血浆置换可能有益。术前采用理疗方法优化通气功能也是必需的，尤其对于腹部或胸部手术患者而言。多学科合作(麻醉医生、神经内科、手术医生和理疗师)是该类患者围手术期管理的关键。预给药应该避免具有呼吸抑制效应的药物，苯二氮䓬类可能会加重重症肌无力，因此列为禁忌。许多药物对神经肌肉接头有影响，可使疾病加重甚至导致肌无力危象，这些相互作用在围手术期均应考虑在内，以降低术前和术后的可能失误。

表6-9列出了可能加重重症肌无力的常见药物。主要分为两类，可导致临床状况恶化的绝对禁忌药物和谨慎评估受益/风险比后可使用的相对禁忌药物。为进行放射检查而注射碘造影剂可导致急性失代偿，因此不推荐在重症肌无力急性期进行造影。术前评估的最后阶段，患者应被告知麻醉方案的益处和风险，以及术后呼吸衰竭需要延长呼吸支持(有创或无创)的可能。对于那些(肌无力)最严重的患者以及进行大手术(腹部或胸部)的患者，术前还应向其解释术后为实现脱机而临时进行气管切开的可能。手术结束时，应根据一些基本标准，如重症肌无力的初始严重程度、目前用药和手术对呼吸功能的影响等因素，决定是否延长术后呼吸支持。必须预计到所在患者术后在重症监护室进行监测的可能。多数病例都应鼓励及早撤除呼吸机(如手术结束时)。

表 6-9　可能加重重症肌无力的用药

	绝对禁忌（临床状况恶化）	相对禁忌（谨慎使用）
抗生素	氨基糖甙类 黏菌素 环磷酰胺Ⅳ 特利霉素	林可酰胺类 环磷酰胺 局部氨基糖甙 喹诺酮类 大环内酯类
心血管药物	奎尼丁 普鲁卡因酰胺 β 受体阻滞剂	利多卡因 钙离子拮抗剂 呋塞米 溴苄胺
精神类药物	苯妥英	锂剂 苯二氮平 卡马西平 吩噻嗪
其他	静脉输注镁制剂 青霉胺 奎宁	口服镁制剂 金鸡纳树皮提取物 尼古丁衍生物

（二）麻醉管理

1. 麻醉药物与重症肌无力

全身麻醉可采用两种方式：吸入麻醉或静脉麻醉，复合或不复合肌松。重症肌无力应首选静脉麻醉技术，因为卤化类麻醉药物对重症肌无力患者神经肌肉接头传导的影响较健康人群更显著。

2. 肌松药物

肌松药仅限有指证时使用（如辅助气管插管和手术需求）。重症肌无力的病理生理解释了疾病的临床特征和使用肌松药时的改变：烟碱型乙酰胆碱受体是肌松药和导致重症肌无力的自身抗体反应的靶点。使用肌松药物并不是禁忌，手术结束准备撤机时应调整用量。患者对琥珀酰胆碱（去极化肌松药）有抵抗，达到神经肌肉阻滞效果所需的剂量会增加。如果持续抗胆碱酯酶治疗，会降低对琥珀酰胆碱的代谢从而导致神经肌肉阻滞恢复延迟。由于患者敏感性显著增高，无论非去极化肌松药属于哪种化学结构类型、持续作用时间和起效时间如何，都需要减量 50% ～ 75% 使用，且其作用时间还会相应延长。降低多少剂量取决于重症肌无力的严重程度。在非去极化肌松药给药前，通过给予拇指内收肌神经刺激 [4 个连续刺激 (TOF)] 进行神经肌肉功能测试，可预测患者对药物的敏感性。在重症肌无力患者，TOF 低于 0.9 提示对肌松药敏感性增高，等于或高于 0.9 则与健康个体敏感性相似。监测神经肌肉阻滞效果对于预防给药过量或残余阻滞及其导致的术后机械通气延迟非常重要，滴定给药和监测促进了非去极化肌松药的安全和优化使用。

（三）术后治疗

应考虑术后收入重症监护室的可能性，多数病例早期撤除呼吸机是有可能的，脱机标准与非重症肌无力的重症患者相同。非去极化肌松药的使用增加了呼吸系统并发症风险，神经肌肉阻滞的药物拮抗适应条件很广，神经肌肉监测可以帮助判断是否需要拮抗肌松。神经肌肉功能完全恢复的评估应将 TOF 基础值考虑在内。新斯的明 / 阿托品适应证在此类患者与一般患者相同，用药前应观察 TOF4 个成串刺激的反应。除接受抗胆碱酯酶治疗的患者剂量酌情减少外，新斯的明的用药剂量应遵从常规标准。新斯的明起效较慢，因此用药后应观察 10 ～ 15min 再考虑拔管。氨基甾体类肌松药，如罗库溴铵可使用舒更葡糖钠拮抗，舒更葡糖钠拮抗是通过与氨基甾体类肌松药形成一个特殊的复合体使其不能与神经肌肉接头相互作用起效的，因此可用于接受抗胆碱酯酶治疗的患者，这一拮抗方案已成功用于多种类型的患者。

研究提出了多种预测术后机械通气风险的评分，术后肌肉无力可能与麻醉药物残余效应有关（卤化类药物或肌松剂），呈现肌无力危象或胆碱能危象。对于术后即刻是否使用抗胆碱酯酶药物仍存在争议。实际上推迟抗胆碱酯酶药物使用可以降低胆碱能危象的发病风险，也可简化术后肌无力的诊断。所有患者重新开始用药时都应滴定剂量，由术前半量开始逐渐增加。出现呼吸功能衰竭时，无创呼吸相比气管插管更受青睐。

（四）重症肌无力孕妇

怀孕对于疾病病程的影响差异较大，可以导致病情加重（尤其是怀孕前 3 个月和产后），也可使疾病复发频率降低。另一方面，重症肌无力对于孕程和生产的影响微乎其微，但必须要在一个可为产妇和新生儿提供重症监护的医疗中心生产。孕程中、生产时和产后均应优化重症肌无力的治疗，重症肌无力患者可采用硬膜外镇痛，使用吗啡以减少局部麻醉药的应用，由于可乐定可引起运动阻滞增强，也应避免使用。对此类患者腰麻硬膜外联合麻醉是可行的。如果需要全身麻醉，不排除使用琥珀酰胆碱，且应该加量 (1.5 ～ 2mg/kg)，出生 24h 可有 20% ～ 30% 新生儿出现重症肌无力，这时需要将新生儿收入院进行持续监测治疗。

二、麻醉与肌肉疾病

这类疾病的特点是骨骼肌的进行性损害，包括呼吸肌、心脏横纹肌和平滑肌（包括内脏平滑肌）。多种操作都需要麻醉：诊断评估的肌肉活检，为改善生活质量的功能性手术（脊柱后凸手术、营养不良性肌病的跟腱离断术），治疗特殊并发症（白内障、Steinert

病的胆囊切除术）以及急症手术（主要涉及创伤和内脏）。

（一）进行性肌萎缩或营养不良性肌病

这些疾病中，心肌的受累可导致节律和传导相关的全心衰（收缩功能障碍），猝死风险高，这也导致患者往往在25岁左右早逝。由于行走功能障碍，心脏泵功能虽然较早受累，但常常难以被发现。患者对手术的耐受取决于心肌损伤的严重程度，尤其是出血量可能比较大的手术。

术前评估应确定肌肉受损害的严重程度和范围、是否出现畸形和挛缩、吞咽困难及呼吸或心功能不足。由于体力活动减少，难以决定运动耐量，呼吸系统、心脏功能受累的临床严重程度也常常被低估。多学科随诊对于这些儿童常常会实施呼吸系统检查(胸片、肺功能和动脉血气分析）以及心脏功能能检查（心电图、心脏超声、压力测试、24小时连续心电监测），因此在术前评估时应该可以看到结果。

应通过序贯评估左室射血分数和肺功能来监测心脏和呼吸功能的减退。若患者面临大手术（如脊柱手术），建议根据应力超声心动图的结果做出判断，无论射血分数正常或受损，患者接受多巴酚丁胺注射后心率提升，与较好的预后相关，但若射血分数低于40%且多巴酚丁胺注射后心动过速时射血分数进一步下降，则提示预后不良。

进行性假肥大性肌营养不良的患者，室性心律不齐可能与心脏损害进展以及猝死风险有关。心脏超声和24h心电监测可用于评估手术风险。文献报道过多种严重的术中并发症，如呼吸衰竭（胃排空受损引起的吸入性肺炎）、心脏并发症（心律不齐、心衰、心搏骤停）、肌红蛋白尿和横纹肌溶解。营养不良性肌病与麻醉性恶性高热(MH)风险增加有关（表6-10)，有报道称琥珀酰胆碱和（或）卤代类药物的应用可能诱发与MH相似的症状。当用于脆弱或有病理改变的肌肉时，琥珀酰胆碱可引起严重的横纹肌溶解甚至死亡。因此进行性假肥大性肌营养不良以及与之相关的任何原发性肌肉疾病，由于其诱发横纹肌溶解的风险，琥珀酰胆碱都属于绝对禁忌。对全身麻醉来说，由于患者之间对于药物敏感性的个体差异变化，麻醉药物应滴定使用。非去极化肌松药只在必要时使用，一旦应用，患者对其敏感性会提高，因此应降低剂量以避免肌力恢复推迟。该类患者必须使用神经刺激监测，由于可能存在肌肉萎缩和挛缩，监测结果的解读也应谨慎。残余神经肌肉阻滞较常见，药物逆转也存在一定问题。由于影响分泌而引起干燥（阿托品）、导致心脏节律或传导异常（两药均有）、中枢效应（阿托品），延迟起效和对肌肉动作电位的直接影响（新斯的明），新斯的明和阿托品在营养不良性肌病患者中难以应用。如果使用氨基甾体类肌松药如罗库溴铵，可使用舒更葡糖钠拮抗残余效应。这一方法已被证实是成功的。

表 6-10 先天性肌肉疾病及恶性高热风险

疾病	恶性高热风险
进行性假肥大性肌营养不良	与总人群风险相似
贝克肌营养不良	与总人群风险相似
肌强直和副肌强直	与总人群风险相似
1 型和 2 型肌强直营养不良	与总人群风险相似
中央轴空病	风险增加
多微小轴空病 (MmD)(雷诺丁受体 RYR1 突变)	风险增加

吸入和静脉麻醉药物均可应用，二者也都有并发症的报道。插管困难较常见。大手术时，需要合适的血流动力学监测 (尤其是有创血压)。由于术后寒战可能导致横纹肌溶解，应监测中央温度，大量横纹肌溶解可引起高热，而其他 MH 症状往往不表现。患者在手术台上的体位摆放也需谨慎，以避免肌肉过度受压。

脊柱手术可改善呼吸功能和生活质量。此类患者呼吸和心脏功能会持续恶化，使得麻醉面临的挑战越来越大，手术应尽早实施。这些患者存在气管支气管堵塞、肺不张和吸入性肺炎的风险，可能需要胸部理疗和无创通气，因此术后应转入重症监护室。术前必须考虑到若出现术后延迟脱机和可能需气管切开的可能性。

(二) 强直性肌营养不良 (MD)

有两种不同的疾病，1 型强直性肌营养不良 (DM1 或 Steinert 病) 和 2 型强直性肌营养不良 (DM2 或近端肌肉肌病)，由于 DM2 患病率低，此处仅讨论 DM1。

DM1 是成年人最常见的遗传性肌肉疾病，男女皆可见。DM1 的特点是多系统受累，决定预后的主要因素是心脏受累的严重程度。是否需要起搏器取决于心电图记录的希氏束功能。呼吸系统表现较常见，由周围肌肉损伤和脑干神经元损伤引起。全身麻醉下手术可导致心脏和 (或) 呼吸系统失代偿。眼部症状，尤其是白内障对于诊断有重要价值，40 岁以后的患者大多有白内障表现。消化系统损害范围可能很广：会厌 (吞咽异常、吞咽困难、肺误吸)，食道 (吞咽困难、食管裂孔疝、反流)，胃肠 (蠕动减少、便秘 / 腹泻交替、栓塞、巨结肠、肛门失禁)。DM1 还可影响子宫平滑肌 (子宫收缩迟缓伴产程延长，增加产后出血风险)，尿管 (扩张) 和血管 (动脉低血压)。内分泌系统受损表现为皮质 - 肾上腺轴和甲状腺功能不全。

患者的预期寿命缩短，死亡原因多为呼吸 (42%) 和心源性 (29%) 猝死。治疗和管理都应是多学科合作和重症监护。

术中风险主要是手术操作可能诱发肌肉强直性痉挛，这些强直性痉挛还不能被非去极化肌松药纠正，需要避免所有可能诱发强直性痉挛的因素。术后寒战和低温均可诱发全身肌肉痉挛，因此，术中温度控制十分必要。此外，由于消化道平滑肌受累，误吸的风险也增加，如果患者需要快速序贯诱导(胆囊炎、肠梗阻)，应使用罗库溴铵(起效较快的非去极化肌松药)。琥珀酰胆碱由于多个病例报道显示诱发全身肌肉痉挛和危及生命的横纹肌溶解及高钾血症，而被正式列为禁忌。

像其他神经肌肉疾病一样，在罗库溴铵快速诱导后，使用舒更葡糖钠可成功拮抗肌松残余。有些类型手术应考虑局部麻醉(包括白内障摘除术)。不适用局部麻醉时，可采用气管插管全身麻醉。有些病例使用过异氟烷，但也应考虑到其较静脉药物更容易诱发术后寒战。DM1 患者 MH 风险并未增高，报道的类似 MH 的症状(高热、横纹肌溶解、心律失常、高钾)都与肌肉疾病具体情况和肌肉脆弱性有关(青少年、卤代化合物、琥珀酰胆碱制剂)。只有中央轴空肌病 MH 风险增高，这两种疾病都具有相同的雷诺丁碱受体遗传变异(表 6-10)。如果需要使用非去极化肌松药(除外气管插管)，由于患者敏感性增高，用药需减量。神经肌肉监测可用于肌松药物滴定，不可使用抗胆碱酯酶。有使用新斯的明进行药物拮抗后出现全身肌肉痉挛的病例报道。术后应在重症监护室进行治疗，也应早起开展呼吸功能理疗。这一点很重要，因为呼吸衰竭是术后最主要的并发症之一。

神经肌肉接头疾病的患者有许多解剖临床特点。烟碱样乙酰胆碱受体的参与(肌无力)和直接肌肉受累(肌病)需要加以鉴别，这种鉴别有助于理解这些疾病的病理生理临床特征和麻醉注意事项。这类疾病较罕见，但这些患者面临的围手术期并发症可能很严重并会危及生命。术前评估集中于可能受损的呼吸系统功能(重症肌无力和肌肉疾病)以及心脏功能(肌肉疾病)。手术可能是治疗疾病的手段(重症肌无力患者的胸腺切除术)或用于改善生活质量(肌肉疾病的矫形手术)，部分麻醉药物可导致特定的并发症，应提前预防。

第七章 肝脏外科手术

第一节 肝脏切除术

一、肝脏切除术的命名

肝脏切除术按照手术方式分为非解剖性（非规则性）肝脏切除术和解剖性（规则性）肝脏切除术。非解剖性肝脏切除术目前主要应用于肝脏良性肿瘤及部分不能解剖性切除的肝脏恶性肿瘤，解剖性肝脏切除术主要应用于结节型、巨块型以及局限于半肝的弥散型肝细胞肝癌、肝内胆管结石，以及其他肝脏及胆道恶性肿瘤。

非解剖性肝脏切除术目前主要应用于肝脏良性肿瘤及部分不能解剖性切除的肝脏恶性肿瘤，所以在手术命名中多采用肿瘤部位 + 肿瘤名称 + 切除术的方式，如肝右后叶海绵状血管瘤切除术、中肝肝细胞肝癌切除术。

解剖性肝脏切除术主要应用于结节型、巨块型以及局限于半肝的弥散型肝细胞肝癌、肝内胆管结石以及其他肝脏及胆道恶性肿瘤。

二、肝脏手术切口与暴露

腹部切口的选择对任何一台肝脏手术都是首先需要解决的问题，同时也是保证肝脏手术顺利完成的一个重要环节。常规切口固然常用，但也不能排除少数特殊病例下对其他非常规切口的选择以下是肝脏手术中可能会采用的切口类型。

(1) 右肋缘下斜切口及上腹部“」”形切口：上腹部“」”形切口是目前最常用的肝脏手术切口之一，可用于左、右肝手术。

(2) 上腹部人字形切口：上腹部人字形切口又名上腹部“奔驰”样切口。也是目前最常用的肝脏手术切口之一。其特点暴露范围大，但创伤也大。多用于肝脏巨大肿瘤、原位肝移植以及在采用上腹部“」”形切口进腹后难以顺利完成的肝脏手术。

(3) 腹正中切口：腹正中切口简单快速，多用于急救、探查或择期肝外叶切除。

(4) 胸腹联合切口：右侧胸腹联合切口是右肝手术显露最好的切口，特别有利于暴露肝右叶上部和后方的巨大肿瘤。但同时也是创伤最大的切口，手术需进入右侧胸腔并切开膈肌，可能增加术后早期胸肺并发症的可能。目前较少使用。

(5) 右第 11 肋间胸膜外切口：该切口的特点是可直接显露肝脏右后叶，切口创伤小于人字形和上腹部“」”形切口，所以主要用于右后叶特别是右后叶下部肿瘤的非解剖性切除。

总之，切口的选择对手术暴露非常重要，是手术成功的要点之一。切口的选择并非仅凭手术医师依据自身习惯主观决定，而是应该在通过充分的术前评估后对手术切除部分的暴露情况、患者的身体情况以及结合自身经验综合判断得出。

三、非解剖性肝脏切除术

（一）病例简介

患者男性，81 岁，确诊慢性乙型肝炎及肝硬化 3 年，HBsAg(−)0.02，HBsAb(+)67.31，HBeAg(+)12.58、HBeAb(+)2.30、HBcAb(+)12.85，AFP13.40mg/L，肝储备功能 R154.3%，肿瘤位于肝右前叶 (S5+S8)。

（二）手术步骤

1. 体位

仰卧位，右腰背部垫高，身体与手术台平面成 15° ～ 30° 角。

2. 切口

一般采用右肋缘下斜切口或上腹部“」”形切口。

3. 分离右半肝

离断肝脏右三角韧带、部分右冠状韧带、肝结肠韧带、肝肾韧带，游离右半肝。于肝十二指肠韧带绕扎阻断带。

4. 肝癌切除

距肿瘤边缘约 1cm 用电凝标记预切除范围 (图 7-1)。电刀切开肝脏包膜，采用精准钳夹法结合电凝钝性分离或者采用 CUSA 精细离断肝实质直径小于 0.5cm 的管道结构用钛夹夹闭，直径大于 0.5cm 的管道结构用 4-0 丝线结扎，最后完整切除包括病灶在内的肝组织 (图 7-2)。

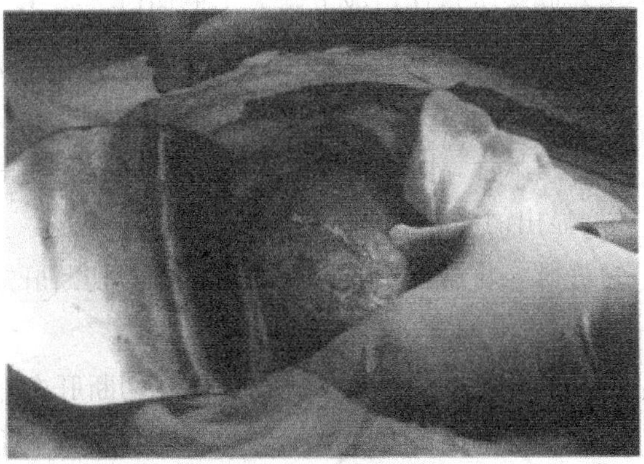

图 7-1　肿瘤切除标志线

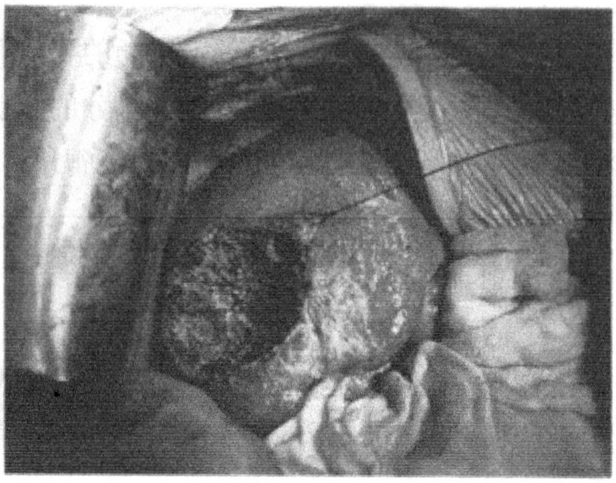

图 7-2　切除包括病灶在内的肝组织

5. 断面处理

严密止血，可选择生物蛋白胶喷涂或创面填塞止血纱布、明胶海绵或缝合创面。

6. 放置引流管、缝合切口

右膈下或肝下间隙放置腹腔引流管一根，逐层关腹。

四、解剖性肝脏切除术

(一) 右半肝切除 (S5 ~ S8 切除)

1. 病例简介

患者男性，49 岁，慢性乙型肝炎伴肝硬化 10 年，HBsAg+，AFP1600mg/L，肿瘤位于肝右叶 (S6+S7)。

2. 手术步骤

(1) 体位。仰卧位右腰背部垫高身体与手术台平面成 15° ～ 30° 角。

(2) 切口。一般采用右肋缘下斜切口或上腹人字形切口。

(3) 分离右半肝。切断肝圆韧带和镰状韧带、右三角韧带和冠状韧带，向内上方翻转右半显露下腔静脉。

(4) 处理第 1 肝门的肝门脉管。切除胆囊，显示出第 1 肝门的解剖结构，分离、结扎，切断右肝管和肝右动脉，显出门静脉右支结扎、切断。

(5) 结扎、切断肝短静脉。将肝右后叶翻向左侧，结扎切断肝短静脉，下腔静脉侧残端加以缝扎。

(6) 处理第 2 肝门的肝右静脉。显露第 2 肝门，结扎切断肝右静脉。

(7) 切除右肝叶。采用钝性分离或 CUSA 分离切除右肝，所有血管或胆管一一分出、结 IL、切断，切肝过程中仍有较多出血时，也可暂时阻断第 1 肝门。

(8) 处理断面。肝断面的出血点和漏胆处应分别仔细缝扎，从预留胆囊管内注入生理盐水或美蓝 10 ～ 20ml，检查断面有无漏胆情况。

(9) 放置引流管、缝合切口。将切断的镰状韧带和肝圆韧带固定在原位，在肝断面下放置引流管引流，缝合切口。

(二) 扩大右肝切除 (S4 ～ S8 切除)

1. 病例简介

患者女性，47 岁，肿瘤位于肝脏右三叶 (S4+S8)。

2. 术前评估

CT 三维重建计算肿瘤和残余肝体积，肝储备功能 R151.1%。

3. 手术步骤

(1) 体位。仰卧位，右腰背部垫高，身体与手术台平面成 15° ～ 30° 角。

(2) 切口。一般采用上腹部人字形切口或上腹部“亅”形切口。

(3) 游离肝脏。分离镰状韧带至第二肝门。离断肝脏左三角韧带、左冠状韧带，充分游离左半肝。离断肝脏右三角韧带、右冠状韧带、肝结肠韧带、肝肾韧带，向上翻转右半肝显露下腔静脉。

(4) 处理第 1 肝门的脉管结构。分离胆囊三角，切除胆囊，胆囊管内置入直径 Fr5 硅塑管待用。分离、结扎、切断右肝管、右肝动脉和门静脉右支 (同右半肝切除)。

(5) 结扎切断肝短静脉。同右半肝切除。

(6) 处理第 2 肝门。暴露第 2 肝门，分别切断缝扎肝右和肝中静脉。

(7) 扩大右肝切除。沿镰状韧带用电刀标记切除范围。电刀切开肝脏包膜，采用精准钳夹法结合电凝或 CUSA 向上方分离肝实质，与近肝门处显露门静脉左内支，结扎切断，分离直至下腔静脉，S4 ～ S8 切除。

(8) 断面处理。肝断面出血点和漏胆处仔细缝扎，从预留硅塑管中注入生理盐水或美蓝 10 ～ 20ml 检查胆漏，创面可不缝合。

(9) 放置引流管、缝合切口。肝断面下放置腹腔引流管一根，逐层关腹。

(三) 左半肝切除 (S2 ～ S4 切除)

1. 病例简介

患者女性，56 岁，CA199 ＞ 1000U/ml。肿瘤位于左半肝 (S2 ～ S4)。

2. 手术步骤

(1) 体位。仰卧位，右腰背部垫高，身体与手术台平面成 15° ～ 30° 角。

(2) 切口。一般采用上腹部“J”形切口。

(3) 淋巴结清扫。分离胆囊三角，游离、结扎胆囊动脉，切除胆囊。沿肝十二指肠韧带右缘打开浆膜至十二指肠侧腹膜，将十二指肠翻向左侧。沿肝下下腔静脉表面分离至左肾静脉，显露下腔静脉、腹主动脉、左肾静脉三角区域，清除其内的淋巴脂肪组织和腹腔神经丛。转向肝十二指肠韧带左缘，分离显露肝左动脉、肝总动脉、胃十二指肠动脉。继续沿血管鞘分离，直至显露腹腔动脉、胃左动脉、脾动脉，完全清除血管周围的淋巴脂肪组织。于胰腺上缘切断胆总管，将肝十二指肠韧带、胰头后的淋巴脂肪组织一起向肝门部剥离，前面至左右肝管汇合部以上，后面至门静脉分叉部，完成淋巴结清扫。范围包括肝十二指肠韧带、肝总动脉、腹腔动脉、胰头后、腹主动脉旁，达到D3清扫范围。

(4) 肝脏游离解剖。离断肝圆韧带，分离镰状韧带至第二肝门，分别切断双侧膈静脉，完全游离肝上下腔静脉。离断肝脏右三角韧带、右冠状韧带、肝结肠韧带、肝肾韧带，充分游离右半肝。切开下腔静脉右侧韧带。分离、结扎、切断所有肝短静脉，完全游离肝后下腔静脉和右肝静脉。于肝后下腔静脉前方放置肝后悬吊带(Belghiti法)，并于肝上、肝下下腔静脉分别绕扎阻断带，备全肝血流阻断。采用前入路解剖第一肝门，分别结扎、离断左肝、中肝动脉，于根部切断门静脉左支。在门静脉右前支左缘和中肝静脉右缘间用电凝标记预切除左半肝范围。

(5) 肝切除。切肝过程中可采用Pringle手法行间歇肝门阻断，循环为15分钟阻断，5分钟开放。电刀切开肝脏包膜，采用精准钳夹法结合CUSA精细离断肝实质，直径小于0.5cm的管道结构用钛夹夹闭，直径大于0.5cm的管道结构用4-0丝线结扎。于肝Ⅳa、Ⅴ段交界处显露门静脉5段分支注意门静脉和肝管的变异分支。于第一肝门处切断右肝管后，在肝后悬吊带引导下直至第二肝门处。分别阻断肝上、肝下下腔静脉，左肝、中肝静脉根部切除，下腔静脉缺损用3-0Prolene线缝合，开放下腔静脉血流。完整切除包括病灶在内的左半肝和尾状叶。

(6) 肝脏断面处理。严密止血，排除胆汁渗漏，可采用生物蛋白胶喷涂或对拢缝合。

(7) 右肝管空肠吻合。

(8) 放置引流及关腹。左、右肝下间隙各放置腹腔引流管一根。

(四) 扩大左肝切除(S2-S4+S5，S8切除)

1. 手术步骤

(1) 体位。仰卧位，右腰背部垫高，身体与手术台平面成15°～30°角。

(2) 切口。一般采用上腹部人字形切口或上腹部“亅”形切口。

(3) 游离肝脏。分离镰状韧带至第二肝门。离断肝脏左三角韧带、左冠状韧带，充分游离左半肝。离断肝脏右三角韧带、右冠状韧带、肝结肠韧带、肝肾韧带，向上翻转右半肝显露下腔静脉。

(4) 处理第1肝门的脉管结构。分离胆囊三角，切除胆囊，胆囊管内置入直径Fr5硅塑管待用分离显露肝管、肝动脉和门静脉的一级分支，结扎切断门静脉左支，注意保留尾状叶分支，进而结扎切断左肝动脉、左肝管。

(5) 结扎切断引流肝右前叶的肝短静脉。

(6) 肝实质离断。用电刀标记切除范围。电刀切开肝脏包膜，采用精准钳夹法结合电凝或 CUSA 由胆囊窝前方向上方沿肝右静脉左侧分离肝实质，与右侧肝门处显露门静脉右前支，结扎切断，分离直至下腔静脉，钳夹肝中静脉及肝左静脉并切断切除肝脏 S2 ～ S4+S5、S8。

(7) 断面处理。肝断面出血点和漏胆处仔细缝扎，从预留硅塑管中注入生理盐水或美蓝 10 ～ 20ml 检查胆漏，创面可采用生物蛋白胶喷涂、速即纱填塞甚至对拢缝合。

(8) 放置引流管、缝合切口。肝断面下放置腹腔引流管一根，逐层关腹。

（五）中肝切除 (S4+S5+S8 切除）

1. 病例简介

患者男性，53 岁，既往乙肝病史 16 年，HBsAg(+)，AFP182.00ng/ml，肿瘤位于中肝 (S4，S5，S8)。

2. 术前评估

CT 肝动脉、门静脉和肝静脉三维重建。肝储备功能 R157.0%。

3. 手术步骤

(1) 体位。仰卧位，右腰背部垫高，身体与手术台平面成 15° ～ 30° 角。

(2) 切口。一般采用上腹部人字形切口或上腹部“」”形切口。

(3) 游离肝脏。分离镰状韧带至第二肝门。离断肝脏左三角韧带、左冠状韧带，充分游离左半肝。离断肝脏右三角韧带、右冠状韧带、肝结肠韧带、肝肾韧带，向上翻转右半肝显露下腔静脉。

(4) 处理第 1 肝门的脉管结构。分离胆囊三角，切除胆囊，胆囊管内置入直径 Fr5 硅塑管待用。分离显露肝管、肝动脉和门静脉的一级分支 (同右半肝切除)。

(5) 结扎切断肝短静脉。同右半肝切除。

(6) 处理第 2 肝门。暴露第 2 肝门，分别结扎切断肝右和肝中静脉。

(7) 中肝切除。用电刀标记切除范围。切肝过程中可采用 Pringle 手法行间歇肝门阻断，循环为 15 分钟阻断，5 分钟开放。电刀切开肝脏包膜，采用精准钳夹法结合点刀或 CL1SA 精细离断肝实质，直径小于 0.5cm 的管道结构用钛夹夹闭，直径大于 0.5cm 的管道结构用 4-0 丝线结扎。分别于左右近肝门处显露门静脉右前支和左内支，结扎切断。注意保留通往右后及左外的肝管及血管分支。创面分离下腔静脉，切断缝扎中肝静脉。

(8) 断面处理。肝断面出血点和漏胆处仔细缝扎，从预留硅塑管中注入生理盐水或美蓝 10 ～ 20ml 检查胆漏，创面可采用生物蛋白胶喷涂、速即纱填塞或对拢缝合。

(9) 放置引流管、缝合切口。肝断面下放置腹腔引流管一根，逐层关腹。

（六）右前叶切除（S5+S8 切除）

1. 手术步骤

(1) 体位。仰卧位，右腰背部垫高，身体与手术台平面成 15° ～ 30° 角。

(2) 切口。一般采用上腹部人字形切口或上腹部“」”形切口。

(3) 游离肝脏。分离镰状韧带至第二肝门。离断肝脏左三角韧带、左冠状韧带，充分游离左半肝离断肝脏右三角韧带、右冠状韧带、肝结肠韧带、肝肾韧带，向上翻转右半肝显露下腔静脉。

(4) 处理第 1 肝门的脉管结构。分离胆囊三角，切除胆囊，胆囊管内置入直径 Fr5 硅塑管待用。肝十二指肠韧带套线备 Pringle 肝门阻断。

(5) 结扎切断引流肝右前叶的肝短静脉。

(6) 肝实质离断。用电刀标记切除范围。切肝过程中可采用 Pringle 手法行间歇肝门阻断，循环为 15 分钟阻断，5 分钟开放。电刀切开肝脏包膜，采用精准钳夹法结合电刀或 CUSA 精细离断肝实质，直径小于 0.5cm 的管道结构用钛夹夹闭，直径大于 0.5cm 的管道结构用 4-0 丝线结扎。于近肝门处显露门静脉右前支，结扎切断。注意保留通往右后的肝管及血管分支。创面分离至下腔静脉。

(7) 断面处理。肝断面出血点和漏胆处仔细缝扎，从预留硅塑管中注入生理盐水或美蓝 10 ～ 20ml 检查胆漏，创面可采用生物蛋白胶喷涂、速即纱填塞甚至对拢缝合。

(8) 放置引流管、缝合切口。肝断面下放置腹腔引流管一根，逐层关腹。

（七）右后切除（S6+S7 切除）

1. 病例简介

患者女性，41 岁，既往乙肝病史 10 年。HBsAg(+)，AFP ＞ 363.00ng/ml，肿瘤位于肝脏右后叶 S6，S7 交界处。

2. 手术步骤

(1) 体位。仰卧位，右腰背部垫高，身体与手术台平面成 15° ～ 30° 角。

(2) 切口。上腹部人字形切口或上腹部“」”形切口。

(3) 胆囊切除。于胆囊管内插入 5# 小儿胃管备用。

(4) 分离第一肝门。从右侧方解剖肝十二指肠韧带，分离、结扎右肝动脉分离门静脉右后支，结扎，切断后见肝脏右后叶出现乏血供区。

(5) 分离肝脏。分离镰状韧带至第二肝门离断肝脏左三角韧带、左冠状韧带，充分游离左半肝。离断肝脏右三角韧带、右冠状韧带、肝结肠韧带、肝肾韧带，向上翻转右半肝显露下腔静脉，并结扎切断肝短静脉于肝十二指肠韧带绕扎阻断带。

(6) 肝脏切除。以肝右后叶界线为切肝标记，精准钳夹法结合电刀或 CUSA 精细离断肝实质，切除包括肿瘤在内的肝脏右后叶肝组织。期间可采用 Pringle 手法行间歇肝门阻断。

(7) 断面处理。预留胃管中注入美蓝检测断面有无胆漏，肝断面出血点和漏胆处仔细缝扎，创面可采用生物蛋白胶喷涂、速即纱填塞。

(8) 放置引流管、缝合切口。肝断面下放置腹腔引流管一根，逐层关腹。

（八）左外叶切除 (S2+S3 切除）

1. 病例简介

患者男性，42 岁，既往乙肝病史 15 年。HBsAg(+)，AFP67.50ng/ml，肿瘤位于肝脏左外叶 S2，S3 交界处。

2. 手术步骤

(1) 体位。仰卧位。

(2) 切口。一般采用上腹部“」”形切口。

(3) 肝蒂解剖。离断肝圆韧带，分离镰状韧带至第二肝门。继续游离左侧冠状韧带，切断左侧三角韧带，完全游离肝左外叶。沿肝圆韧带左缘解剖，切开左侧肝蒂 Glissonfian 鞘分别游离、结扎、切断门静脉、肝动脉的左外叶各分支。在肝脏表面可见肝左外叶的缺血交界线，用电凝标记预切除肝左外叶范围。

(4) 肝切除。电刀切开肝脏包膜，采用精细钳夹法或 CUSA 离断肝组织。直径小于的管道结构用钛夹夹闭，直径大于 0.5cm 的管道结构用 4-0 丝线结扎。于肝静脉韧带起始部位切断左外叶肝管后，在肝内显露左肝静脉 3 段分支，并将其右缘作为离断肝实质方向引导，离断 2 段分支后直至第二肝门处。切断左肝静脉，完整切除包括病灶在内的肝左外叶。采用 5-0Pronkne 线缝闭胆管开口。

(5) 断面处理。肝断面出血点和漏胆处仔细缝扎，创面可采用生物蛋白胶喷涂、速即纱填塞。

(6) 放置引流管、缝合切口。肝断面下放置腹腔引流管一根，逐层关腹。

（九）肝段切除 (S4、S5、S6、S7、S8 切除）

1. 病例简介

患者男性，56 岁，既往 20 年乙型肝炎病史，1 个月前临床确诊 HCC，行 TACE 治疗。现 HBsAg(+)，AFP40.20mg/L，肝储备功能 R1510.2%，肿瘤多发位于肝Ⅴ、Ⅵ段行 S5、S6 切除。

2. 手术步骤

(1) 体位。仰卧位，右腰背部垫高，身体与手术台平面成 15° ～ 30° 角。

(2) 切口。一般采用上腹部“」”形切口或上腹部人字形切口。

(3) 胆囊切除。分离胆囊三角，游离、结扎胆囊动脉，解剖显露胆囊管置管备用切除胆囊。

(4) 游离肝脏。离断肝脏右三角韧带、部分右冠状韧带、肝结肠韧带、肝肾韧带，游离右半肝。于肝十二指肠韧带绕扎阻断带。

(5) 肝癌切除。术中超声定位预切除的肝段，用电凝标记预切除范围。电刀切开肝脏包膜，采用精准钳夹法结合电凝或 CLISA 精细离断肝实质，直径小于 0.5cm 的管道结构用钛夹夹闭，直径大于 0.5m 的管道结构用 4-0 丝线结扎显露右侧肝蒂后，将Ⅴ、Ⅵ、Ⅶ和Ⅷ段的肝蒂分别游离，悬吊，并用超声逐一确认。同时在肝内显露右肝静脉，保留Ⅶ段分支，结扎Ⅴ、Ⅵ分支，注意中肝静脉到Ⅴ段的细小分支应逐一结扎。超声确认无误，分别切断Ⅴ、Ⅵ段肝蒂，完整切除Ⅴ、Ⅵ段肝组织，同时完整保留Ⅶ、Ⅷ肝蒂。

断面处理。肝断面出血点和漏胆处仔细缝扎，创面可采用生物蛋白胶喷涂、速即纱填塞。

(6) 放置引流管，缝合切口。肝断面下放置腹腔引流管一根，逐层关腹。

（十）尾状叶切除 (S1 切除、RS1 切除、LSI 切除)(经肝开放法)

1. 病例简介

患者女性，41 岁，肿瘤位于肝脏尾状叶 S1，行 S1 切除。

2. 手术步骤

(1) 体位。仰卧位。

(2) 切口。一般采用上腹部“」”形切口。

(3) 切除胆囊。分离胆囊三角，切除胆囊，胆囊管内置入直径 Fr5 硅塑管待用。

(4) 血管阻断。离断肝圆韧带，分离镰状韧带至第二肝门。离断肝脏左冠状韧带，左二角韧带，游离左、右半肝。分别从肝下、肝上下腔静脉绕扎血流阻断带备用。于肝十二指肠韧带绕扎血流阻断带。

(5) 肝脏矢状劈开。采用精准钳夹法或者 CUSA 离断肝组织，直径小于 0.5cm 的管道结构用钛夹夹闭，直径大于 0.5cm 的管道结构用 4-0 丝线结扎。切开肝实质 2cm 后沿中肝静脉主干左缘解剖直至血管瘤上方，达到左、中肝静脉结合部。然后沿左肝静脉主干右缘分离血管瘤左侧，达到第一肝门部。肝静脉的破口用 5-0 Prolene 线缝合止血分别游离左、右肝蒂，用 Fr8 导尿管悬吊。

(6) 切除尾状叶。将血管瘤前方完全剥离。将血管瘤病灶向上方抬起，沿肝后下腔静脉表面分离，并结扎切断所有肝短静脉，直至左、中、右肝静脉汇合部，完整切除病灶。术中可用 Pringle 法行间歇性肝门血流阻断。硅胶管注入美蓝观察有无胆漏，如有可用 5-0 Pringle 缝闭。为防止迟发型胆漏可采用胆总管 T 管引流术。

(7) 断面处理。肝断面出血点和漏胆处仔细缝扎，创面可采用生物蛋白胶喷涂、速即纱填塞及对拢缝合。

(8) 放置引流管、缝合切口。肝断面下放置腹腔引流管一根，逐层关腹。

五、肝＋胰十二指肠切除

(一) 病例简介

患者男性，52 岁，肿瘤位于胆管内。

(二) 手术步骤

(1) 体位。仰卧位。

(2) 一般采用上腹部人字形切口。

(3) 游离胆囊。分离胆囊三角，结扎切断胆囊动脉，锐性分离胆囊床至胆囊分离。

(4) 分离肝十二指肠韧带。游离并骨骼化肝固有动脉和门静脉，结扎切断肝动脉右支，暴露腹腔干至其根部，结扎并切断胃右动脉和胃十二指肠动脉，清扫肝总动脉和腹腔干周围脂肪及淋巴组织。

(5) 胰腺解剖。游离结肠韧带，暴露横结肠中血管，沿肠系膜上动脉解剖至胰腺下缘。

(6) 规则性肝脏Ⅳ段切除。术中超声明确Ⅳ段切除线。电灼切开肝包膜，采用精确钳夹法离断肝组织，注意结扎其内管道血管，至肝门部后切开肝门板，解剖左右侧肝蒂后，切断右前、右后及左胆管，注意保护门静脉左右支及肝动脉左支。继续离断肝实质至Ⅳ段完全游离。期间可采用 Pringle 法间断阻断肝门血流。缝扎肝断面出血点，期间可送检快速病理查看胆管切缘。

(7) 胰十二指肠切除。游离肝胃韧带及大网膜至胃窦近端，闭合器横断胃体。提起空肠上段，游离屈氏韧带及十二指肠升部，在距屈氏韧带约 15cm 处横断空肠并游离相应系膜，从肠系膜上血管后间隙将空肠上段牵至横结肠上区，于胰体距肠系膜上静脉左侧壁拟定胰腺切除线在胰体切除线游离胰腺上缘，分离胰体后方组织，切断胰体，缝扎断面出血点，近端胰腺于胰管内插入硅胶管，远端胰腺翻向右侧。暴露肠系膜上动脉，沿肠系膜上动脉向腹腔干和肠系膜上静脉周围清扫，从根部结扎并切断胰十二指肠上、下血管及胃网膜右血管，仔细解剖、切断门静脉右侧至钩突的各分支血管，至钩突完全游离，逐步将包括胆囊、胆管肿瘤、胃窦、十二指肠、空肠上段、胰头 (包括全部钩突)、胰颈、部分胰体及周围脂肪淋巴组织的整块组织一并切除。

(8) 消化道重建。将空肠经横结肠前牵至上方，按 Wipple 法行胰肠、胆肠、胃空肠及肠肠吻合。胰肠吻合：胰管和空肠黏膜层 5-0prolene 缝线对端吻合，胰肠吻合口内置入一长约 15cm 硅胶管，将皞液直接引向胆肠吻合口以远部位空肠，胰断面与空肠浆肌层 5-Oprolene 缝线连续缝合胆肠吻合方法：将右前、右后肝管成型缝合后，分别将左右肝管与空肠行端侧吻合，其中右侧胆肠吻合口内置入 12 号 T 管，采用 5-0PDS 缝线全层外翻缝合。胃空肠吻合可用吻合器完成。胰肠吻合距空肠断端约 15cm，胆肠吻合距胰肠吻合约 10cm，在胃肠吻合口远端约 1 处行空肠侧侧吻合，其远端约 20cm 处置入空肠造瘘管以备早期肠内营养。

(9) 放置引流管、缝合切口：肝断面胆肠吻合后方、胰肠吻合口前方置潘式引流管各一根，盆腔置乳胶引流管一根，肝下放置腹腔引流管一根，逐层关腹。

第二节　肝脏断面离断技术

断离肝实质是肝切除手术的重要步骤，如处理不当，可引起出血、胆漏和残肝大范围坏死等严重并发症。进行肝脏手术需要对肝脏的解剖有足够的了解，在过去 20 年中，诊断和麻醉技术的不断改进使肝切除获得了比较理想的结果肝脏手术中肝切除技术仍是影响术后发病率和病死率的关键因素，为完善断肝技术，不同的肝实质离断方法和新器械不断涌现，包括钳夹法、PMOD、CUSA，水刀、TissueLink、LigaSure、超声刀、单极射频和微波组织凝固等技术和方法。在这一章节中，我们将对这些在开放性肝切除中切实可用的技术和方法进行简单介绍。

一、钝性断肝法

肝实质钝性分离法是最早采用也是目前我国最常用的断肝方式，其主要包括指捏法、血管钳钳夹法等。目前应用较多的是血管钳钳夹法。

（一）器械介绍

钳夹法中使用的血管钳跟常规手术中的无异，根据肝脏质地和手术情况选择合适的尺寸在过去，通常使用儿科 Kelly 钳，但是目前多使用较大型号的 Pean 钳 (Rochester Pean18cm，32-01125；莱宾格，德国)。这种尺寸适合于不同的肝实质。Pean 钳尖端弯曲，并不尖锐，并且这种形状适合于在术中寻找和暴露不同的血管，避免引起不必要的出血。

（二）技术要领

总的要领如下。

(1) 用 Pean 钳夹碎一定量的肝实质。

(2) 使用吸引器吸出粉碎组织。

(3) 显露分离包括血管和胆管在内剩余结构，并结扎。

在肝脏表面通过电烧灼标示切除线在肝门部完全或部分阻断肝脏血流，开始分离肝实质 3 打开 Pean 钳沿着切除线垂直插入肝实质钳子打开的宽度约为 5 ～ 10mm。然后，轻轻夹紧止血钳两三次，夹碎肝组织。保留切除平面两侧夹碎的肝实质。助手使用吸引器吸去这些组织和血液，暴露连接切除平面两侧的小血管。术者从这些组织下方插入镊子，助手使用 3-0 或者 4-0 丝线在残肝一端结扎后，使用剪刀剪断这些组织。对于直径超过 3mm 的血管，使用 2-0 丝线结扎，也可在使用 3-OTi-Con 贯穿缝合后结扎。钳夹的宽度根据肝脏情况加以调整。当肝脏硬化，适当减小钳夹宽度以避免撕裂需要结扎的血管与分离深部肝组织相比，表面肝组织只有在分离 1cm 以上时，出血才较为明显通过向前后方向分离肝实质并扩大手术区域来取得良好的手术视野分离深部组织的手法与上述手法相同。

分离肝实质时需注意的是门静脉蒂和肝静脉术者根据预定手术方式决定需切除和保留的血管在解剖性肝切除中，结扎存在肿瘤的门静脉蒂，在血管壁较厚区域进行分离超声引导确定切面钳夹门静脉蒂以及周围肝实质暴露门静脉蒂。

纵向分离门静脉蒂 5 ～ 10mm。仔细暴露结扎点附近的细小分支时，进行结扎、分离。镊子的尖端不要插入实质过深，因为有时会在需暴露的门静脉蒂后方出现肝静脉。一定管径的门静脉蒂应该使用贯穿缝合进行双重结扎后离断。

在解剖性肝切除中，主要的肝静脉应该保留，并在肝断面暴露。部分肝静脉需要在超声引导下进行暴露沿着暴露的静脉，钳夹肝静脉前方的肝实质并分离。一小部分肝静脉需要使用镊子或剪刀的尖端从肝实质上剥离小心暴露细小分支，结扎、离断。使用 De Bakey 或者 Cooley pinoettes 夹出这种小分支，最终，肝静脉一半的血管壁就暴露出来了，为避免撕裂肝静脉分支，沿着肝静脉向下腔静脉远侧轻轻移动吸引器。

在使用钳夹法时，助手的作用至关重要。助手的主要职责是迅速准确结扎血管，暴露手术视野，保持手术视野清晰。第一助手应该在不过分牵拉和避免撕裂小血管的情况下进行结扎。在结扎肝静脉细小分支时需要格外小心，特别是在肝静脉已经暴露的情况下。助手的另一个职责是通过对抗牵引保持手术视野开阔。助手拽住一边的切面，手术者扶住另一面当手术进行到深部时，保证足够的手术视野会变得困难。因此，助手与主刀紧密合作，通过抬高切面保证足够的手术视野第二助手控制吸引器也同样重要。助手应该在手术部位对侧吸干净破碎组织和血液。吸引切面前方时，轻轻移动吸引器头，小心略过破碎组织和血液。避免过分用力使用吸引器，以防止造成不必要的损伤。

钳夹法是一种简单有效的肝实质分离方法，掌握这种技术有利于安全的肝脏手术。

二、彭氏多功能手术解剖器 (PMOD) 断肝法

(一) 器械介绍

彭氏多功能手术解剖器 (PMOD)[杭州舒友医疗器械有限公司，FDA510(K)K040780] 是具有分离、电切、电凝、刮离和吸引等功能的特殊器械。PMOD 的最佳优势是，它可以划定所有的血管和导管系统，使肝内管道结构可以被识别、分离，并单独处理。

PMOD 像一支电外科的笔，但结构有所不同。主要的区别是笔中央有一根金属管通过，金属管包被有绝缘材料，笔尖呈斜角。一个可移动的刀片被安装到笔尖进行电切割这种

特殊设计使得 PMOD 具有不同的功能。金属管通过一个管道连接到真空装置。PMOD 通过一根电线连接到常规电外科发生器。

吸管和电线都被固定于术者右边的手术台上，通常为 60 ～ 80cm，这样方便了术者操作。

（二）技术要领

PMOD 被用来在肝脏切除线上刮离组织，如果有碎片和渗血可以同时被吸走，这样可以暴露和分别处理肝实质内的血管和胆管。因此，这种离断技术被称为“刮吸离断技术”(CADT)。采用握笔式抓持 PMOD，通过拇指或食指控制开关键在刮吸和分离过程中，尖端基本不带电。手术野的血液、液体和碎片可以持续被吸走，以保持视野清洁。

CADT 操作包括四个主要的外科操作：刮离、吸引、电凝和使用 PMOD 分离。PMOD 允许术者执行所有的包括切割、止血、吸引和分离的手术操作（除了缝合），这样避免了术中频繁更换手术器械。所以，减少了手术时间和失血量，提高了手术质量。这些操作可以同时或有序进行。肝切除过程中，常规使用间歇性血流阻断，每次阻断 10min，灌注 2min。完全血流阻断只在肿瘤靠近下腔静脉或者主要肝静脉时才使用。

电外科发生器的能量设定需根据被解剖或切断的组织变化。解剖和分离肝脏韧带时，40 ～ 60HZ 能量已经足够。对于切割肝实质，不能超过 120HZ。刮的强度随着肝脏质地变化当肝脏质地柔软，只需轻刮。当出现肝硬化，可适当增加刮的力度也可使用锥形头将肝组织向两侧推离来进行解剖。

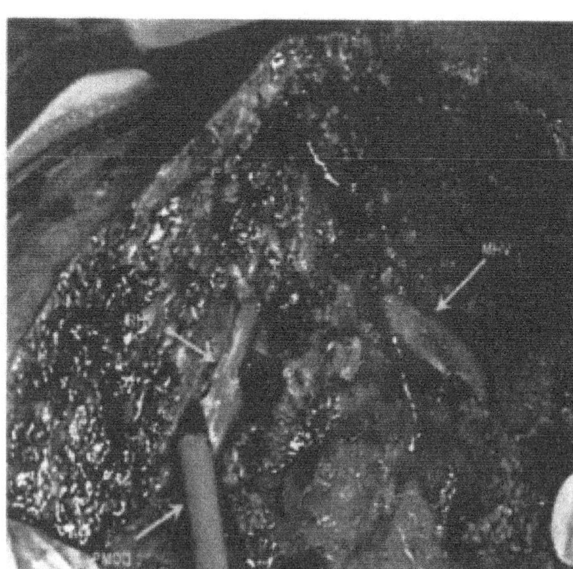

图 7-3　使用 PMOD 进行 8 段肝切除后的肝断面，肝右动脉（RHV）和肝中静脉（MHV）清晰可见

通常情况下，沿着横断面进行分离，当遇到大血管时，可以改变刮离的方向，平行于血管进行刮离，从而暴露出血管的一段来进行分离、结扎或者凝固。推荐凝固血管的一段以安全止血。为避免 PMOD 的吸收部分堵塞，推荐在扭转锥形头 180° 以前把血吸干净。

直径达 3mm 的肝静脉分支可直接凝固，但是 Glinsson 系统分支在直径大于 1mm 时就需要结扎。用手指保持张力或者在被分离组织的两段缝合来辅助断离过程。术中可以由两名医师使用两个 PMOD 来加速剥离和止血的速度。切除后，使用 PMOD 电凝肝断面。使用 4-0 或者 5-0prolone 缝合出血点。检查胆漏，常规放置引流管。不发生胆漏情况下，1 周拔除引流管。

三、超声激发设备断肝法

(一) 器械介绍

USAD(爱惜康，辛辛那提，俄亥俄，美国) 由一个脚踏开关控制发射高频交变电流的发生器、一个含有由高频电能触发振动的声学转换器的手柄，以及一个含有上部砧座和活化的下部刀片通过 55000Hz 谐波频率垂直振动的刀头组成。钝性凝固模式可以取得良好的止血效果。

能量的横向扩散大约为 500μm。超声振动能量切断氢键，导致蛋白结构改变、细胞分离、细胞内外水分低温气化，于是导致组织的分离。USAD 的局部作用导致蛋白质凝结物形成，这样可以控制直径 3mm 以内血管的出血，并且使组织变脆易于分离新型的 barmonic Focus 的手柄有两个舒适的可放置手指的指环以及一个能量触发按钮。钳臂有一个组织垫和一个特意为完美精准切除设计的弧形刀头组成。活化刀头以 55000Hz 的谐波频率垂直振动。作为超声波释放的能量直接施加到组织上，从而完成空洞化、凝固和切割的三重功效。超声振动能量切断氢键，导致蛋白结构改变、细胞分离、细胞内外水分低温气化。新型 Hormtmir Ace 有一个符合人体工学的开放的 23cm 长的手柄，它的凝固和闭锁功能可以直接处理直径达到 5mm 的血管和淋巴管。

(二) 技术要领

进腹后游离肝脏。打开肝胃韧带检查 Winslow 孔，在必要时候，在肝十二指肠韧带周围放置止血带行 Pringle 阻断。肝切除时，结扎肝动脉和肝静脉分支，使用血管吻合器闭合肝静脉。当切除涉及一个或多个肝段，分别缝合结扎门静脉分支。在超声引导下行肝实质切除，电切打开肝包膜，勾勒出手术平面。

亚段切除不采取预防性血管处理使用设定 3 和钝性模式的中能量分离肝组织，小出血可通过电灼、双极钳夹或者 USAD 的凝固模式进行处理。暴露大的血管和胆管结构，进行结扎和分离肝断离以后，检查肝断面的出血和胆漏，在肝断面涂抹生物纤维蛋白胶或新型的止血胶。

在开放性手术中，通过刀片垂直振动产生局部热变性，该设备可用于钝性分离、切割和凝固。热传播和传导已被证实低干电凝和激光打开肝包膜后，沿切割线钝性分离 2 ～ 3rm 深肝实质 (图 7-4)。即使在硬化的肝脏，这种器械也能确保安全有效。当切除深入肝脏，使用凝固模式控制小出血。当靠近大血管分支，比如在大范围肝切除时，USAD 可能会损伤血管壁，引起出血。因为在实质离断时 USAD 具有良好的止血效果，使用 USAD 可能帮助术者避免使用 Pringle 阻断。

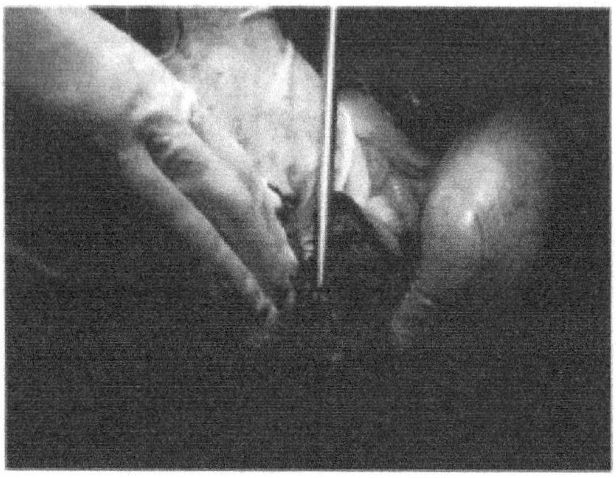

图 7-4　在超声引导下使用 barmonic Focuscurvedshears 进行肝实质切除

在一项回顾性研究中，USAD 被证实在减少出血和缩短手术时间上是有效的，并且优于超声吸引。Whrightson 等人报道了只在肝表面的切除时，同时使用 USAD 和血管闭合器可减少出血，但是由于不能完整闭合胆管，因此具有较高的胆漏风险。结合使用 Pringle 阻断技术可降低输血几率。

四、超声吸引手术刀 (CUSA) 断肝法

(一) 器械介绍

超声解剖器 (超声吸引手术刀，泰科医疗，曼斯菲尔德，迈阿密；Sonosurg，SS，奥林巴斯医疗系统公司，东京，日本) 由发生器、换能器、灌流 / 吸引器和适应于不同用途的探针和相关鞘组成。目前，超声解剖器已经广泛地运用于大部分外科手术，包括：肝胆胰手术、胸科手术、神经外科手术、消化道手术、泌尿科手术、骨科手术、妇产科手术、整形手术等。

CUSA 工作原理：电能通过压电或者磁传感器后转化为用于切割肝实质的超声波。它的功能是基于探头高频振动 (23 ～ 34kHz) 使生物组织破碎的物理原理冷却水灌流用于防止探头过热而引起损伤，吸引系统用于去除组织碎片，开阔手术视野连接于探头的换能器应该从近端插入鞘内灌流 / 吸引导管正确连接于换能器以及泵的头部，来保证生理盐水灌注。在乳化组织之前需要确认有冷却水从鞘的前端流出设定合适的吸引压力和生

理盐水灌注流速通常开始时设置为较低的吸引压力，随着手术进行逐渐增大吸引压力。组织破碎作用在胶原少的组织较为明显，应该有选择地使用，避免用于胆管和血管结构振荡幅度的调整可为切割不同组织提供不同能量低能量适用于正常肝实质，高能量适用于纤维化组织该设备可保留动静脉和胆管，而后由助手电烧灼闭锁，较大血管可以结扎或夹闭此外，可以使用其他的吸引器清理出血、组织碎片和注入的生理盐水。

由于其出色的性能，很多肝脏外科医师青睐于超声吸引手术刀：它可用于肝静脉分支的解剖或者靠近主要肝静脉肿瘤的解剖。在这种情况下，超声吸引手术刀适合于确定所涉及的静脉，在肿瘤上下方分离血管，使得手术者可以根据术中的发现来决定切除或保留这些血管。

在肝切除时，结扎或烧灼小血管以及夹闭门静脉蒂可用于防止大出血因此，部分医师同时使用超声吸引手术刀和双极电凝来控制创面的渗出和出血。CUSA 切肝的优点如下。

(1) CUSA 断肝可以非常仔细地解剖出细小的血管，显著减少手术的出血量，术中输血量，从而减少了术后肝功能衰竭的发生。

(2) CUSA 切肝最大限度地保留了残肝的肝功能，确保精准切肝，从而增加了肝癌的手术切除率以前认为不能切除的肝癌，应用 CUSA 断肝技术后，在切肝过程中创伤极少，都可以通过右半肝、右三叶等加以切除。

(3) CUSA 断肝解剖清晰，可以很清楚地分离出左右肝胆管，在肝门胆管癌的根治手术中具有重要意义。特别是在胆道损伤、多次胆道术后的患者，常常已做高位胆管的胆肠吻合，患者却由于吻合口狭窄、反复发作的胆管炎而不得不再次行胆肠吻合此类患者往往胆道并不扩张，需要 CUSA 断肝技术切除肝方叶，以更好地暴露胆管，利于吻合。

(4) CUSA 断肝在活体肝移植和劈离式肝移植中具有十分重要的意义，它对于断面两侧的肝脏损伤均较少，且有利于保留重要的血管和胆管。

(5) CUSA 断肝不需要阻断肝脏血管，避免了肝脏的缺血和再灌注损伤。

（二）技术要领

与其他技术相比，超声解剖器速率较慢，但是它可以破碎肝组织、保留门静脉蒂的特性是实现精准实质分离和血管及胆管准确暴露的基础。机器初始设置能量为超声解剖时的 60% ～ 70%，吸引能量为 50%。间歇性门静脉阻断可用于减少术中出血。在阻断时，沿着切除线上下移动超声吸引手术刀电凝可用于小血管止血，金属夹可用于闭合小的肝静脉。另一方面，寻找和仔细结扎大血管或小的门静脉蒂是术中保证止血和防止术中、术后出血的最好方法。肝切除应缓慢进行，使用超声吸引手术刀的吸引功能去除组织碎片，这样就能看清肝实质内结构。

解除阻断时，不建议继续进行分离，沿着切面放置纱布防止大出血使用薇乔线缝合包括一小部分肝实质在内的血管可以彻底止血肝硬化的肝脏、切面凹凸不平或者血管断端回缩到肝实质时会有止血困难在这些情况下，可以使用更宽的缝扎(多使用3-0prolene)。

在活体肝移植时，超声吸引手术刀也可用于供肝切除P体器官的短缺导致了这项技术越来越多用于肝移植，首例成功病历由Strong于1990年报道。此后，超声吸引手术刀已广泛用于肝实质切除超声吸引手术刀可在肝实质切除时保留所有血管和胆管结构。因为在活体肝移植中供体的安全至关重要，因此必须不遗余力避免供体的手术风险和术后并发症。即使有现在这样的设备，多数手术者提倡联合使用双极电凝来凝固周围易碎血管和小的肝静脉，以防止后期出血。

五、水刀断肝法

(一)器械介绍

局压水刀最初是一项工业技术喷嘴尖端以超音速喷出水束，压力达到20000bar，可在不产热情况下轻松切断木材或钢板在外科手术应用中，需要根据实质器官的特性调整喷嘴和压力参数。Papachrislou和Bengmark首先在实验和临床研究者中使用了这项技术。与此同时，Rau的团队基于体内外试验改善了这项技术，并在1990将这项技术引入肝脏外科手术。在实验检测中，30～40bar的压力和0.1mm直径的喷头可有效离断肝组织。在合并肝硬化的肝组织中，需要增加10bar压力。超过以上压力或直径的喷头，分离的效果不佳，并且会导致特别是肝静脉等血管损伤，引起更多出血。在经过6年的反复临床试验以后，第一个商业化设备才得以诞生。

(二)技术要领

开放手术使用的水刀直径0.1mm，压力设定为30～40bar。常规使用的喷射液为生理盐水在半肝切除术时，使用的喷射液大约为400ml。

在手术时，首先常规分离肝门和肝静脉从膈下完全游离右半肝，使用术中超声定位肿瘤以及附近血管确定切除线术中精准分离肝实质，夹闭需切断的血管。

水刀的优势在于闭合肝实质深部的薄壁血管，避免出血与此相反，CUSA，LigaSure以及双极电刀在处理深部血管时通常效果不显著。这些设备只能在表面肝脏切除时才具有良好的止血效果从2010年起，在水刀手柄上连接高频电流，用这种方法可以直接凝固小血管和胆管，大大缩短了手术时间，同时不增加胆漏风险。

六、水媒射频切割闭合器断肝法

水媒射频切割闭合器是美国TissueLink医疗公司研制的用于临床外科的手术器械，又称无血解剖刀。TissueLink也是单极电极，其工作原理是通过头部产生射频电流在生理盐水的介导下传播到邻近的肝组织，利用射频产生热量使水升温、切缘处肝组织凝固，同时使管道壁的胶原成分熔化而使管道闭合。这种方法可较一般单极电凝更深的凝固组织，同时因盐水的作用又不会产生焦痂，组织不粘合刀头，手术视野清晰，闭合效果较满意，出血量自然减少其刀头呈特殊的钝圆形，工作时水珠不断从刀头滴出，利用高频电刀的能量，使滴出的水珠形成液态电极，从而产生极好的分离和凝血效果。同时刀头的温度不会超过100℃，因此不会像普通电刀那样产生焦痂，而是通过收缩胶原以达到永久性止血的目的。其特点是止血可靠，低温刀头，集组织止血、解剖、管道永久闭合功能于一体，实现无血外科手术，尤其在肝脏外科实现了不阻断肝门的无血肝切除术。其优点有以下几方面。

(1) 术野清晰，出血少，一般无需输血。

(2) 无焦痂、烟雾和刺鼻性气味，也无术后焦痂破裂、脱落和出血的危险，无需组织封闭胶，替代了多种止血技术。

(3) 无需阻断肝门，对肝功能影响小。

(4) 手术更易控制，组织更易定位，缓解了肝切除中高度紧张的气氛。

(5) 高频能量不会产生电弧而灼穿组织如血管、胆管等。

该装置能闭合直径在5mm以内的肝内血管和胆管，直径超过5mm的仍需要用无损伤缝合线缝合、结扎。TissueLink射频刀止血的基本原理是血管的收缩和闭合，而血管收缩和闭合的机制是血管壁胶原的收缩 TissueLink射频刀的出现给肝外科止血开辟了一个新的领域。该技术具有止血迅速、可靠，能减少术中和术后出血，因而可减少对输血的需求，同时也能防止胆漏发生。

七、微波组织凝固断肝法

（一）器械介绍

微波组织凝固(MTC)由Tahuse等人于1979年提出，现已在临床广泛用于肝脏实质切除。据报道，即使在肝功能受损患者，MTC可以减少出血量，并且可用于非解剖性肝切除。在亚洲，大多数HCC是由肝炎病毒发展而来，因此肝切除范围多受限于受损的肝功能状况。在这种情况下，非解剖性肝切除的必要性凸现出来，并且控制术中出血量也尤为重要，因此，可使用MTC来减少肝切除量。这种肝切除方法易于操作，并且不需要特殊的手术技术，手术的远期效果也可以接受。Matsui等人推荐使用MTC的无边缘切除术用于肝功能储备有限的HCC患者以及位于中央或者靠近肝脏大血管的肿瘤。

微波组织凝固器的基本信息和临床应用已由Tabuse报道。MTC通过一个同轴针天线进行内部加热从而凝固组织。微波辐射被含有高流体容积的组织(例如肌肉、实质器官和血液)通过水分子共振被吸收。热量由蛋白质和水分子中的极性组分的振动能量所产生。完全凝固后的继续加热将会引起水的分离，不会引起更多热量产生。于是，微波凝固场不像平面微波一样传播，因此，能量吸收被限定在同轴针天线附近的组织。

凝固区域的大小取决于天线的长度。MTC 设备由一个基本的持针器和一个 2.45-GHz(150W) 的发生器组成。持针器由一个电极 (长度 15mm，20mm，30mm) 和插在机头上的基座组成 L 形的连接器可以安置于基座和机头之间，方便插入膈下区域肝实质。一般使用的能量是 60-80W，凝固和分离时间是 45s 和 15s。60W 的能量适用于无肝硬化的肝脏，80W 的能力适用于合并肝硬化的肝脏。在加热过程中，凝固的肝组织通常会与电极紧密粘连，从而不容易拔出电极。为避免这种问题，通常采用一种分离设备传输负电压到电极的中心导体，正电压到电极的外部导体。因此，电渗透导致水分子在电极的中心导体附近聚集，软化黏附到电极上的干燥组织，使电极与肝组织容易分离。

(二) 使用 AATC 的非解剖性肝切除手术适应证

(1) 肝功能储备有限 (解剖性肝切除的禁忌)。

(2) 肿瘤位于不同肝段的边缘。

(3) 与局限于肿瘤所在门脉分支的肝内转移不相关的转移性肝脏肿瘤。

(三) 技术要领

逃腹后，使用术中超声确认肿瘤位置以及与 Glinsson 鞘或肝静脉的关系。在肿瘤周围 1 ～ 3cm 确定切除线通过反复插入单极单针电极凝固肝实质。凝固完成以后，距离电极插入位置基底部约 1cm 处的肝脏表面颜色发生改变。肝实质量 TC 消融的第一步可以在超声引导下完成。因为凝固的肝实质会干扰超声探查，因此在第一步之前，插入电极针的深度和方向需要预先设计来创造一个肿瘤下方的锥形凝固区。沿着切除线每隔 1cm 进针一次，同时避免伤及鞘和肝静脉。凝固以后，使用钳夹法断离肝实质，无需 Pringe 阻断。Glinsson 鞘的任何可见暴露的血管需缝扎以避免术后出血和胆漏。

当行肝管空肠吻合术时，避免使用 MTC。这可能是在肝管空肠吻合术后，肠道细菌很容易到达肝实质的凝固残端，导致脓肿。

(四) 手术注意事项

使用 MTC 前，术中超声确认肿瘤、血管和 Glinsson 鞘的位置，预先设计切除线，使形成一个包括肿瘤在内的锥形凝固区域为预防术后出血和胆漏，避免使用 MTC 电极凝固主要的大血管和 Glinsson 鞘，仔细结扎和切断血管和 Glinsson 销。

为了明显暴露血管和 Glinsson 鞘，需要有良好的手术视野，并且在合适的牵引下离断肝组织。

八、单极射频系统 (DS) 断肝法

(一) 器械介绍

单极射频系统是无菌、一次性的单极电外科装置，由一根连接到标准电凝发生器的

电源线来产生射频，同时在装置的尖端有一个连接到1L无菌生理盐水溶液的液体通路。发生器通常设置为80W(50-100W)，并且该设备应缓慢施加到组织上来确保合适的发生器设置和生理盐水流速(通常每秒1滴)。该装置需要使用一个回路电极板。如果使用过程中生理盐水停止，需要立即停止该设备，并恢复生理盐水因此，需要有足够的生理盐水，并且输送生理盐水的装置要正常运转。

该装置具有一个近端和远端，包括：手柄、手柄中上部处的按钮、手柄的延伸部、固定电极头的轴、连接到生理盐水的液体通路。

电极头包括一个金属元件提供连接到远端的电极以及一个近端部分。电极的远端向外延伸出轴的断端，电极的近端包含在轴以内。电极远端长11.43mm，直径3.5mm在尖端有一个10°的弯角。

电极的远端包括一个电导的锥形部分，该部分有一个向远端逐渐变窄的环形部分。

联通液体通路的液体流出开口位于轴的远端，连接于电极之上该设备的远端部分用来同时产生射频和水流，位于手柄中上部的按钮用来触发设备。

(二)技术要领

用于肝实质切除的水冷高频单极装置(DS)同时具有射频能量(480kHz)和液体流动。电能量通过连续低电压的生理盐水滴传导到组织，然后通过组织的欧姆加热产生热量。生理盐水使能量在设备和组织界面传输，保持与肝脏组织的接触和散发热量。肝组织的凝固通过三股螺旋蛋白质结构的分子间交联变性产生，使肝表面温度低于100℃以下以避免焦痂产生。小于3mm的血管可以通过胶原收缩被封闭，管腔完全闭合。较大的结构仍然是分离的，可采用结扎或夹闭。不带焦痂凝固的肝组织更柔软，也容易分离。与此相反，电凝时组织温度升高到300℃以上，导致组织干燥易碎。使用DC的肝切除预期会产生更好的止血效果。该设备既可用于切肝之前的预凝固，也可用于切肝以后的凝固。用于预凝固时，3.0的电极头更为有效，而在凝固时，3.0的电极头最为常用。

使用DS之前，需要使用超声检查肿瘤的位置和数目。然后，使用电凝划出切线。接着，使用DS切除肝实质。插入DS直至电极头周围1cm的肝实质颜色发生改变，提示肝实质的预凝固已经完成。该设备不引起焦痂形成，引起取出设备时也不会导致出血向前移动1cm，重复上述步骤。切割线凝固完成以后，小的Kelly钳用来钳夹肝实质。这样，小血管已经凝固，只有直径超过3mm的血管保留，然后行夹闭或者结扎后剪断。使用DS打开肝实质以后，重复上述步骤直至完成肝切除。

通常使用这种技术时不采用Pringle阻断，当出血时，压迫止血可能有效与其他技术不同的是，通常在预凝固后使用Kelly钳进行切除。实际上，在肝实质表面，使用DC进行切除也是切实可行的。这些部分没有直径大于3mm的血管或胆管。然而，当切除进行到深部时，因为有大血管存在，不能使用 DS 进行切除；在这种情况下，先预凝然后用 Kelly 钳分离是安全有效的，避免了大血管损伤。

这种技术的优点还没有得到广泛认可，但是一些研究证实该技术可减少出血和再灌注相关的肝损伤，特别是在合并肝硬化的肝脏。该技术唯一的缺点是延长了手术时间因此，这种操作更需要术者的耐心和技术。

此外，使用 DS 与更少使用止血剂相关。事实上，DS 基于射频能量加热和凝固实质周围组织，而其他设备比如超声刀和水刀不存在凝固这也许可以解释使用其他设备时需要使用更多的止血闭合器。

九、双极射频 (Habib™4X) 断肝法

(一) 器械介绍

Habib™4X(AngioDynamics 公司，昆士贝利，纽约，美国) 是双极型、手持式的可以与 RITA1500/1500X 发生器结合的一次性射频设备。它包含有两对相对的长度为 6cm 或 10cm 活性末端电极。该设备连接到 500kHz 的发生器，产生 250W 射频能量。它可以测定发生器的能量输出、组织阻抗、温度和使用时间该系统还包括一个控制开关的脚踏板。发生器可以是手动或者自动模式。当连接到发生器，触发开关，射频能量默认设定为 125W，并可以根据使用者的习惯和不同组织类型进行调节。

(二) 技术要领

使用 Habib™4X 沿切除线进行肝切除按以下步骤进行。

沿切除线垂直插入该设备。当能量传递自动停止，发生器发出警报信号，避免过度凝固和碳化在凝固过程中，垂直方向轻轻向前后移动探头 3 ～ 5mm 来避免探头与肝实质的粘连在正常肝组织中，这个过程一般在 1 分钟以内完成。然后紧贴已凝固组织重新插入探头，直至需切除的区域已经完全消融。

为确保组织完全凝固和止血完善，平行于第一条线，紧贴肿瘤边缘，完成第二条消融线。垂直于前两条消融线使用 Habib™4X，确保剩余正常肝组织完全凝固这样形成凝固肝实质的边缘，保证残余的血管和胆管完全封闭对于深部肿瘤，相对与肝表面倾斜 45° 插入探头。在离断肝实质时，再次使用 Habib™4X。垂直使用手术刀沿着贴近肿瘤的探针分离实质，这样保留了凝固的肝实质。断肝期间，对肝实质轻微施加压力有利于闭锁血管。

为凝固贴近于下腔静脉的深部组织，平行于下腔静脉插入探针，远离下腔静脉进行凝固。对于肝门附近的肿瘤，首先分离结扎肝门部结构，然后平行或者远离肝门插入探针常规肝实质凝固的能量为 100W，当凝固像肝静脉这样的大血管时，设置发生器到 80W。

对于深部肿瘤，可以从下方用手引导探针向深部插入。凝固完最深部组织后，慢慢

退出探头凝固浅部组织。这四根探针彼此保持平行，避免短路发生。

十、双极电烧灼器 (LigaSure) 断肝法

(一) 器械介绍

LigaSure™ 是一个双极电烧灼器 LigaSure™ 系统由一个能量平台和手柄组成。LigaSure™ 组织融合就像 LigaSure™ 血管闭合一样，通过组织自身胶原和弹性纤维形成永久的融合区域。这种技术可以迅速安全地融合直径达 7mm 的血管、淋巴管和组织束。从 1998 年 LigaSure 首次出现以后，能量平台和 LigaSure™ 血管闭合系统的手柄已经不断改进和提升。LigaSure™ 组织融合器现在使用的是 ForceTriad™ 能量平台，通过 TissueFeet™ 感技术控制，与原始的 LigaSure™ 发生器相比，具有更快的融合周期、更灵活的融合区域以及更少的干燥组织。手柄的形状和功能也在不断改进。现在有许多种手柄可用，来适应不同外科医师的要求。表 7-1 列出了四种不同手柄的特性。要发挥系统的最大潜能，选择合适的手柄至关重要。LigaSure™Impact™ 和 LigaSure™SmallJaw 有一个用于同时闭合切断组织的分离器。为避免在钳夹肝实质时伤及小血管，尖端的形状也同样重要。在与钳夹法联用时，小的圆形头是最好的 LigaSure™SmallJaw 是最新的手柄，使用最新的能量平台 (FmwTriarf™) 进行最快的组织融合。此外，使用圆形头闭合像肝静脉分支这样的小血管是安全可靠的。总而言之，LigaSure™SmallJaw 与原始的钳夹技术具有最好的协同作用。

表 7-1　LigaSure™ 不同手柄的对比

型号	Std™	Pricise™	Impact™	SmallJaw™
年份	2000	2001	2009	2011
功能	闭合	闭合	闭合 / 分离	闭合 / 分离
尺寸	中等	小型	大	小型
尖端形状	角	圆形	圆形	圆形
速度	中等	中等	快	快 (2 ～ 4s)
闭合质量	△	○	○	◎
薄组织	X	○	X	◎
厚组织	○	X	◎	○
重复使用	可重复	一次性	一次性	一次性
费用	低	中等	高	高

（二）技术要领

进腹以后，使用术中超声检查整个肝脏。使用钳夹法和间歇性 Pringle 阻断 (阻断 15min，开放 5min) 来进行肝切除。在对原始 LigaSure™ 系统的研究中，我们使用中等尺寸的手柄 (LigaSure™Sid) 以及原始的能量平台。通过三个步骤完成肝切除。首先，使用 Kelly 钳夹碎肝实质，暴露残余血管和 Glinsson 鞘然后，使用 LigaSure™ 在二级能量闭合残余血管。使用 4-0 薇乔结扎 Glinsson 鞘或者直径超过 3mm 的肝静脉。最后，使用剪刀在融合区域中心剪断组织，使用电烧灼封闭其余组织。LigaSurePrecise™ 是一种更先进的手柄，可用于融合薄壁小血管，然而，由于融合区域过于狭窄以致难以使用剪刀在融合区域中心准确剪断。因此，在使用这种手柄的随机对照研究中，它的切肝速度与传统钳夹法相似。“LigaSure™parl1'1 和 LigaSure1” SmallJaw 是第二代手柄，具有新的分离器和内部刀头，使用这种新技术时，可以在一个步骤中同时完成血管切断和分离，这样节省了时间，减少了出血量 LigaSure™SmallJaw 是最新开发的手柄，钳夹碎肝实质以后，它的尖端可探入狭小空间 LigaSurf™SmallJaw 可以夹碎柔软肝实质，然而，特别是处理质地较硬、硬化的肝实质时，其效果不如 Kelly 钳。

十一、切割闭合器断肝法

（一）技术要领

游离肝脏，夹闭下腔静脉上的肝短静脉和尾状叶静脉在半肝切除时，使用血管内切割闭合器游离相应的肝蒂，接着，夹闭相应的肝动脉因为血流减少，切除线就变得明显。在划定切除线以后，可以使用直钳分离肝实质，而不需要离断大血管和胆管。接着，插入切割闭合器，闭合切断血管。充分暴露需要夹闭或结扎的大胆管或者血管进行处理。交替进行组织分离和闭合直至肝切除完成在肝切除结束时，使用氩粒子和单级或双极凝固实现残肝断面的干燥切除使用“whiletest”确定切除区域的胆漏 (从主要胆管注射脂肪乳剂)，这种方法可以鉴别出仍然与大胆管相通的胆管，特别是在非典型肝切除时，可能存在更小的开放胆管与大胆管相通。

（二）控制中心静脉压 (CVP) 来减少出血

在切除肝实质时，控制 CVP 在 5cm 水柱以下来减少出血。如果由于麻醉或其他医疗原因不能达到要求时，可以使用 Pringle 阻断或者其他控制入肝血流的方法约 70% 的使用闭合器的肝切除术不需要控制血流，出血量大约在 500 ～ 800ml。

十二、钳夹法和超声刀联合使用的断肝法

（一）器械介绍

18cm Pean 甜和超声刀。

（二）技术要领

常规游离肝脏根据手术者经验选择性使用入肝血流阻断当缺血线出现，像使用 Kelly 钳一样在肝脏边缘使用超声刀。使用该设备轻轻钳碎肝组织，同时使用超声刀分离大于的肝实质装着，通过迅速前推该设备打开肝包膜，使用超声刀闭合下方的包膜血管超声刀手柄就像 Kelly 钳一样工作，张开 0.5 ～ 1cm，每次分离大约 1cm 肝实质。该设备的弯曲锥形尖端可用于精确解剖，通过钳夹技术分离肝实质，暴露血管结构。凝固和切断时不需要更换设备。切割和凝固的精确度由手术者调节能量和刀片压力来控制。手柄上的控制键很方便用于调节凝固时的能量。1 ～ 2mm 的血管可在高能量时进行凝固和切断，2 ～ 5mm 的血管使用低能量。超过 5mm 的血管可以进行解剖和结扎。最小的横向热传导 (2mm) 允许在重要结构附近进行操作。

第三节　肝脏血流阻断技术

肝脏切除术目前仍然是治疗肝脏肿瘤的主要方法，肝脏血供丰富，在进行肝脏手术过程中，控制出血方可以做到术野清晰、手术彻底、防止误伤、保护重要管道；肝切除术中出血是导致术后并发症及死亡的主要原因。因此，可以说肝脏外科的发展史就是外科医师与术中出血作斗争的历史。1908 年 Pringle 第一次提出阻断入肝血流以减少切肝出血，即大家所熟知并仍广泛应用 Pdngle 法。一个世纪以来，经过不断的探索，已演变出多种肝血流阻断方法，提高了肝切除的成功率，减少了术后并发症。肝脏血流阻断方法分为连续阻断、缺血预处理后再阻断和间隙阻断。

在肝脏血流阻断时，采用中心静脉压控制技术 (CVP ＜ 3mmHg)，可减少术中出血。可使用多种方法联合降低 CVP，保持血流动力学稳定。在切肝时，可采用反向 Trendelenburg 体位 (头高脚低 5°) 和降低呼气末正压通气 (PEEP)，CVP 可进一步降低。硝酸甘油也可用于降低 CVP，同时使用儿茶酚胺维持动脉灌注压。术中降低 CVP，降低了器官血流灌注，可能导致肾功能和肝功能异常，影响术后器官功能，导致肾功能不全、肝功能不全以及心肌梗死因此，降低 CVP 并不是适用于所有患者。在术中和术后严密监测器官功能和灌注的替代参数，比如尿量、心率、动脉血气、动脉压曲线变化以及呼气 CO_2 值。

各种血流阻断方法及肝脏耐受缺血的最大时限参见表 7-2。总体而言，肝脏血流阻断技术可分为以下三种，即：肝门血流阻断技术、全肝血流阻断和其他改良肝血流阻断技术。

表 7-2　各种血流阻断技术肝脏耐受缺血的最大时限（分钟）

	正常肝脏	肝硬化
连续阻断	60	30
缺血预处理	75	?
间隙阻断	＞90	＞60

一、肝门血流阻断技术

（一）T入肝血流阻断技术

入肝血流阻断技术即通常所言 Pringle 法。由 Pringle1908 年首先应用，此法是应用最广泛的控制肝切除手术出血的措施，为广大肝胆外科医师所熟知。Pringle 法阻断血管简单、快捷，可以完全阻断肝动脉和门静脉的入肝血流，预防出血效果较好。手术中应用套带或血管阻断钳阻断门静脉、肝动脉等第一肝门结构，达到完全阻断入肝血流的目的。该技术最常使用，适用于多种常规肝脏手术，可以获得满意效果。

1. 手术步骤

(1) 常规进腹、探查。

(2) 肝胃韧带近肝十二指肠韧带处戳孔或电刀打开，绕带。

(3) 阻断时应用阻断钳或阻断带阻断肝门血流，常规阻断 15 分钟，开放 5 分钟；可以进行多个循环，直至手术结束。

(4) 必要时可以适当延长阻断时间至 20 ～ 30 分钟。

2. 注意事项

(1) 阻断前，肝脏脏面的粘连需予以松解，否则可能导致肝脏被膜撕裂出血。

(2) 肝脏入肝血流除了肝十二指肠韧带内血管外，有时肝胃韧带中还有变异入肝动脉，必要时单独阻断。

(3) 单次阻断时间一般不得超过 30 分钟，否则可能导致肝脏坏死。

（二）半肝血流阻断技术

Pringle 阻断法的缺点是将入肝血流全部中断、肝脏热缺血损害明显，阻断时间受限制，使不予切除的肝脏遭受了不必要的缺血、缺氧及再灌注的打击，且对来自肝静脉的出血无效。

为了避免入肝血流阻断法引起的全肝缺血与再灌注损伤，日本 Makuuchi 等 1987 年报道半肝血流阻断法，通过解剖并阻断病变侧门静脉干和肝动脉，以阻断 30 分钟复流 5 分钟的方式循环阻断，以减少出血和减轻肝功能损害。该法阻断病变侧入肝血流，对健侧肝脏没有缺血之优，且阻断后在半肝界面上出现清晰的分界线，无内脏瘀血和血流动力学受影响之弊该技术适用于局限于半肝内的肝脏手术。手术过程中可以采用半肝肝蒂阻断或者半肝血管阻断两种方法。

1. 手术步骤

(1) 常规进腹、探查。

(2) 术中超声探查。

(3) 肝胃韧带近肝十二指肠韧带处戳孔或电刀打开，常规肝十二指肠韧带绕带。

(4) 常规切除胆囊。

(5) (半肝肝蒂阻断时) 电刀打开肝门板，注意不要损伤胆管，然后大直角钳沿 Glisson's 鞘轻轻掏出待阻断半肝肝蒂，绕带。离断肝实质时阻断或直接离断。

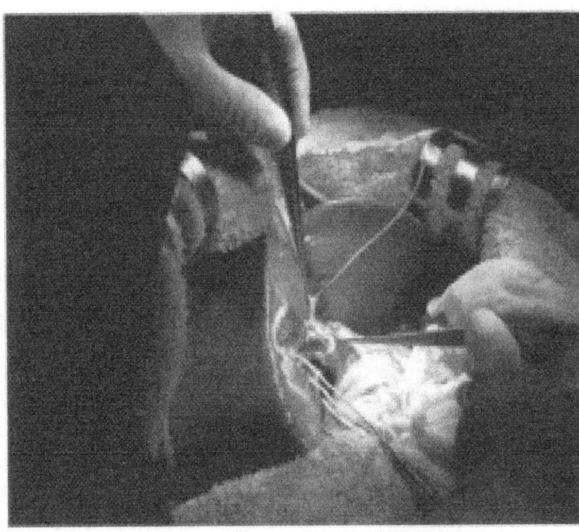

图 7-5　右半肝血流阻断技术

(6) (半肝血管阻断时) 游离半肝门静脉、肝间有动脉至左右分支处。

(7) 手术中阻断半肝门静脉和该侧肝动脉，或者直接离断之。

2. 注意事项

(1) 一般需要切除胆囊，可方便操作，防止误伤。

(2) 半肝肝蒂阻断方法中大直角钳操作过程中要求轻柔，最好超声引导下进行。

(3) 游离半肝门静脉时注意门静脉尾状叶分支。

(4) 对于肝动脉，也可以阻断肝固有动脉。

(5) 如阻断侧血管还需要开放，则阻断时间可以长达 60 分钟，甚至以上。切除侧可不考虑阻断时间。

（三）区域肝脏血流阻断技术

1989年Castaing等根据Cauianud肝段的血供原理首次提出了在超声引导下肝段内门脉血流阻断术。先解剖患侧肝动脉，预先放置阻断带，在超声引导下置入气囊导管阻断患侧肝脏的门静脉血流，再阻断肝动脉分支，并在门静脉导管中注入亚甲蓝，在染色肝脏背景下很清楚地辨别肝段，可达到精准切肝的目的，最大限度地减少残肝的缺血再灌注损伤，有利于患者术后恢复该方法适用于各种规则性肝段切除术。

二、全肝血流阻断技术

（一）全肝血流阻断技术

1966年由Heaney等首先提出，即Heaney法方法：依次阻断膈下腹主动脉、第一肝门、肝下及肝上下腔静脉，切肝后开放次序与阻断顺序相反，阻断时间20～30分钟内，全部阻断肝脏的入肝管道、出肝管道及肝后段下腔静脉，从而达到完全阻断肝脏血流目的，使手术部位清晰无血，从而有利于手术进行。该技术适用于靠近第二肝门和下腔静脉周围的一些肿瘤手术，控制肝脏周围的血管后，手术部位可以获得良好视野，从而防止出血或误伤该方法操作费时费事，应用受限制。

对于需要阻断时间长，难度大的患者，也可以在全肝血流阻断的基础上应用低温灌注全肝血流阻断技术，该方式需要门静脉、腔静脉插管以进行肝脏灌注，步骤较为繁琐，现今已较少应用。

1. 手术步骤

(1) 常规进腹、探查。

(2) 术中超声探查。

(3) 肝胃韧带近肝十二指肠韧带处戳孔或电刀打开，常规绕带。

(4) 游离肝周韧带。

(5) 肝上下腔静脉绕带。

(6) 肝下下腔静脉绕带。

(7) 需要时依次阻断膈下腹主动脉、第一肝门、肝下及肝上下腔静脉，切肝后开放次序与阻断顺序相反，可以达到完全阻断血流目的(图7-6)。

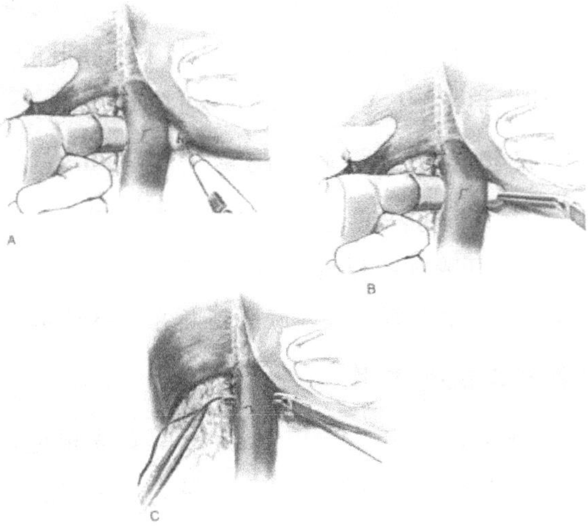

图 7-6　肝下下腔静脉阻断

2. 注意事项

(1) 游离肝周韧带时注意左右膈下静脉、左肝静脉及右肾上腺，损伤时易导致出血。

(2) 肝上下腔静脉绕带、肝下下腔静脉绕带时动作需轻柔。

(3) 阻断时需要先阻断肝下下腔静脉，然后再阻断肝上下腔静脉。

(4) 阻断时间尽量缩短，防止严重血流动力学损害或肝脏损伤。

(二) 改良全肝血流阻断技术

改良全肝血流阻断技术即不阻断腹主动脉的全肝血流阻断技术，血流阻断顺序：肝十二指肠韧带 - 肝下下腔静脉 - 肝上下腔静脉，开放时顺序相反。该方法又称肝血流隔离法，由 Huguet 等首先报道，国内由南京鼓楼医院丁义涛于 20 世纪 80 年代初首先报道了常温下阻断全肝血流应包括腹主动脉，肝蒂、肝下下腔静脉及肝上下腔静脉四部分，由于是我国原发性肝癌患者大都合并有肝硬变，部分有门脉高压症表现，其腹膜后组织水肿，肥厚，侧支循环极其丰富，游离腹主动脉不但费时，且可能带来难以制止的出血，或巨大肝占位病灶的推移，右叶肝占位致左叶代偿性增生，使肝左外叶被挤向脾门。因而在腹腔动脉水平以上、游离腹主动脉困难较大。采用了改良的不阻断腹主动脉的全肝血流阻断法，同样达到了无血切肝目的。该方法目前在临床上仍有应用，主要用于中央型肝癌 (Ⅴ、Ⅷ段)、尾状叶肝切除和严重肝外伤处理时。

三、其他肝脏血流阻断技术

(一) 肝血流隔离加体外静脉 - 静脉转流

1992 年由日本京都大学 Yamaoka 等报道，方法是：门静脉插管与左大隐静脉插管经

“Y”形管汇入生物泵，回流至左腋静脉，开启生物泵后分别阻断入肝血流、肝下与肝上下腔静脉，切肝后先停止转流，再开放肝上、肝下下腔肝静脉与入肝血流，最后拆除转流管，此法对血流动力学影响极小，阻断时间可达 60 分钟。

（二）不阻断下腔静脉的全肝血流隔离

1995 年 Elias 等报道，该方法通过间歇性地阻断肝蒂来控制入肝血流，通过阻断肝静脉主干来控制腔静脉－肝静脉的反流，由于下腔静脉不被阻断而继续通畅，所以对全身血流动力学影响小，可根据需要分别或联合阻断 3 支肝静脉的主干。

（三）低温下全肝血流阻断法

此法又称 Fortner 法，1974 年由美国 Fortner 等首先报道，其方法为：依次阻断门静脉、肝动脉、肝下及肝上下腔静脉，经门静脉、肝动脉插管，以 4℃乳酸林格液经插管灌注全肝，冷灌注液经肝下下腔静脉的小切口流出。因肝脏处于无血及低温状态，代谢极低，耐受阻断的时间可达 1 ～ 2 小时。此法需设备和冷灌注液，费时费事，且对全身代谢影响大，特别是低钾明显，现已少用。

（四）改良式低温下全肝血流阻断法

1994 年由国内黄洁夫等报道，对 Fortner 法改进有以下几种方法。

(1) 结扎切断病侧半肝的肝动脉与门静脉干，通过门静脉仅作健侧灌注。

(2) 低温灌注时，经过病侧肝的肝静脉插管至肝上下腔静脉，阻断肝下下腔静脉作为灌注液流出径路。

(3) 灌注停止后，恢复肝动脉血流，再修补肝静脉根部灌注液出口，开放肝上、肝下下腔静脉，最后做门静脉修补。此法使巨大肿瘤切除在无血下进行，解剖清楚，易处理损伤之血管。

第四节　门脉高压症手术

一、门奇断流术

（一）门奇断流术

早期的理念是手术阻断门奇静脉间的反常血流，以达到预防和止血的目的：早期的断流术以直视下缝扎出血的血管为主，手术简单，创伤小，但食管的曲张静脉破裂出血不适合。

近年来，人们已经充分认识到门体静脉间自然的、病理性分流途经的代偿作用，而尽量在手术中保留这些门体交通支血管，以期达到“选择性”断流的目的目前，临床上常用的选择性门奇断流术有两种术式。

(一) 贲门周围血管离断术

该术式也称 Hassab 手术，于 1967 年由 Hassab 首先提出，手术要点是经腹切除脾脏，离断贲门周围 (包括胃底和食管腹段) 的所有血管，其彻底性和完全性在于离断门奇静脉间全部反常侧支静脉，主要离断胃短静脉、胃后静脉、左膈下静脉，以及冠状静脉的胃支、食管支、高位食管支和异位高位食管支，其中高位食管支和异位高位食管支的离断是手术成败的关键。该术式经裘法祖院士提倡后，已成为我国治疗门脉高压症的主要术式，其再出血率 7% ～ 13%。

该术式的优点是操作简便、不开放消化道、对患者肝功能的要求不甚高、择期手术和急诊手术都可选用等。该术式的缺点是破坏了门奇静脉间自然的、代偿性的、病理性的分流途经，不利于门静脉系统过高压状态的缓解，术后近期腹腔积液较难控制，术后远期再出血率较高。近 10 年来，越来越多的外科医师们参照 Sugiura 手术的原理有意识地保留门奇静脉间自然的、代偿性的、病理性的分流血管，进行所谓的选择性断流，既保留了该术式原有的优点，又相对克服了原有的缺点，已逐渐在国内推广。

(二) 联合断流术 (Sugiura 手术)

该术式于 1973 年由 Sugiura 首先提出，手术要点是经胸行食管血管离断和食管横断再吻合、经腹行贲门周围血管离断和脾切除，手术可一期 (经腹) 或二期 (先经胸后经腹) 完成，其主要强调逐一结扎胃和食管穿支静脉，而保留冠状静脉 - 食管旁静脉 - 奇静脉通道的畅通，以保证胃冠状静脉和食管旁静脉的自然分流。该术式已成为日本治疗门脉高压症的主要术式，其再出血率 4.9%。该术式的优点是保留了门奇静脉间自然的、代偿性的、病理性的分流途经，可以有效缓解门静脉系统的过高压状态，具有明显的分流效果而减少术后近期腹腔积液的产生和术后远期再出血的发生。该术式的缺点是手术部位较深，操作较为困难，极其容易损伤食管旁静脉和食管，而且，吻合器的使用明显增加了患者的经济负担和开放了消化道。

笔者所在科室在传统经腹联合断流术的基础上，对贲门周围血管离断进行了改进，主张保留门奇交通支血管，而离断食管旁静脉进入食管下段及胃底的穿通支血管，我们称之为选择性断流术。至 2013 年 12 月临床应用近 500 余例，取得满意效果，已成为目前门脉高压症外科的主要术式。

(三) 选择性断流术手术步骤

(1) 体位：仰卧位。

(2) 切口：左上腹旁正中切口，切开时要注意各层组织中扩张的静脉 (图 7-7、图 7-8)。

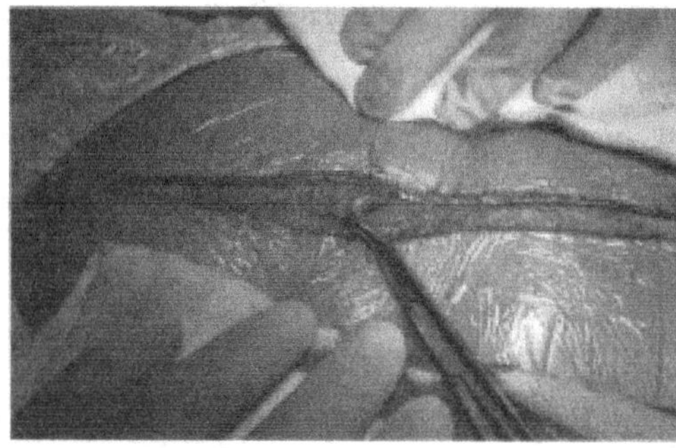

图 7-7　腹壁浅筋膜浅层的扩张静脉

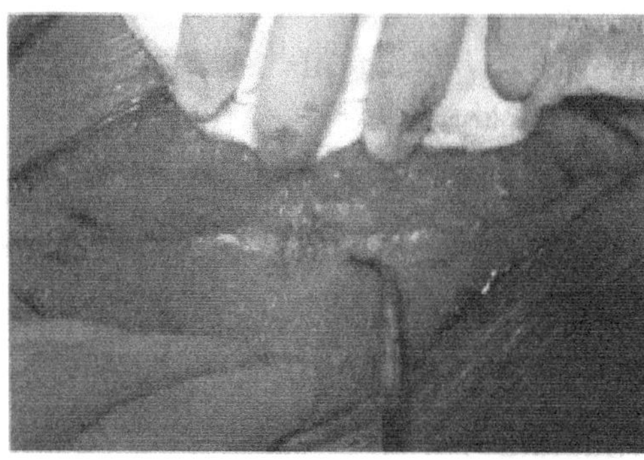

图 7-8　腹壁浅筋膜深层的扩张静脉

(3) 初步探查：腹腔积液、肝脏、脾脏、脐静脉、胃穿支静脉、食管旁静脉、胃冠状静脉、脾结肠静脉、脾膈静脉、腹膜后静脉、胃短静脉等。

(4) 测定自由门静脉压力。

(5) 脾切除术。

(6) 离断所有胃后支穿通支静脉。

(7) 离断上 1/3 胃的所有穿通支静脉。

(8) 游离食管下段 8 ～ 10cm，分别离断所有食管支、高位食管支和异位高位食管支等穿通支静脉；小心保留各种交通支静脉。

(9) 应用进口管状吻合器行食管下段 (贲门上 1 ～ 3cm 处) 的横断和吻合。

(10) 应用闭合器关闭胃前壁切口。

(11) 肝活检。

(12) 再次测定自由门静脉压力。

(13) 放置脾窝和盆腔引流管。

(14) 关腹。

二、门体分流术

门体分流术简称分流术，其目的是在门静脉和体静脉间建立永久性的血流分流，以有效降低门静脉压而消除食管胃底静脉曲张，控制或预防食管胃底静脉曲张破裂出血，其降压效果显著而持久，但因其术后肝性脑病发生率较高和活体肝体积进一步明显缩小而在国内应用渐少。分流术主要有三大类：脾肾静脉分流术、门腔静脉分流术和肠腔静脉分流术。

（一）脾肾静脉分流术

这是脾静脉和肾静脉间的分流术，属于周围型分流目前，临床常用的脾肾静脉分流术有两种术式。

1. 非选择性近端脾肾静脉分流术

该术式于 1947 年由 Linton 首先提出，手术要点是切除脾脏，将脾静脉残端与左肾静脉进行端侧吻合，其血管吻合在脾切除的基础上完成，脾静脉残端显露容易，分流量中等。该术式的优点是解除了脾功能亢进症状和脾脏的动脉血向门静脉系统的灌注，术后肝性脑病发生率较低。该术式的缺点是由于脾静脉和肾静脉的压力差较小，分流量较少，吻合口发生血栓的机会多，术后再出血率高于门 - 腔分流术，本科曾有数十例经验。考虑到该术式的缺点，临床上衍生出其亚型：脾腔静脉分流术，本科曾有 100 余例的经验，其对肾脏和肾静脉没有过高要求，术中吻合也较近脾肾静脉分流术容易，术后发生肝性脑病时还可利用中腹部加压控制分流量，但其肝脏门静脉灌注压的过度降低可以进一步使活体肝体积明显缩小，加快了肝功能衰竭的发生，最终也迫使我们放弃。

2. 选择性远端脾肾静脉分流术 (Warren 手术)

该术式于 1967 年由 Warren 首先提出，手术要点是保留脾脏，在胰体下缘解剖出脾静脉，于脾静脉汇入肠系膜上静脉处离断脾静脉，并行脾静脉与左肾静脉的端侧吻合。欧洲多中心大宗病例统计该术式手术病死率 9%、再出血率 7%、肝性脑病发生率 5% ～ 10%、5 年生存率 50% ～ 60%，已成为欧美国家治疗门脉高压症的主要术式。该术式的优点是选择性降低脾胃区的静脉压力以控制消化道出血，同时保持肠系膜上静脉区较高的门静脉肝灌注压以减少对肝功能的不利影响。该术式的缺点是难以解决脾功能亢进症状、从胰腺组织解剖出脾静脉较为困难、脾肾静脉吻合在腹膜后的操作困难、术后远期其分流的选择性会逐渐丧失等。

（二）门腔静脉分流术

这是门静脉和腔静脉间的分流术，属于中央型分流。目前，临床常用的门腔静脉分流术有三种术式。

1. 门腔端侧分流术

在肝门处离断门静脉，将其近心端缝扎闭合，将其远心端与下腔静脉行端侧吻合。该术式的优点是降压明显、操作简单、止血效果显著，其缺点也是因为降压效果明显，导致术后肝性脑病发生率极高，已渐淘汰。

2. 门腔侧侧分流术

在门静脉主干处行门静脉下腔静脉侧侧吻合：该术式的优点是明显降低肝窦内压力和门静脉压力，止血和控制肝腹腔积液效果良好，术后肝性脑病发生率少于门腔端侧分流术，但仍高于人们的期望。

3. 限制性门腔分流术

门腔侧侧分流术的改进型，将门腔静脉吻合口控制在 0.8 ～ 1.2cm，可以有效降低术后肝性脑病的发生率，仍是国内部分主张门腔分流者的首选术式，本科曾有数例经验，其较高的肝性脑病发生率最终让我们放弃。

（三）肠腔静脉分流术

这是肠系膜上静脉与下腔静脉间的分流，属于周围型分流。最初由 Marion 等 1960 年提出，后经 Voorlhees 等 1962 年加以推广。目前，临床常用的肠腔分流术有两种术式。

1. 肠腔侧侧分流术

在肠系膜上静脉与下腔静脉间行侧侧吻合，其优点是门静脉系统降压效果明显，肝性脑病发生率低于门腔分流，其缺点是对肠系膜上静脉的解剖学要求较高，术中操作较困难，本科也有 30 余例的经验，目前应用者较少。

2. 肠腔搭桥分流术

用人造血管或自体静脉在肠系膜上静脉与下腔静脉间行桥式吻合。现在也较少人使用。

三、其他术式

关于分流＋断流可以是以上各术式的组合，本科曾有 56 例经验，但阻断代偿性自然分流后再建立人工分流似乎是分流和断流的缺点组合，并未显示出任何优势。

第八章 胆道外科手术

第一节 腹腔镜胆囊切除术

一、定义

腹腔镜胆囊切除术是利用腹腔镜将胆囊切除的一种手术。

二、鉴别诊断

腹腔镜胆囊切除术有一系列手术指征。随着超声检查的广泛应用，越来越多无症状的胆囊结石患者被筛检出来，他们之中，每年仅有 2% ～ 3% 的人新发临床症状，因此对这部分患者的处理尚存在争议。

（一）无症状胆囊结石的手术指征

(1) 免疫功能不全患者、等待器官移植患者或者镰状红细胞贫血患者。

(2) 伴有胆囊息肉，并且直径超过 10mm 或迅速增大的患者。

(3) 瓷性胆囊。

(4) 胆囊结石直径超过 3cm，并位于胆囊癌好发部位。

（二）有症状胆囊结石的手术指征

(1) 有明确的胆囊结石，并出现胆绞痛症状。

(2) 伴有急性胆囊炎。

(3) 经缩胆囊素 - 胆道闪烁显像确定伴有胆囊收缩功能障碍。

(4) 伴有胆源性胰腺炎，经影像学与实验室检查确定无胆总管结石。

(5) 伴有胆总管结石。大部分情况下，应先行内镜逆行胰胆管造影 (ERCP) 取出胆总管结石，后行胆囊切除术。

三、病史及体格检查

全面获取患者的病史，充分了解患者的合并症情况。这些合并症可能影响患者对气腹及手术等操作的耐受性。

CO_2 气腹可影响心排血量和体内 CO_2 的排出，故有心血管系统或呼吸系统疾病的患者可能对 CO_2 气腹缺乏耐受性。

需确认患者是否存在凝血功能异常或使用抗凝剂的情况。

病史采集可以发现高度怀疑伴有胆总管结石的患者(出现黄疸、伴有胆囊结石的胰腺炎或胆管炎)。

腹部体格检查能够发现手术瘢痕、疝或者造瘘口，这些情况可能需要更改戳卡位置。腹部手术史并不是腹腔镜胆囊切除术的禁忌证，同样，腹腔镜手术也很少因腹腔粘连而中转开腹。

四、影像学检查和其他检查

(一)超声检查

超声检查是现今无创性诊断胆石症的金标准；诊断准确率较高(＞96%)，可以在床旁进行，无电离辐射。胆囊结石诊断成立需要同时满足以下3个主要声像特征。

(1) 强回声光团。

(2) 后方伴声影。

(3) 随体位改变而移动。

超声检查发现胆总管扩张提示有胆总管结石。对于急性胆囊炎的患者，超声可提示胆囊周围积液、胆囊壁增厚。在行超声检查时患者可能出现墨菲征阳性表现，胆囊周围局限性压痛。

(二)亚氨基二乙酸胆道闪烁成像

非典型胆囊结石患者可利用亚氨基二乙酸胆道闪烁成像来评估胆囊管有无梗阻，从而明确诊断胆囊炎；如果检查时亚氨基二乙酸可顺利充盈胆囊，则可排除胆囊炎。

对于疑似胆囊收缩功能障碍的患者，可在胆道闪烁成像同时使用缩胆囊素。如胆囊排空指数小于20%，则提示胆囊收缩功能障碍。

(三)磁共振胰胆管水成像

如果患者伴有黄疸、胰腺炎、胆管炎或者超声提示胆总管扩张，则应高度怀疑有胆总管结石，可行磁共振胰胆管水成像(MRCP)检查胆管系统中是否有结石的存在。MRCP诊断胆系结石敏感度高(＞90%)、特异度接近100%。作为非侵入性检查，MRCP能清晰地提供胆管系统的状况，但对胆总管结石并无治疗作用(与ERCP相比)。

(四)经内镜逆行胰胆管造影

经内镜逆行胰胆管造影(ERCP)可用于胆系疾病的诊断及治疗。如ERCP检查时发现胆总管内有结石，可行Oddi括约肌切开术，扩大十二指肠乳头，并使用网篮或者球囊将结石经十二指肠乳头取出。通过这种方法，80%以上的胆总管结石可成功取出。而较大的结石需要一些其他技术，如机械性或导管内碎石术。ERCP术后相关并发症包括麻醉并发症、胰腺炎、出血、穿孔和感染，发生率约为8%。

（五）术前实验室检查

术前实验室检查应包括肝功能、肾功能、电解质和凝血功能。肝功能异常可提示胆总管结石或原发性肝功能障碍。

五、外科治疗

（一）术前准备

询问患者住院时是否出现前次就诊时没有的症状或疾病，避免影响手术决策。例如，患者在等待住院期间是否发生心肌梗死或其他心脑血管疾病。

术前嘱患者排空膀胱，避免留置导尿管。因为腹腔镜胆囊切除术并非留置导尿管的指征。

再次检查患者的手术同意书、影像学及实验室检查报告。

（二）体位

患者取仰卧位，右上肢水平外展，左上肢置于躯干旁。

患者足部放置踏板，股及小腿缚以束带，避免转换为头高足低位时从手术台跌落。

妥善安置足跟护垫、预防下肢深静脉血栓的连续加压装置和保温装置。

留置鼻胃管，术中持续胃肠减压。

主刀医师站于患者左侧，助手站于患者右侧。

显示屏置于患者头端，左、右各一，分别面向主刀医师及助手。

腹腔镜及冷光源线、吸引器管、气腹导管、电钩及电凝线连于患者足侧的器械塔。

（三）进入腹腔，建立气腹

用2把布巾钳穿破脐部基底并向上提起以便穿入腹腔，用11号刀片于脐底部做一长约5mm切口。

气腹针于切口处穿刺入腹腔。气腹针接注射器，内装生理盐水。首先，回抽注射器以排除气腹针误人肠腔或血管；随后，注射生理盐水并感受阻力；若注射无阻力则提示穿刺成功，气腹针已位于腹腔，不在皮下组织中。气腹针接气腹导管，将CO_2气体压力调整为15mmHg。

将0°腹腔镜插入直径5mm的穿刺器，直视下将穿刺器于同一切口处穿入腹腔。

如患者前正中线有手术瘢痕或有多次腹部手术史，则应于左腋前线与左肋下缘交点以下处进入腹腔。

（四）其余穿刺套管的安置

第1枚穿刺套管安放完毕后立即观察位于穿刺部位下方的肠管以排除副损伤。用30°

腔镜代替 0° 腔镜，扩大观察范围。

调整手术台，使患者取头高足低位，通常此种体位更易暴露胆囊。

第 2 枚 5mm 穿刺套管应置于患者的右上腹部。穿刺点位于右肋下缘与右腋前线交点以下二横指处。经此套管，手术助手可利用无创抓钳夹持胆囊底部，有利于将胆囊和肝向前、向头侧的膈肌方向牵拉。此手法可帮助暴露胆囊三角区 (Calot 三角)。如胆囊炎症或肿胀严重无法抓持，可于镜下穿刺抽液减压。

若因个入肝解剖差异导致 Calot 三角暴露困难，应于左侧腋前线与左肋下缘交点处追加一副操作孔，置入肝拉钩。

暴露好之后仔细观察，决定主操作孔位置。通常于剑突下、镰状韧带右侧做切口，插入 12mm 戳卡，此为主操作孔。最理想的状态下，此操作孔恰好位于肝缘下方，Calot 三角上方。

第 3 枚 5mm 穿刺套管置于右锁骨中线与右肋下缘交点下方，此处位于两个戳卡中间，有充足空间有利于操作 (图 8-1)。

手术助手扶持腹腔镜，并于右侧腹部的副操作孔处牵拉胆囊；主刀医师利用上腹部的主操作孔和右锁骨中线上的副操作孔进行手术操作。

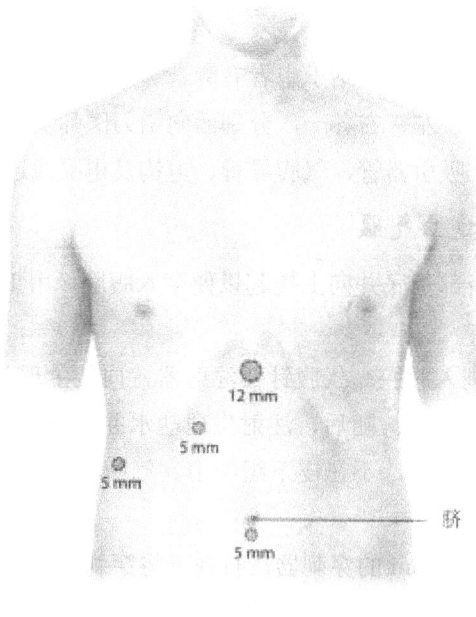

图 8-1　枚穿刺套管的安置部位

(五) 胆囊三角的暴露

通过主操作孔钝性分离胆囊与大网膜或横结肠系膜之间的粘连，沿胆囊壁的方向分离粘连，以减少出血(图 8-2)。

将无创抓钳放入锁骨中线上 5mm 套管，在 bartman 囊处抓取胆囊，向外侧牵拉。此手法可使胆囊远离重要结构，使胆囊管与胆总管成 90°，最大限度地降低胆囊切除术中胆总管或肝管的意外损伤风险。

将腹膜自胆囊壁钝性分离以暴露胆囊壶腹与胆囊管汇合部。此步骤是将位于胆囊外侧边缘壶腹抓取部位以下的腹膜钝性剥离。

将腹膜自胆囊壁剥离后常可同时显露 Calot 三角中的淋巴结，胆囊淋巴结常沿胆囊动脉分布，是重要的解剖标志。胆囊淋巴结周围附着的腹膜可用电钩烧灼，减少出血。

以上初步的分离操作可显示 Calot 三角，也称胆囊三角，由胆囊管、肝总管、肝下缘围成，其重要内容物为胆囊动脉。

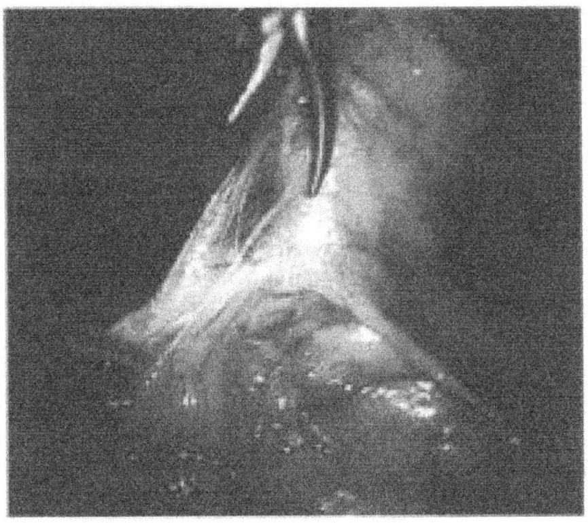

图 8-2　将大网膜自胆囊壁钝性分离

(六)胆囊后三角的暴露

胆囊后三角是由胆囊管、胆囊下外侧缘和肝右叶共同构成的三角形间隙。

为暴露胆囊后三角，应将胆囊壶腹部向内向上牵拉，并将附着的腹膜钝性分离或用电钩分离。此操作可帮助术者进一步暴露胆囊管与胆囊动脉、将胆囊壶腹部自内侧牵向外侧、充分暴露两个胆囊三角 (Calot 三角及胆囊后三角)，易将胆囊管与胆囊动脉完整的分离出来。

分离胆囊三角时优先松解胸囊后三角的腹膜，有利于牵引胆囊壶腹部远离其他肝门结构，从而便于暴露胆囊前三角，这一点非常重要。

(七)重要视野

在钳夹或分离任何组织结构之前，找到可显示胆囊管和胆囊动脉的清晰视野都至关重要。胆囊管与胆囊动脉被完全解剖暴露后，胆囊管与动脉之间、胆囊管的内侧具有操作间隙，理想状态下，胆囊内侧壁应分离至肝水平。这种暴露方法可最大限度地降低分离肝管、胆总管或右肝管变异分支时的风险。胆囊动脉内侧的操作间隙可降低肝右动脉侧支的误伤风险。

如胆囊炎症较重或其他因素（如肝内胆囊、肝左叶肥大或其他解剖变异）影响胆囊的解剖分离和暴露，应考虑采取在开放手术中常用的逆行性胆囊分离法，或考虑是否中转开腹手术。

（八）离断胆囊管及胆囊动脉

获得上述关键视野后，可安全结扎并离断胆囊管及胆囊动脉。施夹器由主操作孔放入，胆囊管及胆囊动脉近端施以2～3个钛夹，远端1个钛夹。施夹器的后尖应完全穿过上述结构后方，以确保钛夹可以横行夹闭整个管腔。钳夹并切断上述结构后应立即检查残端情况。若胆囊管较粗或组织质地较脆，应尝试应用内镜圈套器或吻合器处理胆囊管。

（九）将胆囊自胆囊床分离

电钩或电凝刀分离胆囊与肝脏面，抓取胆囊壶腹并向外、向前的腹壁方向牵引上提制造张力，将胆囊体部自胆囊床分离。为分离胆囊外侧，将胆囊壶腹向内、向上牵拉，电钩分离胆囊外侧壁的全程。将胆囊完全游离之前，可利用其提起肝，观察手术区域出血情况后将胆囊与肝完全分离。

（十）胆囊的取出

胆囊完全游离后，将10mm大小的标本袋自主操作孔置入，开口朝向镜头打开。将胆囊装入标本袋自腹壁戳孔取出。若胆囊较大或内有较大结石，可能需要扩大戳孔长度以顺利取出标本。

将标本送病理进行组织学检查。

（十一）关闭戳孔

用0号可吸收缝线与筋膜穿针将主操作孔的筋膜水平缝闭。

其他穿刺套管依次直视观察下拔除，以除外戳孔部位出血。

戳卡止血确切后，排空气腹，并用4-0可吸收线皮下缝合皮肤切口。

六、并发症

(1) 围术期并发症发生率为0～0.3%。

(2) 需要手术修复的胆管损伤发生率为0.1%～0.3%。而胆道损伤修复手术也有相应的风险，围术期并发症发生率为1%～4%；继发性胆汁性肝硬化发生率为11%；胆管吻合口狭窄发生率为9%～20%；胆管炎发生率为5%。

(3) 其他并发症。

1) 胆漏，可非手术治疗的胆漏发生率为0.1%～0.2%；需介入治疗的胆漏发生率为0～0.1%；需腔镜手术治疗的胆漏发生率为0.05%～0.1%；需开放手术治疗的胆漏发生率为 0 ～ 0.05%。

2) 需要手术治疗的腹膜炎，通常由于术中肠管误损伤引起，发生率为 0.2%。

3) 需要手术治疗的术后出血发生率为 0.1% ～ 0.5%。

4) 需要手术治疗的腹腔脓肿发生率为 0.1%。

第二节　根治性胆囊切除术

一、定义

根治性胆囊切除术用于治疗胆囊癌，是指将胆囊、胆囊窝及十二指肠上淋巴结切除的手术。其中，肝的切除范围从胆囊床部分的肝实质非解剖性切除到标准的解剖性肝Ⅳb 段 / Ⅴ段切除不等。胆囊切除术附加肝Ⅳb 段、Ⅴ段切除术后患者的生存率较行标准胆囊切除术者高。手术目的是将所有的病理组织完全切除，若仅将手术范围设定于胆囊管与肝总管汇合处水平无法根治，则应一并切除胆总管 / 肝总管。

二、鉴别诊断

多种其他疾病也可出现与胆囊腺癌相似的临床表现。包括良性胆囊息肉 (影像学发现胆囊腔内肿物)、慢性胆囊炎 (胆囊腔缩小，慢性炎症导致的胆囊壁增厚)、胆囊窝附近的肝脏包块 (肝内靠近胆囊的肿块) 等。

三、病史与体格检查

大多数早期胆囊癌无临床表现，无法早期诊断，常因其他原因 (如有症状的胆囊结石或胆囊炎) 行胆囊切除术后经病理检查意外发现。

某些息肉型胆囊癌患者表现为与胆囊炎相似的右上腹痛，可能与胆囊腔内肿物自身或其阻塞胆囊颈或胆囊管有关。此外，若肿瘤延胆囊管生长至肝总管，患者会出现无痛性黄疸。

胆囊癌常转移至腹腔引起恶性腹腔积液，患者出现腹胀、体重下降等表现。肝也是胆囊癌常见的转移部位。

胆囊癌女性发病率是男性的 3 倍。西班牙人、美国印第安人和墨西哥印第安人是胆囊癌的高发人群。

多发结石、较大结石多与胆囊癌的发生有关；胆囊癌患者中有 60% ～ 80% 合并胆囊结石。

肥胖是胆囊结石和胆囊癌的危险因素；同时，肥胖可导致非酒精性肝病，特别是非酒精性脂肪性肝炎 (NASH)，可影响根治性胆囊切除术的实施。

因根治性胆囊切除术需要切除部分肝，询问病史时应注意是否存在引发肝硬化的危险因素 (如酗酒、慢性病毒性肝炎)，并评估患者对肝切除的耐受性。

早期胆囊癌多无阳性体征。当出现腹腔积液 (腹膜转移)、无痛性黄疸 (肿瘤生长阻塞肝总管或肝门部病理性肿大淋巴结压迫引起肝外胆管扩张)、触及无痛性肿大胆囊 (与广泛性胆囊壁浸润有关) 时提示已进入进展期。除此之外，若体检发现晚期肝病的体征，怀疑患者存在肝硬化，不适宜行根治性胆囊切除术。

四、影像学检查及其他检查

根治性胆囊切除术仅适用于 T1b 期、T2 期或 T3 期 (原发肿瘤的浸润深度)、有或无淋巴结转移的胆囊癌患者 (图 8-3，表 8-1)。

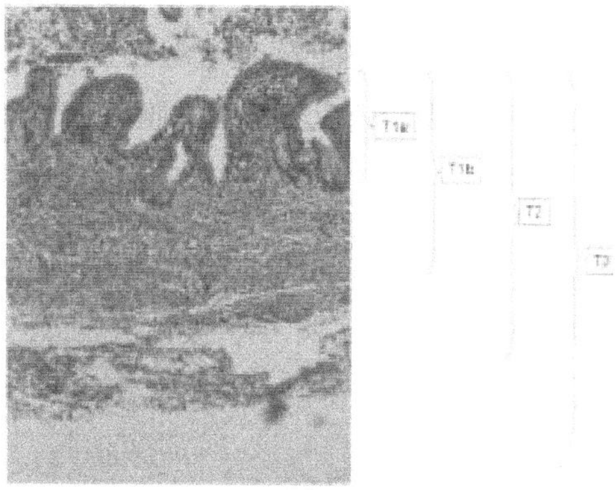

图 8-3　T1a，T1b，T2，T3 期胆囊癌的浸润深度

首先使用超声初步评估右上腹疼痛病因，如是否患胆结石、胆囊息肉。因为任何胆囊息肉都有其管腔面，若息肉没有侵犯超过胆囊壁的表现，则不可使用经皮穿刺活检。可以考虑使用经胆道的胆囊腔内活检，但难度较大。

胆囊壁钙化 (瓷性胆囊) 与胆囊癌无显著关联，因此并不推荐对瓷性胆囊患者常规行胆囊切除术。胆囊壁钙化在超声上并不明显，但在 CT 上表现较清晰。当诊断为瓷性胆囊时，无论是否有症状或其他相关影像学发现，均应建议患者定期随访，提高对胆囊癌的警惕性。

表 8-1　美国癌症联合会胆囊癌分期系统

分期	病理特点
原发肿瘤 (T)	
TX	原发肿瘤无法评估
TO	无原发肿瘤证据
Tis	原位癌
T1a	肿瘤侵犯黏膜层
T1b	肿瘤侵犯肌层
T2	肿瘤侵犯肌层周围结缔组织，但未突破浆膜或侵及肝
T3	肿瘤突破浆膜或(和)直接侵犯肝或(和)一个邻近器官或结构
T4	肿瘤侵犯肝门或肝动脉，或同时侵犯＞ 2 个邻近器官
区域淋巴结 (N)	
NX	淋巴结转移无法评估
NO	无淋巴结转移
N1	有区域性淋巴结转移

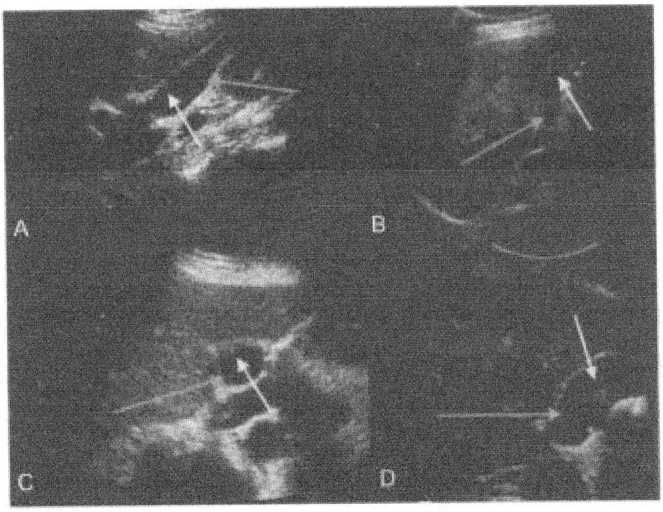

图 8-4　胆囊长轴切面 (A，B) 和短轴切面观 (C，D)

胆囊腔(绿色箭头示)内可见一息肉状肿物(黄色箭头示)，息肉状肿物与肝(红色星号)的关系可大体确定，在 A ～ C 图中示其很可能邻近胆囊窝；D 图显示肿物可能在胆囊的腹膜面 / 游离面。

当病史、体格检查、超声检查均提示胆囊癌时，可行增强 CT 检查胆囊癌的侵犯范围。胆囊癌的 CT 表现为向腔内明显突出的肿块或弥漫性的胆囊壁增厚。

磁共振 (MRI) 能辨别液体信号 (即胆汁)，可用于胆囊肿物的辅助诊断，也可使用磁共振胰胆管造影术 (MRCP) 评估胆管树的受累情况。胆囊癌 MRI 表现与 CT 相似，包括胆囊腔内肿物；胆囊癌肝侵犯部位的 MRI 表现与肝实质信号有差异。

然而很多胆囊癌术前无法明确诊断，常在因胆石症行腹腔镜胆囊切除术后的病理标本中意外发现早期胆囊癌；在因良性胆囊疾病 (如胆囊结石) 行腹腔镜胆囊切除术的患者中，意外发现的胆囊癌多达 10%。除此之外，许多进展期胆囊肿瘤在术前常被误诊为慢性胆囊炎，在术中才被发现。这些患者的术前影像学检查常提示胆囊缩小伴壁增厚，术中可明确地诊断为恶性肿瘤。腹腔镜下表现为质硬组织、胆囊壁明显增厚、侵犯胆囊邻近器官 (如网膜、肝、十二指肠、结肠肝曲)。

胆囊癌患者可能出现肿瘤标志物癌胚抗原 (CEA) 和糖链抗原 19-9(CA19-9) 水平的升高，但依靠肿瘤标志物诊断的灵敏度和特异度并不高，其表达水平仅与肿瘤的生长范围有关。

五、外科治疗

(一) 术前规划

根治性胆囊切除术需切除肝两段 (Ⅳ b 段和Ⅴ段)。因此，术前应仔细评估肝功能，评估肝硬化病情，以判断病入肝储备功能是否能耐受肝切除术。生化评分系统 [如 Child-Pugh 肝功能分级或终末期肝病模型 (MELD)] 可预测肝硬化患者术后的发病率和病死率。此外，肝功能检测 [如吲哚菁绿 (ICG15) 清除试验] 有助于制定肝切除量。

尽管肝切除术后感染并不常见，也应针对皮肤长驻菌群预防性应用抗生素。若患者近期有胆道介入性操作 (如胆道减压支架)，抗菌谱应覆盖肠道菌群。

(二) 体位

根治性胆囊癌切除术应取右肋缘下切口。为更好地暴露肝脏面，应适度调整手术台或于患者下胸部背侧 (近腰处) 垫一布巾卷。以上操作可抬高肋缘，易化术中肝暴露。

(三) 切口及暴露

使用右上腹斜切口可清晰地暴露胆囊、胆囊窝和肝门。

自肝表面分离镰状韧带，暴露肝膈面。放置自动拉钩，隔挡右侧肋缘及下腹壁。腹部探查排除肿瘤腹腔转移：腹腔转移包括肝转移、腹膜转移 (包括曾接受腹腔镜胆囊切除术后腹壁戳孔的转移)，或肝总动脉旁、腹腔动脉旁淋巴结转移。

切断小网膜 (即肝胃韧带)，暴露肝动脉与肝门内侧面。肝门部预置肝门阻断带，需要时可阻断入肝血流。

(四)术中超声检查

术中应对肝Ⅳ b/ Ⅴ段行超声检查，评估是否有肿瘤直接侵犯肝实质。声波频率范围于 4 ～ 10MHz 的 T 形线性阵列换能器分辨率高，可配合多普勒超声检查帮助术中辨别血管结构。

(五)肝Ⅳ b/Ⅴ段切除

尽管非解剖性胆囊窝切除术有文献报道，肝实质切除范围也仍然存在争议，但传统观点认为，胆囊癌根治术最合适的肝段：切除范围是Ⅳ b 段(Ⅳ段的下半部分)和Ⅴ段。

多种技术可离断肝实质，包括钳夹法、超声刀分离法、双极电凝(如 barmonic 公司的 LigaSure)，射频凝闭法，或水刀切割法)。

重要的肝血管可用缝线或切割闭合器结扎切断。

若出现较严重的出血，可收紧肝门阻断带，暂时控制入肝血流(肝蒂阻断)后直接结扎或上钛夹止血。

Ⅳ b 段 / Ⅴ段切除后，组织标本应快速送病理检查，判断标本边缘是否有肿瘤浸润。

检查肝切面是否有出血或胆漏。缝线结扎或用钛夹止血，开放的胆管残端应直接缝线结扎。组织胶可帮助肝创面止血，但未表明其可降低胆漏的发生率。

将结肠肝曲附着的大网膜瓣填塞至肝段切除后遗留的残腔内，此举可帮助小的胆漏愈合。于大网膜瓣表面留置负压闭式引流。

(六)肝门淋巴结切除术和选择性肝外胆管切除术

若胆囊管切缘肿瘤残留情况无法评估或呈阳性，或出现胆道梗阻，应切除肝外胆管。

胆囊癌均需行淋巴结清扫术，但会导致肝外胆管缺血，出现迟发型胆管狭窄。因此，有些医师将常规切除肝外胆管作为胆囊癌根治术的基本原则。

肝门部腹膜环切，范围自肝板水平至十二指肠上部水平。

切除肝动脉和肝门静脉周围的淋巴结及内脏神经丛。因上述组织血供丰富，切除时应用缝线结扎或双极电凝彻底止血。淋巴结清扫术应避免遗漏肝淋巴结。注意：大部分肝门淋巴结位于肝门结构的后方及侧面。

如果需要切除肝外胆管，胆总管应分离至其进入胰腺实质。胆总管残端以单股可吸收缝线连续锁边缝合。但是否评估切缘癌细胞残留仍有争议。

近端肝管应分离至左右肝管汇合处下方。若仍有余地切除剩余肝管，可在术中评估是否近端切缘有肿瘤残余。

Roux-enY 肝胆管空肠吻合术重建胆汁引流。

六、并发症

(1) 出血。

(2) 胆瘘。

(3) 腹腔脓肿。

(4) 肝门淋巴结清扫术 (去脉管化) 导致的迟发型胆总管 / 肝总管狭窄。

第三节　微创胆管空肠吻合术

一、定义

胆肠吻合是将胆管与空肠 Roux 袢吻合，用以治疗继发于良、恶性狭窄所致的胆道梗阻，或肝外胆道切除术 / 胰十二指肠切除术后用来重建胆汁引流。

二、鉴别诊断

(一) 良性疾病

(1) 外伤性或医源性胆道损伤。

(2) 慢性胰腺炎。

(3) 胆总管囊肿。

(4) Mirizzi 综合征 (米利兹综合征)。

(二) 恶性疾病

(1) 肝外胆管癌 (姑息性手术或根治术联合胆肠吻合)。

(2) 壶腹周围癌 (姑息性手术或根治术联合胆肠吻合)。

(3) 肝门淋巴结转移癌 (姑息性手术)。

三、病史及体格检查

(一) 询问病史应注意以下方面

(1) 体重减轻 (恶性 / 营养吸收障碍)。

(2) 发热 / 寒战 (胆管炎)。

(3) 皮肤、巩膜黄染 (梗阻性黄疸)。

(4) 酱油色尿 (梗阻性黄疸)。

(5) 陶土色大便 (梗阻性黄疸)。

(6) 右上腹疼痛 (胆囊肿胀，也可提示胆囊管肝总管汇合位置较低)。

(二) 体格检查

(1) 恶病质。

(2) 巩膜、皮肤黄染。

(3) 右上腹压痛。

(4) Courvoisier 征 (库瓦西耶征)—— 可触及。

(5) 无痛性肿大胆囊，伴黄疸。

四、影像学及其他检查

(一) 超声

超声是首选的影像学检查，可用来诊断胆囊结石、胆囊炎、肝内外胆管扩张。

(二) 断层扫描

1. 腹盆 CT 平扫 + 增强

3 期 CT 扫描 (动脉期、门脉期、平衡期) 可用于诊断大多数梗阻性黄疸病例，寻找可能病因。也可用于明确腹部解剖，包括：确定肝动脉走行和潜在的解剖变异；肿瘤的压迫、外侵、门静脉 / 脾静脉 / 肠系膜上静脉血栓形成。

2. MRI/MRCP+ 增强扫描

其在辨别胆道狭窄部位方面优于超声及 CT。

(三) 胆管造影

当需要行活检或兼具其他治疗目的时，应首选 ERCP，ERCP 在提供胆道梗阻部位及解剖变异信息等方面具有明显优势。可行狭窄部位刷检细胞学检查，可经内镜放置支架引流胆道减压。

当 ERCP 无法实施时 (如胃旁路术后或伴幽门梗阻的病)，可行经皮经肝胆管造影 (PTC)，进行介入性治疗。PTC 并非首选方法，因其增加了患者痛苦及操作后引流管护理难度。

五、外科操作

(一) 术前规划

内镜术前应评估患者心肺功能，心肺功能欠佳患者可能无法耐受回心血量的减少、气腹造成的血中 CO_2 浓度增高。

有开腹手术史、腹膜炎病史的患者，腹腔广泛粘连，对微创肝管空肠吻合造成困难。腹部疝气修补术会对穿刺器的放置造成困难，也会对 Roux 空肠袢的制备造成困难。

肥胖病入腹腔镜手术难度较大，但他们能从微创手术中获益更多。肥胖患者行腹腔镜手术，操作时需要更长的器械，因力矩较大，会影响精细操作，如缝合、打结。肥胖患者横结肠系膜及肠系膜脂肪较多，影响术中移动结肠肝曲及 Kocher 法游离十二指肠。脂肪肝病入肝较大、质地较脆，易于撕裂出血。

（二）体位

(1) 患者取水平仰卧位，上肢外展放于手术台固定架上。

(2) 留置鼻胃管和导尿管。

(3) 足下放踏板。

（三）腹腔镜胆肠吻合术

图 8-5 显示各 Trocar 位置及作用。

制作 Roux 袢时将大网膜及横结肠向上翻起，横结肠系膜根部辨认 Treitz 韧带。头高足低位帮助上腹部脏器的暴露。

自 Treitz 韧带以远选取足够长度空肠，以便行空肠 - 空肠吻合术，同时能留有足够长度的肠系膜，允许将远端空肠提至右上腹而不影响血供。直线切割闭合器切断空肠。

X 双极电凝或超声刀分离肠系膜至根部，注意不要损伤近远端空肠的动脉弓。断端近侧空肠负责运输及消化食物，断端以远 40 ～ 60cm 的小肠作为 Roux 袢引流胆汁。

行空肠侧侧吻合：沿空肠长轴固定两根 3-0 牵引线，相距 6 ～ 10cm。电钩于两空肠断端相对面、两缝线间做小切口。长 60mm、直径 2.5mm 钉枪通过肠切口插入肠内，并确保不要钳夹到肠系膜。用钉枪吻合空肠，3-0 可吸收缝线加固吻合口；2-0 不可吸收缝线缝合肠系膜缺口，预防内疝。缝合时避免贯穿经超声刀凝闭的肠系膜边缘，以防缺血、出血，防止吻合口附近血肿形成导致吻合口瘘、梗阻等。仅将肠系膜表层缝合即可。

沿 Roux 袢系膜边缘追踪至肠系膜根部，防止其扭转 (腹腔镜下应多次确认)。

于横结肠系膜的中结肠动脉右支右侧做一切口，保留左侧空间，以备将来有行胰腺空肠引流的需求。

Roux 袢固定牵引线，方便引导其通过横结肠系膜缺口至肝门部。

解剖肝十二指肠韧带内的胆总管。

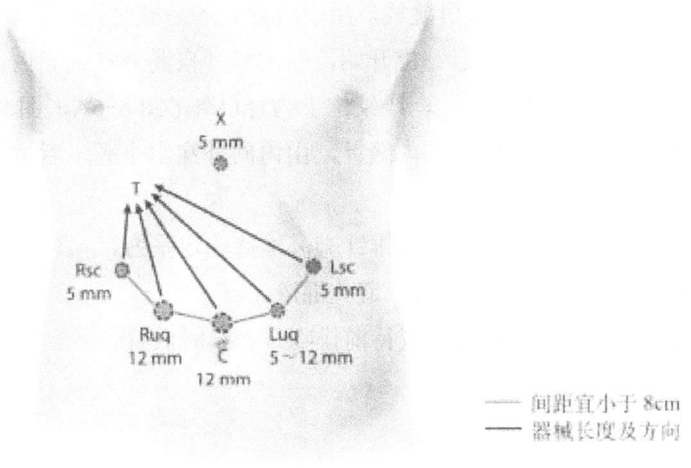

图 8-5　腹腔镜手术穿刺器放置（医师站于患者右侧，一助站于患者左侧，帮助隔挡肝，牵引肠袢等）

Rsc. 右肋缘下 Trocar；Ruq. 右上腹 Trocar；Luq. 左上腹 Trocar；Lsc. 左肋缘下 Trocar；C. 腹腔镜孔；X. 肝拉钩孔；T. 手术目标区域

(1) 如患者未接受过胆囊切除术，应首先辨认胆囊管，并逆行解剖至与肝总管汇合处；胆囊已切除者，应自肝十二指肠韧带外侧向内侧解剖，切开覆盖肝十二指肠韧带的腹膜，暴露胆管及肝动脉，胆管位于肝固有动脉外侧。应注意有 10% 的病入肝右动脉走行于胆总管之前。

(2) 继续向深面分离，并向前牵拉胆管，暴露胆总管与门静脉之间的间隙，对胆总管及肝动脉的后续操作均经此间隙，如递线结扎等。

(3) 潘氏引流管或肝门阻断带环绕胆管，末端以塑料夹夹在一起。

(4) 直角钳于胆管后方钝性分离胆管。胆管横切面在 3 点钟位与 6 点钟位小心电凝或可吸收缝线缝扎胆道供血血管，确切止血。此时，胆管断端应有点状出血，否则应考虑扩大胆道切除范围，直至血供充足的部分。

(5) 若胆管腔内有支架或经皮胆道引流管，应在切断胆管时一并移除。若需支撑吻合口，应在胆肠后壁吻合完成后，插入 8 ～ 12F 胆道引流管并通过吻合口放入空肠。

(6) 内镜止血夹夹闭近端胆管，可使近端胆道轻度扩张，同时防止胆汁污染腹腔。

胆肠吻合操作如下。

(1) 多数医师在内镜下手工吻合胆肠时选择头低足高位，依靠重力降低吻合的张力。肥胖患者取头高足低位，使结肠肝曲远离肝门。副操作孔伸入抓钳夹持 Roux 袢。

(2) 应连续缝合直径＞ 5mm 的胆管，将 2 根长 15 ～ 20cm 的 4-0 可吸收缝线末端系在一起，制成双针缝线；直径＜ 5mm 的胆管应用 4-0 可吸收缝线间断缝合。

(3) Roux 袢系膜面对侧做肠切口，切口长度小于胆管直径，因其可拉伸。

(4) 胆管 12 点钟位做固定牵引缝线，用于缝合胆肠后壁时提拉胆管前壁。

(5) 双针线送入腹腔，从 3 点钟位开始，一侧缝针自肠外穿入肠内，另一侧缝针自胆管内穿出。此时两针均在“腔内”，线结位于吻合口外 (图 8-6A，图 8-6B)。

(6) 后壁缝合：针持夹起胆管腔内缝针，由内向外穿出小肠，后由外向内穿入胆管，依次连续缝合，针距 2 ～ 3mm。

(7) 连续缝合完成后，血管夹夹后排针脚，维持一定张力。

(8) 拆除胆管 12 点钟位的牵引线，避免混淆。

(9) 可此时放置吻合口支撑管，或待前排吻合一半时放置。

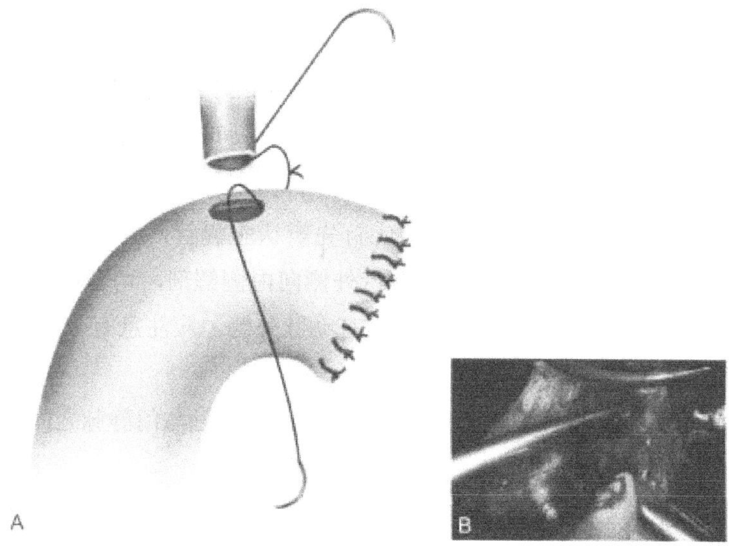

图 8-6　3 点钟位缝合

A. 从 3 点钟位进针，双针线的连接处位于吻合口以外，B.3 点钟位缝合实物图

(10) 同上，夹持肠腔内缝针，由内向外穿出胆管，后由外向内穿入小肠，最终前后排缝线相接。

(11) 于 9 点钟位缝线相接位置打结，线结位于吻合口外。

(12) 胆肠吻合完成后，将横结肠韧带以上

冗余的 Roux 袢牵向空肠－空肠吻合口，此举可降低 Roux 输入袢梗阻或胆汁淤滞发生率。3-0 不可吸收缝线将 Roux 固定于肠系膜缺损处，防止内疝。

(13) 选择性留置腹腔引流管。

（四）机器人胆肠吻合

机器人胆肠吻合与腹腔镜胆肠吻合步骤相似。

(1) 因机器入腹腔镜手术器械较长，或当机械臂与患者成角多 90° 时无法自由操作，Trocar 位置距离手术目标区域应稍远。

(2) 此外，各 Trocar 间距离应稍远，避免机器人手臂冲突。

机器人操作前可借传统腹腔镜手术完成以下操作：移动结肠肝曲，准备 Roux 袢，空肠－空肠吻合，将 Roux 袢穿过横结肠系膜。

患者取头高足低位，并向右侧稍倾斜。

准备机器人。

1) 将机器人推至患者右肩上方位置。

2) 手术单遮盖患者上肢及面部。

3) 注意机械臂之间的距离要适当。

4) 机械襞上数字处于面向外侧的位置时，机械臂能达到最优使用功能。

机器人辅助腹腔镜胆肠吻合与单纯腹腔镜胆肠吻合相同。

六、并发症

病死率为 1%。

并发症发生率为 10% ～ 20%。

(1) 胆漏 (术后早期发生)。

(2) 胆道狭窄 (术后发生较晚)。

(3) 空肠－空肠吻合口瘘或狭窄 (＜ 1%)。

(4) 输入袢梗阻 (＜ 1%)。

第四节　胆总管十二指肠吻合术

一、定义

胆总管十二指肠吻合术 (CDD) 是将肝外胆道与十二指肠吻合，在胆总管下段梗阻时提供胆汁内引流途径的手术。

二、鉴别诊断

(1) 胆总管结石。

(2) 自身免疫性胆管狭窄。

(3) 慢性胰腺炎。

(4) 壶腹癌。

三、病史及体格检查

行 CDD 的主要指征包括各种原因引起的胆道梗阻，包括：慢性胰腺炎、胆总管下段结石相关的胆总管狭窄。因 ERCP 技术的发展，需手术引流胆汁的病例逐渐减少。但是，外科医师仍需要掌握这门技术。

远端胆道梗阻的特征性表现包括：右上腹疼痛、黄疸；若出现胆管炎，则伴有寒战高热 (Cbarcot 三联征)；严重者出现 Reynold 五联征 (伴低血压和神志改变)。

胆道梗阻明显者肝生化指标出现异常，无肝内科疾病的患者，总胆红素与结合胆红素、碱性磷酸酶、γ- 谷氨酰基转肽酶升高先于肝转氨酶的升高。

有胆道梗阻的慢性胰腺炎患者，炎性胆道梗阻常常是可逆的，能通过内镜支架置入术治疗。若因胰头纤维化压迫胆总管引起持续性胆道梗阻，应用外科手术解决。慢性胰腺炎伴胰头假性囊肿者或胰头癌患者，应行胰头切除术。若无须行胰腺切除，CDD 是建立胆汁内引流的方法之一，可减少围术期并发症，保留胰腺实质及其功能。

CDD 治疗长期胆总管结石引起的胆管下段狭窄效果确切。指征包括以下几个。

(1) 胆总管扩张 (直径＞ 1.5cm)。

(2) 多发胆总管结石。

(3) 原发性 / 复发性 / 顽固性胆总管结石。

四、影像学及其他检查

腹部超声是诊断胆道梗阻的首选检查方法，可见肝内外胆管扩张。该检查灵敏度高、无创、无辐射、简便易行。

(一) 增强 CT

增强 CT 可用于鉴别腹痛病因，显示肝内外胆管扩张情况，同时可帮助寻找病因：胆总管结石、慢性胰腺炎或壶腹癌。

(二) 磁共振胰胆管造影

磁共振胰胆管造影 (MRCP) 可提供胰胆管解剖及病变信息 (T2 加权像)，也可诊断软组织病变，如胰腺炎、肿瘤 (T1 加权像)。MRCP 是评估胆道梗阻的重要工具。

(三) 内镜逆行胰胆管造影

内镜逆行胰胆管造影 (ERCP) 是当今治疗胆道梗阻的首选方法。ERCP 兼具诊断及治疗两种效能。可辨认胆管结石，同时经一系列操作清除胆管结石，包括：括约肌切开术、胆道球囊扩张及结石拖出、网篮取石、腔内超声碎石。

(四)经内镜扩张狭窄胆道、放置支架

尽管支架多种多样(如金属支架、塑料支架),内镜支架置入治疗慢性胰腺炎和结石病引起的慢性长节段胆总管狭窄的远期效果欠佳,而 CDD 对上述病例治疗效果较好。

(五)内镜超声

内镜超声 (EUS) 可帮助诊断或排除末端胆道恶性梗阻,或发现隐藏于末端胆管的结石。EUS 也用于引导内镜下胆道十二指肠支架放置。

(六)经皮经肝胆道造影

经皮经肝胆道造影 (PTC) 可使胆管树显影,在 ERCP(经十二指肠乳头途径)无法实施时经皮引流胆道。PTC 术后窦道形成,方便影像学引导下经皮介入胆道,清除结石。

五、外科操作

慢性胰腺炎或胆总管结石患者出现胆道末端良性狭窄、狭窄以上胆道扩张(直径＞1.5cm),均是 CDD 手术指征,恶性胆道狭窄也可行 CDD 姑息性治疗。胆汁转流术前,由肿物引起的胆道梗阻应鉴别良、恶性,恶性或可疑恶性者手术方式与良性者有所不同。无法切除的壶腹癌患者,可选择行肝管空肠吻合或 CDD。CDD 常选择胆管十二指肠侧侧吻合,也可选择端－侧吻合,特别是腹腔镜手术。

(一)术前规划

行 CDD 前应积极对症处理急性胰腺炎或胆管炎,可考虑使用内镜支架置入术。

注意患者营养状况,慢性胰腺炎或胆管炎患者常出现营养不良。术前应给予肠内或肠外营养,改善患者状况。

检查肝功能,胆管梗阻时间较长通常伴有肝功能损害。补充维生素 K。

慢性胰腺炎所致的胆管下段狭窄患者常伴有其他病变,包括:十二指肠狭窄、胰管梗阻及扩张、内脏静脉血栓形成,以上状况均需术前评估及手术治疗。

胆总管下段狭窄伴门静脉海绵样变性可顺利实施 CDD,尽管技术要求较高。

(二)胆总管十二指肠侧侧吻合

1. 切口及解剖显露

(1) 手术选择上腹正中切口或右肋缘下切口(图 8-7),探查腹腔及盆腔是否有转移结节。向下隔挡结肠肝曲以帮助暴露十二指肠。

(2) 自动拉钩帮助暴露末段胆管及十二指肠第一段、第二段(图 8-8)。

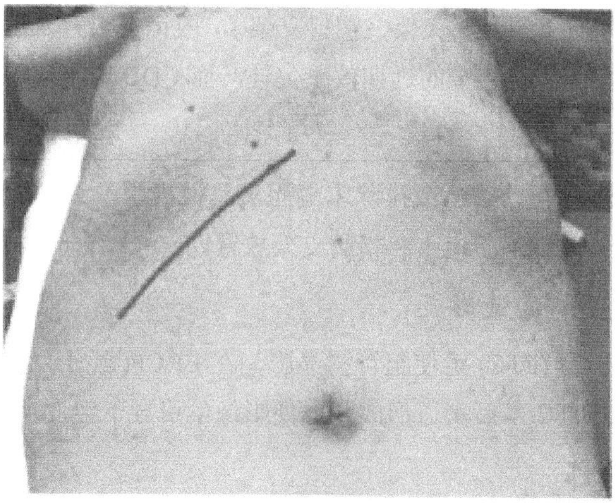

图 8-7　右肋下缘切口

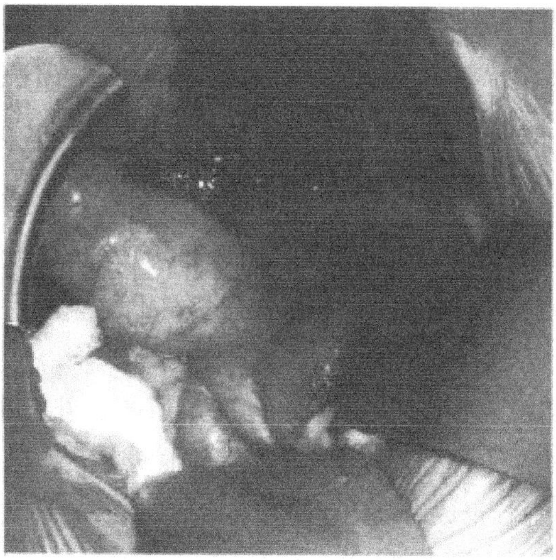

图 8-8　自动拉钩帮助显露

(3) Kocher 法游离十二指肠，此步骤对十二指肠与胆管无张力吻合至关重要。触诊胰头及末段胆管，检查病变范围。

(4) 若患者未曾接受胆囊切除，应首先切除胆囊。

(5) 检查肝门，沿胆总管前壁向上探查胆管走行。在严重炎症纤维化患者，解剖位置将出现扭曲改变。触摸肝动脉搏动或胆管内支架、细针穿刺抽吸均可帮助辨别胆管。松解十二指肠第一段上端腹膜，帮助建立十二指肠后壁及胆总管前壁之间的间隙，游离足够长度，拉近胆管切口与十二指肠切口，充分减小胆肠吻合口的张力。

2. 胆管十二指肠吻合

(1) 直径 21G 空针穿刺抽吸帮助确认胆总管。

(2) 11 号刀片于胆总管前壁穿刺处做切口，切口大小以能插入血管钳尖端为宜。剪刀或电钩纵向延长胆总管切口至 1.5cm。胆总管切口位置在保证安全的情况下尽量靠近十二指肠，当出现胆管动脉出血时表明切口位置恰当。

(3) 胆总管及肝总管插入 8F 导管冲洗小结石及胆泥，术中胆道镜探查结石清除状况，球囊或网篮取净残余结石。

(4) 若出现门静脉海绵样变性，处理围绕于胆管周围的静脉丛时，应缝线结扎、电刀电凝相结合以充分止血。

(5) 评估十二指肠动度，确定合适的切口位置，确保无张力吻合。电刀于十二指肠上部切口，切口与肠纵轴所成角度取决于患者的解剖变异及病因。胰腺炎患者，因炎症纤维化程度不同，造成十二指肠动度各异，肠切口位置也应视情况而定。十二指肠切口常为斜切口，目的是防止吻合后肠扭转，切口长度约 1cm，后期吻合时常可拉伸。

(6) 若术前已经顺行或逆行放置了胆道支架者，可予以保留，帮助术后胆道引流，此举对严重胰腺周围纤维化实施胆肠吻合较困难者帮助较大。但因支架表面常有革兰阴性菌形成的菌膜，保留胆道支架也增加了术后胆源性脓毒血症的风险。

(7) 4-0 或 5-0 号可吸收缝线单层间断缝合吻合口。吻合口两角处缝线自十二指肠切口末端外穿全层入腔内，后自胆管腔内向外全层穿出，此时缝针与线尾均位于吻合口外，末端夹血管钳帮助暴露。

(8) 缝合吻合口后壁时线尾留于腔内，自十二指肠切口中点与胆管切口下端缝第 1 针，间断缝合，缝线末端夹血管钳。除吻合口两角处缝线之外，所有后排缝合完毕后逐一打结。

(9) 开始缝合吻合口前壁，中点处缝第 1 针，线尾于吻合口腔外，间断缝合完成后依次打结。

(10) 若解剖状况允许，特别是胆管壁增厚明显、吻合口较大、十二指肠较易松解，可连续缝合吻合口。

(11) 吻合口附近留置负压引流。

（三）胆肠端侧吻合

1. 解剖暴露（含肝门）

胆肠端侧吻合前的解剖暴露步骤同侧侧吻合，包括扩大的 Kocher 法松解十二指肠。端侧吻合时，需彻底解剖暴露胆总管。若肝门炎症纤维化较重，侧侧吻合可避免损伤肝门部血管。自内向外将胆总管后壁与肝动脉、肝门静脉分离。若胆总管被周围炎症组织包绕，也应尽量向远端分离，并注意减少胆管血供的破坏，减少电灼的使用。完成松解的胆总管部分的远端用可吸收缝线连续锁边缝合。

2. 胆肠端侧咬合

(1) 在靠近所分离的胆管位置，做十二指肠降部纵行切口。4-0 可吸收缝线单层缝合吻合口，吻合口两角缝线全层贯穿十二指肠壁及胆管壁，帮助暴露及后续缝合。

(2) 若需要间断缝合，具体方法同侧侧吻合。若需要连续缝合，缝角线时打结，保留带线针并自吻合口后壁一侧连续缝合至另一侧，并与此处角线打结，同理缝合前壁，与对侧角线打结。

(3) 负压闭式引流吻合口。

(四) 腹腔镜胆总管十二指肠吻合术

1. 患者体位及 Trocar 分布

(1) 患者取水平仰卧、头高足低、左侧倾斜位。

(2) Trocar 于脐水平以上呈弧形分布，并整体适当向右侧偏移。其与腹腔镜胆囊切除术 Trocar 布置相似。

2. 解剖分离腹腔镜胆肠吻合术

解剖分离腹腔镜胆肠吻合术最初的解剖步骤与开腹手术相同，包括以下几种情况。

(1) 松解结肠肝曲。

(2) Kocher 法完全游离胰头十二指肠。可用腹腔镜肝拉钩帮助暴露肝门，电钩解剖肝门。

3. 胆总管十二指肠吻合

(1) 若条件允许，应选择胆管十二指肠端侧吻合，因此种方式于腹腔镜下更易实施，且吻合口张力较小。肝门附近严重炎症纤维化患者完全游离胆管较困难，侧侧吻合是很好的选择。

(2) 可吸收缝线吻合胆肠切口。缝角线时打结，并保留缝针。吻合口后壁自内向外连续缝合，与外侧角线打结。前壁由外向内缝合，并与内侧角线打结。

(3) 负压引流管引流吻合口。

六、并发症

(1) 术中肝固有动脉或肝门静脉出血。

(2) 吻合口瘘，十二指肠瘘。

(3) 吻合口狭窄。

(4) 胆管炎。

(5) 肝脓肿。

(6) 胆总管结石或肝内胆管结石。

(7) 盲管综合征。

第五节　胆总管囊肿的外科治疗

一、定义

胆总管囊肿即肝外胆管的一系列囊性病变。其并非只包含胆总管病变，也同时包括胆胰管汇合部的一系列病变。

Alonso-Lej 最先对胆总管囊肿 (Ⅰ型至Ⅴ型) 进行了分型，Todani 对此分型进行了增补，并为大多数人所接受 (图 8-9)。

(1) Ⅰ型为最常见的胆总管囊肿类型 (占 90% ～ 95%)，是胆总管的孤立性梭形扩张。可进一步分为 a、b 和 c 亚型。

(2) Ⅱ型为胆总管的憩室样膨出。

(3) Ⅲ型 (分为亚型 1、2)。亚型 1(十二指肠内型) 是胆管汇入十二指肠部位呈囊性扩张，胆总管与胰管分别汇入此囊肿，囊肿以一狭窄 / 炎性的开口向肠道内引流胆汁及胰液。亚型 2(胰腺内型) 较少见，是 Vater(肝胰) 壶腹腔积液平的胆总管憩室样膨出。

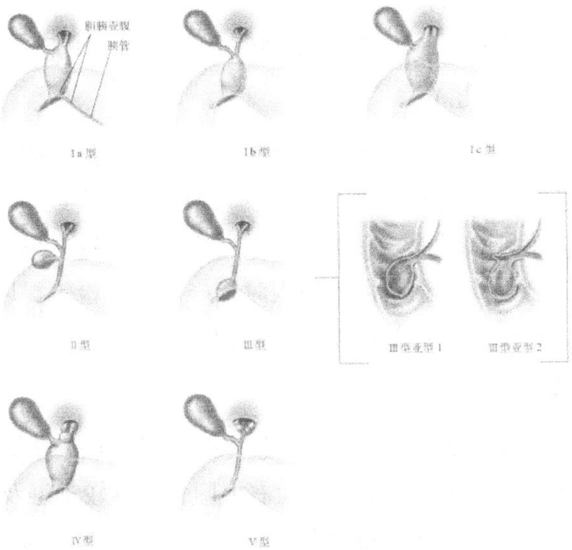

图 8-9　胆总管囊肿主要分型

胆管囊肿解剖类型的明确对手术规划尤为重要；过去，多通过超声或胆管造影 (婴儿选择术中胆管造影，儿童选择 ERCP) 了解胆总管囊肿的解剖类型；最近研究证实，MRCP 可提供更多的解剖信息，且具有无创等优点。图中：Ⅰa 型，胆胰管畸形汇合

(4) Ⅳ型为肝内外胆管多发囊肿，是第二常见类型。

(5) Ⅴ型即 Caroli 病（先天性肝内胆管扩张症），是肝内胆管的单发或多发性囊肿。

考虑到不同年龄患者胆总管远端解剖特点：有症状的婴幼儿患者，其胆管囊肿常有一狭窄出口，而儿童患者其囊肿出口多无狭窄。Ⅱ型、Ⅲ型、Ⅴ型胆管囊肿较少见，仅占所有病例总数的一小部分。

二、鉴别诊断

(1) 胆总管囊肿的鉴别诊断取决于患者年龄。

(2) 婴幼儿患者，常需鉴别的疾病包括胆道闭锁，其他腹部囊性包块（如肾源性）。

(3) 年龄较大的儿童患者，胰腺囊性病变、肝肿瘤、胆管横纹肌肉瘤、囊性神经母细胞瘤均应考虑在内。上述疾病大多可通过影像学检查予以鉴别。

三、病史及体格检查

胆总管囊肿患者常分为婴儿型（现包括胎儿的宫内诊断）与非婴儿型。

（一）婴儿型（宫内）

产前检查诊断出的胎儿型胆总管囊肿患者数量正逐渐增加。妊娠中期产科超声可查到与肝相毗邻的囊性肿物。有报道称在妊娠第 15 周即可查到此囊性病变，但大多数患者多于第 20 ～ 24 周发现。产前检查发现的囊性病变应在胎儿出生后复查超声。婴儿型胆总管囊肿手术时机的选择尚仍存在争议，因胎儿出生后几个月内常无任何临床表现。

（二）婴儿型（非宫内）

并非由产前检查发现。该部分患者的诊断有赖于明显的临床表现，包括腹痛、腹部包块、黄疸 / 混合型高胆红素血症、陶土色便和（或）胰腺炎或胆管炎的临床表现。一般来说，婴儿型胆总管囊肿患者常无腹部包块或炎症表现，越来越多的患者经产前超声即可确诊，或在寻找混合型高胆红素血症病因时行产后超声检查得以确诊。其他临床表现包括生长发育迟滞或呕吐合并混合型高胆红素血症。

（三）非婴儿型

非婴儿型胆总管囊肿的临床表现为右上腹疼痛、黄疸（高结合胆红素血症）、腹部包块。腹痛和黄疸是该型的主要临床症状，而右上腹包块则较难触及。少于 10% 的患者可同时出现上述三种临床特征。同时也应关注患者较晚就诊的原因，主要包括因混合性高胆红素血症型而误诊为肝炎，胰腺炎或高淀粉酶血症合并腹痛的患者未充分发掘其病因。也有少部分儿童患者出现胆总管囊肿破裂，而囊肿破裂的风险与囊肿大小无相关性。

四、影像学及其他检查

（一）超声

超声是该疾病的首选检查方法。发作胰腺炎的患者或腹痛合并肝酶异常升高的患者

(有 / 无黄疸)可选择超声，无创检查胆管系统情况。该检查足以发现胆系结石疾病，若发现胆管扩张时需加行更高分辨率的检查。

(二) ERCP 与 MRCP

ERCP 与 MRCP(图 8-10) 均可提供胆系解剖细节。ERCP 较常用于儿童患者，透视下直接将造影剂注入肝外胆管内。以上检查可提供胆总管囊肿解剖结构的细节，以及其胰腺导管的关系，但很少显示囊肿与其他周围结构的解剖关系。ERCP 兼具治疗梗阻性黄疸的优势。MRCP 的三维重建技术可提供胆管囊肿与周围结构的解剖相关信息，属于无创检查。

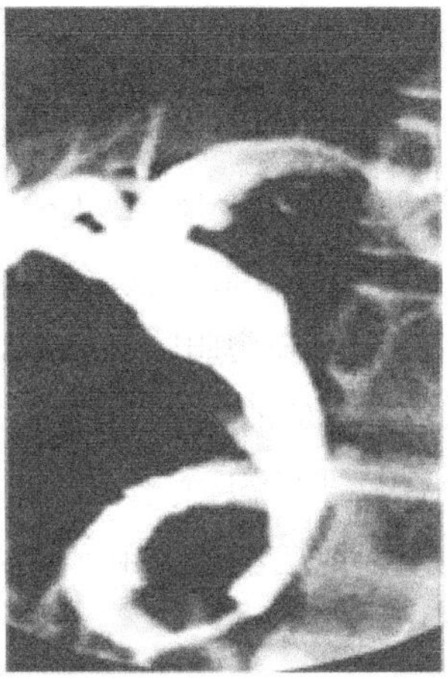

图 8-10　Ⅰ型胆总管囊肿儿童患者 ERCP 摄片（囊肿呈梭形，肝左，右管轻度扩张）

(三) CT

CT 常用于不明原因腹痛的患者或临床症状支持胆总管囊肿的患者。随着 CT 多维重建技术的成熟，行 CT 检查后，无须再行 ERCP 及 MRCP 检查。

五、手术治疗

下文将详细介绍Ⅰ型及Ⅳ型胆总管囊肿的主要治疗方法，可治愈 95% 的胆总管囊肿病例。手术时机的选择：有学者主张胎儿出生后 2 周内即行手术治疗；有学者认为应于出生后 6 周至 3 个月手术；而其中的争论点主要围绕在手术等待期内是否会出现肝损伤的加重；至今并没有足够的证据证明哪一种选择更为恰当。但也并不能无限期的推迟手术，因胆总管囊肿与胆道闭锁的囊性变异者常较难区分，错过胆道闭锁的最佳手术治疗时间窗后果较严重，应给予高度重视。比较合理的折中方法是对那些无症状、无黄疸的患者定期复查肝生化及腹部 B 超，并计划于出生后 6 周行手术治疗，若以上检查结果出现恶化，则应提前手术。有症状者或有混合性高胆红素血症者应在处理其他并存疾病的同时尽早手术。儿童患者应在生化指标稳定后行手术治疗。若上述患者合并有胆管炎 /

胰腺炎，可按治疗成人胆石性胰腺炎的方法予以治疗。一旦全身急性炎症反应消退，应立即行手术治疗，否则复发性胰腺炎将在所难免。

（一）术前规划

建议留置硬膜外导管，用于围术期镇痛，应在麻醉诱导后进行此操作。术前行外周血管置管与中心静脉置管，插入导尿管与鼻胃管，并纠正凝血功能障碍，交叉配血 / 备血 (20ml 浓缩红细胞 /kg) 术中使用。术前应预防性应用抗生素 (头孢西丁 40mg/kg)，若手术超过 4 小时应补加用量。

（二）体位

患者取水平仰卧位，以备术中在 X 线透视下行胆管造影。患者右侧垫高，右上肢外展与躯干成 90°。

(1) 切除全部囊性病灶，可杜绝残余灶癌变风险。Roux-en-Y 胆管囊肿空肠吻合术较囊肿十二指肠吻合术常用，因后者术后长期效果欠佳，会出现复发性胆管炎与吻合口狭窄，进而引发胆汁淤积性肝硬化。笔者只采用开腹胆管囊肿全切除加肝管空肠 Roux-en-Y 吻合术治疗 Ⅰ 型和Ⅳ型囊肿患者 (占所有病例的 95% 以上)。

(2) 该疾病也可通过微创手术治疗，但并无关于此术式的长期研究数据报道。腹腔镜肝门水平胆管空肠吻合术治疗胆道闭锁现已不再使用，主要因术中肝门板解剖及肝动脉 / 门脉血流减少引起的肝功能恶化。

（三）切口及暴露

取右肋缘下切口进入腹腔，较大的囊肿可延长切口至剑突下，获得良好操作野。自动拉钩将右半结肠及肝曲由外向内牵拉，切开腹膜反折处暴露肝门及十二指肠。

将十二指肠由外向内游离并翻起 (Kocher 法)。该层面组织或多或少均会存在急 / 慢性炎症，引起皂化斑形成，组织脆性增加，解剖时较易出血。若较难辨认解剖结构，术中胆管造影将非常有帮助。术中常规向胆囊管内注入欧乃派克 300 后行透视检查。5F 婴儿鼻饲管插入胆囊管，实时造影帮助辨识病变解剖。

（四）胆囊及动脉解剖

1. 逆行性解剖胆囊

自动拉钩撑起手术区域后，自胆囊底部向胆囊管 / 胆囊管肝总管汇合处游离胆囊。常可见胆囊管扩张，胆囊肿大。辨认胆囊动脉，追踪至其起源 / 肝右动脉。牵拉胆囊协助暴露胆管后方门静脉。

2. 辨认肝右动脉，解剖肝固有动脉、肝左动脉

一旦辨认出肝右动脉，可将肝动脉与胆管囊肿分离，而此步骤的难易程度取决于囊肿周围的炎症程度。血管带提拉肝动脉，直接于囊肿前壁向外侧分离两者。

（五）彻底解剖胆管囊肿

1. 经典方法

解剖胆管囊肿是为了彻底切除整个病灶（范围自肝左、右管汇合处至胆总管胰管汇合处）。为达此目的，应按上文所述将肝动脉自胆管囊肿前壁游离，然后将囊肿后壁与肝门静脉分离。辨认肝门静脉及其分叉，完全游离囊肿，环绕以血管带供提拉。游离肝左、右管汇合处，并向前提拉囊肿，充分暴露肝门静脉前壁，并向远端游离至肠系膜上静脉(SMV)。一旦囊肿与肝门静脉完全分离，可向远端继续游离至与胰管汇合处。

2. 替代方案

若术中发现囊肿周围炎症较重，解剖结构辨认不清，无法安全完成囊肿的游离，Lilly 描述了一种替代方法：内部游离法，即将囊肿后壁原位保留，与腹主动脉瘤修复术相似。横行切开胆管囊肿，分清囊壁层面，将囊肿黏膜与较薄的外膜壁分离。分离时，电凝可凝闭大多数破裂的小血管。向上、向下继续上述操作，将囊肿后壁外膜原位保留于肝门静脉表面。此方法切除了可能会发生癌变的黏膜组织，同时避免了强行分离造成的肝门静脉损伤。

（六）囊肿切除

胆管远端切除水平：环形游离胆管囊肿至胰腺上缘水平，囊肿均毫无例外的逐渐变细至一狭窄的颈部。术前影像学检查可帮助寻找其与胰管汇合部位，在胆胰管畸形汇合的病例，该汇合部位常较高。分离囊肿常需要深入胰头实质内，需注意应紧贴囊肿表面分离周围组织，避免误伤胰管导致胰瘘。图 8-11 显示向前牵拉游离好的肝外胆管，并向下游离至囊肿远端。一旦胆总管囊肿远端范围得以确认，应于此处离断胆管，用 3-0 或 4-0 Prolene 线缝合，并注意保护胰管。

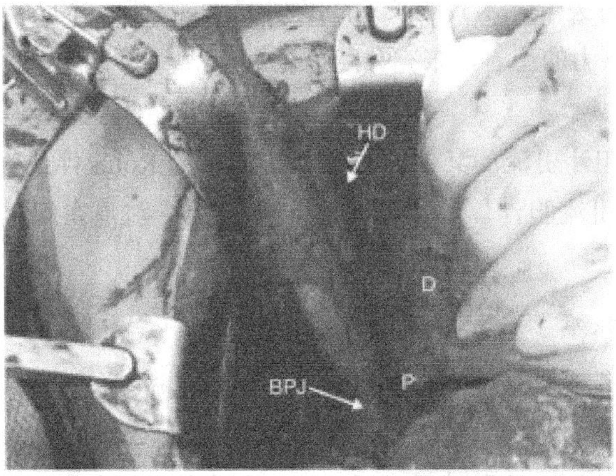

图 8-11　胆管囊肿切除术中所见

向前牵拉肝外胆管，囊肿近端于肝左、右管(HD)汇合水平予以切断，胆囊可作为牵拉点，十二指肠(D)完全游离(Kocher法)，暴露胰腺(P)背侧，红色血管带环绕肝左动脉(LHA)，横断的胆管断端固定牵引线；胆管囊肿逐渐变细直至与胰管在胰腺内相汇合(BPJ)，囊肿下半段游离时逐渐转变为囊肿前壁壁黏膜切除

(七)重建胆汁引流

1. 经典途径

结肠后Roux-en-Y肝管空肠吻合术。自十二指肠空肠移行处(Treitz韧带)以远10cm离断空肠，准备长约40cm的Roux袢。

(1) 空肠－空肠吻合术形式各异，许多医师在针对儿童患者的手术中多选择端(近端空肠)侧(远端空肠)吻合，手工双层缝合吻合口。内排缝线多选用4-0Vicryl，外层用3-0丝线加固吻合口。在婴儿或幼童患者，用5-0或4-0Vicryl间断单层缝合空肠吻合口。

(2) Roux袢末端双排缝线闭合，通过横结肠系膜切口处(中结肠动脉右侧)提至右上腹。Roux袢系膜缘对侧与肝左、右胆管汇合部吻合。用4-0或5-0PDS缝线或可吸收缝线单层吻合胆肠。吻合前应确保无张力，无肠袢扭转。将Roux袢缝至横结肠系膜缺口处，同时缝闭空肠吻合口处的小肠系膜缺口。

(3) 曾经发作胰腺炎和(或)胆管炎的复杂病例，多数医师选择留置腹腔引流。而单纯胆管囊肿病例(常为非婴儿型)无其他并发症，术后可不予以留置引流。事实上，均无数据支持上述两种处理方式。

2. 替代方法

肝管十二指肠吻合术——美国费城儿科医院的手术团队提出了一种替代Roux-en-Y重建胆汁引流的手术方式，即肝管十二指肠吻合术。该术式更符合生理性胆汁引流特点，手术步骤更简单。同时，其手术时间可缩短约1小时，术后并发症发生率低，需二次手术率低。至今仍未有关于该术式的长期随访研究。现有研究的对象均选择了术中评估肝管十二指肠吻合无张力的患者，未充分随机化。

3. 其他方法

还有许多重建胆汁引流的其他方法，如带活瓣的Roux袢或阑尾带瓣移植，延长胆道，向十二指肠内引流胆汁。上述方法较为复杂，特别是在阑尾带瓣移植者术后长期效果较差。

(八)腹腔镜技术

(1) 腹腔镜下胆管囊肿切除加胆汁引流重建手术已被多位学者所报道。

(2) 腹腔镜手术适合那些术前无复发性胆管炎/胰腺炎的胆管囊肿患者。

(3) 与开腹手术不同，腹腔镜手术时，应自胆囊管处逆行性分离胆囊。将胆囊向患者头侧牵拉暴露肝门。手术完成时方可切除胆囊。

(4) 其他步骤与前文所述相同，游离结肠肝曲方便实施 Kocher 法。自囊肿近端向远端解剖，与肝动脉、肝门静脉相分离。

(5) 婴儿患者可将空肠自延长的脐部切口牵出腹外，完成吻合。

(6) 腹腔镜手术与开腹手术相比，术后早期疗效相似。

（九）其他类型的胆管囊肿（Ⅱ，Ⅲ，Ⅴ）

1. Ⅱ型

Ⅱ型胆管囊肿为胆总管的憩室样膨出。此种类型者，特别是病灶有一较长、较细的颈部者，非常适合微创手术治疗。多数医师建议同时切除胆囊。

2. Ⅲ型

Ⅲ型胆总管囊肿病理解剖较为复杂，最适合经十二指肠途径切除加括约肌成形术。当完全游离十二指肠后，沿系膜缘对侧横向切开肠壁，暴露狭窄的壶腹部，插入导管并切开。术中胆管造影会对诊断有所帮助，经十二指肠的胆胰共同开口处实施更为方便。切除囊肿，用 5-0 或 6-0Vicry1 缝线将残余胆管和十二指肠黏膜对拢缝合。此操作可在 5 ～ 7F 胆道支撑管的支撑下进行。胰管内病灶可行内引流手术，若需根治则应行胰十二指肠切除术。该手术应同时切除胆囊。

3. Ⅴ型

Caroli 病表现为单侧或双侧肝内胆管囊状扩张。若病变局限于一个单独的肝叶或肝段，可行肝叶或肝段切除术。介入放射操作可扩张胆道狭窄并取出结石，作为该病的姑息性治疗方法。肝移植可治愈该疾病。

六、并发症

(1) 出血：肝门静脉或肝动脉分支出血。

(2) 吻合口瘘、胰腺炎导致的腐蚀性肝动脉出血。

(3) 迟发性胆道狭窄或梗阻：胆管炎、复发性胆管结石。

(4) 粘连性肠梗阻。

第九章　骨外科手术

第一节　脊柱骨折手术治疗

一、老年颈椎骨折

（一）病因

老年颈椎骨折最常见的原因是创伤，其中汽车事故和坠落伤占大多数，伴随头颅损伤率可高达 26.55%。伴随头颅损伤的颈椎损伤延误诊断发生率较高。因此，对任何有颅脑损伤，严重面部或头皮裂伤的患者都要怀疑有脊柱损伤。通常在棘突处有压痛，棘间韧带处摸到缺损。老年颈椎骨折的其他原因包括颈椎骨关节病、发育性颈椎管狭窄、颈椎转移瘤、类风湿脊柱炎、强直性脊柱炎、DISH 病等，这些原因的存在使颈椎活动范围明显受限，使其极易发生颈椎损伤，甚至轻微的外伤也可发生颈椎损伤。这类损伤合并脊髓损伤的发生率很高，往往颈椎不稳定和移位，常需要手术治疗。颈椎骨折中 67.18% 伴有脊髓损伤，其中 38.62% 为不完全脊髓损伤，28.56% 为完全脊髓损伤。Jefferson 发现创伤引起颈椎损伤涉及两个区域：C_1NC_2 和 C_5 ～ C_7。Meyer 认为 C_2 和 C_5 是颈椎损伤最常见的两个节段，10% 创伤性脊髓损伤患者可无 X 线证据。

（二）临床表现

颈椎损伤分为上颈椎损伤和下颈椎损伤两大部分。

1. 上颈椎损伤

上颈椎指颈 2 以上的颈椎部分，包括枕颈关节。此段的损伤主要包括枕颈脱位、寰椎骨折、寰枢关节半脱位、齿状突骨折、枢椎椎弓骨折。

(1) 枕颈脱位：完全脱位患者多在现场立即死亡。外伤仅仅引起部分韧带及肌群损伤，导致枕寰失稳，主要表现为颈痛，活动受限，被迫体位及枕颈交界处压痛。

(2) 寰椎骨折：又名 Jefferson 骨折。1920 年首次报道，头颈部纵向挤压暴力引起，多伴有颅脑外伤，少有神经症状。临床表现颈痛 (通过枕大神经向后枕部放射)，枕颈部压痛明显，颈肌痉挛，头颈活动受限，尤以旋转受限为甚，很少发生脊髓损伤。

(3) 寰椎横韧带断裂：寰椎与齿状突双侧侧方移位总和超过 7mm。

(4) 寰枢椎脱位：头颈后部外伤作用，屈曲型损伤多见。1908 年首次记载，1934 年由 Coutts 报道。损伤可造成横韧带断裂或齿状突骨折，单纯地旋转半脱位很少有脊髓损伤。临床症状悬殊，轻者无异常主诉，重者完全性瘫痪，重者病死率高。颈痛，肌肉痉挛，活动受限，持续的疼痛性斜颈。

(5) 枢椎齿状突骨折：1974 年 Anderson 与 D'Alonzo 将齿状突骨折分为 I 型：顶部斜形撕裂性骨折；II 型：腰部骨折；III型：基底部骨折。

(6) 临床表现：颈痛，压痛，活动受限。枢椎椎弓骨折又称绞刑架骨折，1913 年 Wood-Jones 首先描述，1965 年 Schneider 再次描述并命名。下颌部外力作用颈椎仰伸造成损伤，发生于枢椎椎弓部骨折。临床表现：颈部疼痛，压痛，活动受限，颈肌痉挛，一般不伴有脊髓神经症状。

2. 下颈椎损伤

下颈椎指颈 3 ～ 7 颈椎。发生骨折脱位较上颈段多，且易伴发脊髓损伤。一般骨折脱位多见，60% ～ 70% 合并脊髓损伤及神经根刺激征状。直接暴力和间接暴力造成损伤，下颈椎骨折 80% 好发于颈 4 ～ 6 节段。下颈椎损伤伴颈 4 ～ 6 段脊髓完全损伤时，常常出现生命体征的改变：低血压：外周交感神经功能丧失，引起外周血管扩张；心跳过缓：心脏交感神经支配丧失，副交感神经亢进；体温降低皮肤血液进入外周血池。下颈椎损伤的常见损伤类型包括过伸性损伤 (挥鞭伤，或中央管症候群)，椎体压缩性损伤，椎体暴散性骨折，颈椎半脱位及全脱位。颈 4 或颈 5 髓节损伤，可能引起自主通气功能改变，呼吸频率增加，每分钟必要通气量减少，二氧化碳分压增加。因此，所有急性颈椎损伤患者，应心电监测和血氧和血气检测。

(三) 诊断

老年颈椎损伤的诊断主要根据外伤病史、临床症状，结合必要的影像学检查，并详细询问既往病史。老年患者通常合并有其他颈椎病变：颈椎骨关节病、发育性颈椎管狭窄、类风湿脊柱炎、强直性脊柱炎、DISH 病等，常是发生老年颈椎损伤的诱因。

(四) 治疗

1. 颈椎损伤治疗目的

脊柱复位，预防未受损伤的神经组织的功能丧失，促进神经功能的恢复，获得并维持脊柱的稳定性，获得早期的功能恢复。

2. 手术治疗

无论有无神经受累，颈椎的不稳定性损伤一般都需要手术治疗。应早期切开复位内固定，达到稳定及早期功能康复的目的。在通过牵引无法复位，而又无神经症状或神经症状极轻微的半脱位或脱位患者中，确定是否存在椎间盘突出是非常重要的。现做前路手术，而后行后路固定，防止医源性神经损伤。

(1) 减压固定手术基本原则：术前 X 线、CT、MRI 评估，椎板切除术可引起临床不稳定或神经损害，前方压迫行前方减压融合内固定，后部韧带或骨性不稳定适合后路内固定及植骨。前后路联合手术适于颈椎严重不稳定，并且有明显神经压迫性病变者。

(2) 具体损伤的治疗方法：①枕颈脱位治疗：颅骨牵引固定，伴有脊髓损伤，应用呼吸机，脱水治疗，及其他治疗。伤后 3 个月，枕寰不稳，行后路植骨融合术；②寰椎骨折：可保守治疗。颅骨牵引后，Halo-Vest 固定 8 ～ 12 周。如果保守治疗仍不稳定，还需枕颈后融合术；③寰椎横韧带断裂治疗：单纯断裂不伴有颅脑损伤及脊髓神经症状，枕颌带牵引 5 ～ 10d，头颈胸石膏固定 10 ～ 12 周。伴有脊髓神经症状者，颅骨牵引至少 3 周，观察神经症状恢复；④寰枢椎脱位治疗：无论是否伴有脊髓损伤，均按危重患者处理。枕领带或颅骨牵引，颈部固定制动，保持呼吸道通畅，脱水治疗。齿状突骨折移位轻度，复位后复位良好稳定者，或无移位齿状突骨折，采用颅骨牵引 4 ～ 6 周，再头颈胸石膏固定 6 ～ 8 周。对于移位明显，复位后仍不稳定，及陈旧性骨折，采用手术治疗，行后路融合术，前路齿状突骨折复位螺钉内固定术。术后固定时间需 3 ～ 4 个月左右，容易发生齿状突骨折不愈合；⑤枢椎齿状突骨折治疗：Ⅰ型、Ⅲ型和Ⅱ型无移位骨折，非手术治疗，枕领带或颅骨牵引 1.5 ～ 2.0kg，1 ～ 2 周复查，3 ～ 6 周更换 Halo-Vest 固定。移位的Ⅱ型骨折，假关节及愈合延迟Ⅲ型骨折，采用手术治疗，行长螺钉内固定或寰枢椎融合术；⑥枢椎椎弓骨折治疗：无移位骨折，前屈位牵引 2 ～ 3 周，头颈胸石膏固定 6 ～ 10 周。明显移位骨折，手术治疗，行后路椎弓根钉内固定或前路椎体间植骨融合术。若伴有脊髓损伤，按中央管症候群处理；⑦下颈椎损伤治疗：单纯的棘突骨折或椎板骨折，是稳定骨折，支具固定 6 ～ 8 周。关节突关节脱位伴有或不伴有骨折，是严重的损伤，椎管变形，压迫神经组织，应尽可能早地开始复位，行颅骨牵引术。无脊髓损伤，颅骨牵引 3 ～ 4 周，换头颈胸石膏固定 4 ～ 6 周。伴不全性脊髓损伤，牵引治疗，神经症状改善后保守治疗，若神经症状无改善，加重或停滞，采用手术治疗。伴有完全性脊髓损伤，病情稳定，无严重并发伤，尽早手术治疗，减压，稳定颈椎，早期活动。颈椎成角畸形大于 11°，或水平移位大于 3.5mm，表明颈椎显著不稳定，需手术治疗。

二、胸腰椎骨折

胸廓由胸椎脊椎与两侧肋骨，胸骨构成，胸椎的稳定性增加，伸屈活动相对较小，旋转活动度亦相对较小。相反腰椎由于其结构特点，椎体大而厚，活动范围大，可做屈伸、侧弯、旋转运动，故腰椎损伤的发病率高于胸椎。胸腰段为临床骨科习惯用词，目前普遍接受的“胸腰段”定义为 T_{11} ～ L_{12} 脊柱节段，是胸椎与腰椎的接合部。T_{11} ～ T_{12} 的肋骨为游离肋，相对固定于胸廓中的其他胸椎，T_{11}、T_{12} 参加了腰部的活动。胸腰段是固定的胸椎向活动的腰椎的转换点，也是胸椎生理后凸与腰椎生理前凸的衔接点，因此是应力较为集中的部位，容易遭受暴力作用导致损伤。此节段的关节突的关节面由冠状面转为矢状面，易遭受旋转暴力作用导致损伤。另外，胸腰段又是脊髓圆锥的终止处，集中了腰3～骶3的脊髓及相应神经根，是脊髓与神经根混合的部位。同时是腰骶膨大所处部位，脊髓周围间隙相对狭小，损伤后可合并脊髓圆锥和神经根损伤。由于“胸腰段”的特殊解剖和应力特点，胸腰段骨折在胸椎、腰椎损伤中发病率最高，在胸椎和腰椎骨折中占重要地位。

（一）病因

胸腰椎损伤常见的病因包括间接暴力造成屈曲型损伤，直接暴力，肌肉拉力撕脱骨折，病理性骨折。胸腰椎是人体的中枢支柱，维持其稳定性是首要的，没有稳定性就无脊柱的正常功能。由于胸腰椎骨折的损伤病理机制复杂，产生的骨折类型各异，目前被广泛接受和在临床中应用较多的分类系统包括：Denis于1983年提出的分类系统和20世纪90年代AO学派提出的分类系统。Denis于1983年提出了三柱的概念，并将胸腰椎骨折分为4大类：A类压缩性骨折；B类爆裂性骨折；C类安全带骨折；D类骨折脱位。又将其中B类分为5型：A型上下终板型；B型上终板型；C型下终板型；D型爆裂旋转型，E型爆裂侧屈型。AO学派将胸腰椎骨折分类为3型9亚型：A型：椎体压缩；B型：前方及后方结构牵张性损伤；C型：前方及后方结构旋转性损伤。A、B、C各型又细分为3个亚型。

（二）临床表现

胸腰椎损伤是严重的外伤，损伤的部位、程度、范围及个体特性不同，临床症状和体征差别大。有严重外伤史，局部疼痛，活动受限，压痛，叩痛，肌肉痉挛，腹胀，腹痛，便秘（腹膜后血肿刺激自主神经肠蠕动减弱）。同时损伤脊髓或马尾神经，损失平面以下的感觉，运动、膀胱、直肠功能均出现障碍。

（三）诊断

根据患者外伤病史，同时行相关的X线、CT、MRI检查，可以得到明确的诊断。对于晚期合并脊髓压迫症状患者，应行脊髓造影了解外在性压迫。

（四）治疗

胸腰段骨折的治疗不仅取决于骨折的分类，还要考虑患者的年龄、骨质疏松情况，神经损伤等因素。老年患者长时间卧床，心肺等并发症可能导致其死亡，积极手术治疗可以使患者早期下床活动，降低并发症和减少死亡率。有神经损伤的患者，则需要积极手术减压，矫正畸形，稳定脊柱。有严重骨质疏松的患者，卧床2～3个月将加重骨质疏松和心肺等并发症，不宜采用保守治疗。胸腰段骨折在何种情况下进行非手术治疗，还是手术治疗，在选择标准上目前还存在着争议。

1. 稳定性骨折

卧床休息，镇痛，腰背肌锻炼，6～8周起床活动。

2. 不稳定性骨折

早期手术复位与固定，保护脊髓避免重复损伤，及早解除对神经组织的压迫。

3. 胸腰椎骨折

手术治疗可以有效恢复伤椎的高度，维持脊柱的正常序列，同时能够恢复受损椎管的管径，解除脊髓神经受压，促进神经功能恢复，并且通过内固定重建脊柱的稳定性，使患者能早期下床活动，为康复训练创造条件，即使截瘫患者，恢复脊柱的稳定，对于术后护理也是十分有利的。

4. 手术指征

急性胸腰椎损伤伴有不完全性脊髓损伤者，截瘫症状未恢复并逐渐加重，CT 提示椎管内骨块压迫，小关节突绞锁，开放性损伤，各型不稳定性新鲜或陈旧性骨折。

5. 手术入路选择

一般取决于骨折的类型、部位、受伤后的时间和术者对手术方式的熟悉程度。脊髓前方受压，前方减压，脊髓背侧受压，椎板减压。

(1) 后路手术系指经脊椎后侧进路手术，具有手术显露好、出血少的优点。

(2) 椎弓根内固定技术包括：板系统 (钢板 + 螺钉) 和棒系统 (棒 + 螺钉)。并发症：螺钉断裂，螺钉松动，神经根损伤，脑脊液漏。

(3) 前路手术：较好恢复神经功能。前路手术内固定力学性能好，解除脊髓前方压迫效果肯定，晚期脊髓损伤亦有疗效。

6. 手术并发症出血

神经损害加重，硬膜破裂脑脊液漏，损伤交感神经干对侧下肢发凉 1 ～ 2 周，胸 - 腹膜损伤，深部感染。

第二节　脊髓损伤手术治疗

脊髓损伤是脊柱骨折脱位最严重的并发症。脊髓损伤后迅速出现的病理生理变化常分为三种类型：脊髓震荡，脊髓挫伤，脊髓横断。

一、病因

直接暴力或者间接暴力作用在正常脊柱和脊髓组织，均可造成脊髓损伤。重物砸伤、高处坠落伤、交通事故伤、跳水意外伤等。脊髓损伤多发生于年轻人，80% 为 40 岁以下的男性。脊柱骨折有 1/3 合并脊髓损伤。脊髓损伤好发于颈椎下部，其次为胸腰段脊柱部。屈曲型损伤所致的脊柱骨折脱位是脊髓损伤的常见原因。除了创伤原因外，脊柱结构存在异常时，受到轻微的外伤，可造成脊髓损伤而致瘫痪。发育性颈椎管狭窄、DISH、OPLL、OYL、颈椎病、强直性脊柱炎，老年脊髓损伤多发生于上述情况。

二、临床表现

损伤平面以下感觉、运动、反射及括约肌功能障碍。脊髓的感觉传导束主要有浅感觉传导束和深感觉传导束两种，浅感觉有触觉、痛觉、温度觉，深感觉有压觉及肌肉、关节的本体感觉。完全截瘫患者，紧接损伤平面以上可有痛觉过敏，而损伤平面以下所有感觉完全消失。

脊髓的基本反射有五种：牵张反射和屈肌反射、血压反射、膀胱反射、排便反射、阴茎勃起反射。深反射－肌腱反射，浅反射－腹壁反射，提睾反射，肛门反射，足趾反射。锥体束－大脑皮质锥体束部的轴突经过脊髓的皮质脊髓束到达脊髓灰质的前角运动细胞。全身常有呼吸，循环，代谢以及体温调节方面的变化。①循环系统：心动徐缓，脉压差大，脉搏有力，血压偏低；②呼吸系统：呼吸动力不足，支气管内分泌物聚积，肺活量降低，气体交换不足，血氧分压降低，血二氧化碳分压增高；③代谢变化：脊髓损伤患者对糖原的利用发生障碍，不能大量利用葡萄糖，消耗脂肪和蛋白质；④体温调节障碍：体温升高；⑤自主神经机能紊乱：交感神经机能阻滞，自主神经反射亢进；⑥生殖机能的变化：女性截瘫患者卵巢功能及内分泌水平发生长期紊乱，男性截瘫患者大部分发生阳痿。

三、诊断

（一）脊髓损伤后

脊髓损伤后，损伤节段平面以下发生感觉、运动、反射或括约肌功能障碍，四肢弛缓性麻痹。通过细致的神经系统检查来确定脊髓损伤发生的部位，是否存在不完全或完全的脊髓损伤。

（二）完全性脊髓损伤

完全性脊髓损伤是指损伤节段平面以下呈弛缓性瘫痪，感觉消失，肌张力低下，不能运动，运动系统和自主神经系统的反射减弱或消失，患者不能维持正常体温，大便滞留，膀胱不能排空，血压下降。早期脊髓休克可能出现血压下降，但不伴有代偿性脉搏增加。

（三）不完全性脊髓损伤

脊髓休克，同完全性脊髓损伤。脊髓休克恢复后，残留某些感觉机能，运动机能，反射改变，引出病理反射。

1. 重要的皮节标志

乳头连线 T_4，剑突 T_7，脐 T_1，腹股沟区 T_{12} 及 L_1，会阴肛周 S_2、S_3、S_4，只要骶部

有感觉保留，不完全性脊髓损伤的诊断就可以成立。四肢瘫痪的患者，在明确损伤的颈髓支配区以前，唯一有感觉的区域可能就是肛门周围。如果骶神经支配的肌肉有自主运动，那么运动功能恢复的预后良好，腿部对针刺的屈曲收缩不能表明有自主运动。

2. 肌力的分级

0 级：完全瘫痪；1 级：肉眼或可触及的肌肉收缩；2 级：有主动运动，但不能抵抗重力；3 级：能抵抗重力运动；4 级：能部分抵抗阻力运动；5 级：能完全抵抗阻力运动。脊髓损伤的肌肉定位；C_5 屈肘（肱二头肌，肱肌）；C_6 伸腕（桡侧腕长短伸肌）；C_7 伸肘（肱三头肌）；C_8 屈指（中指指深屈肌）；T_1 小指外展（小指外展肌）；L_2 屈髋（髂腰肌）；L_3 伸膝（股四头肌）；L_4 踝关节背屈（胫前肌）；L_5 拇背伸（拇长伸肌）；S_1 踝关节跖屈（腓肠肌比目鱼肌）。球海绵体反射阳性或肛门反射的恢复是脊髓休克结束的标志。脊髓休克恢复后，损失平面以下仍无运动和感觉，表明是完全性脊髓损伤，预后不好。

（四）颈椎或上位胸椎骨折

伴有 T_6 以上脊髓损伤，三个生命体征的改变：低血压，低体温，心跳徐缓。

四、治疗

（一）脊髓损伤

患者现场急救老年急性脊髓损伤患者往往病情较重，常常合并有休克，呼吸道梗阻，重要脏器损伤。采用心肺复苏术、输血输液、气管切开等措施。按脊柱骨折处理方法搬运患者，避免增加患者痛苦及加重损伤。颈椎中立位制动，头低足高位，防止误吸为内容物及休克。

（二）急诊处理

进行全身体格检查，详细神经系统检查。排除休克，颅脑、内脏或其他部位合并伤，优先处理危及生命合并伤。确定损伤平面，完全性或不完全性瘫痪。输血，补液，导尿，胃肠减压。静脉激素，脱水治疗，有骨折脱位应行牵引治疗。

（三）手术疗法

1. 手术治疗的目的

解除脊髓及神经根的压迫，清除毒性代谢产物，清除突出到椎管的骨块，稳定脊柱，恢复神经机能，防止晚发脊髓损害，早期活动，防止长期卧床并发症。

2. 手术适应证

脊髓损伤症状逐渐加重者，奎根试验有梗阻者，椎管内有骨折块突入者，小关节绞锁闭合复位失败者，颈椎屈曲型压缩骨折伴有间盘损伤者，第 2 腰椎以下严重骨折脱位，马尾神经损伤呈完全性截瘫者，开放性脊髓损伤者。

3. 手术禁忌证

患者状况不好不能耐受手术者；无骨折移位的脊髓完全横断者，颈椎过伸型损伤，表现中央管综合征，无脑脊液梗阻者，神经症状逐渐好转，影像学显示无脊髓受压者，除马尾神经以外，脊髓受伤在 2 ～ 3 年以上者。

第三节　脊柱化脓性骨髓炎手术治疗

脊柱化脓性骨髓炎多由化脓菌侵入脊柱骨引起的少见而严重的疾病。腰椎发病最常见，其次为下胸椎，颈椎和骶尾椎少见。

一、病因

脊柱化脓性骨髓炎主要是在全身抵抗力下降情况下血源性或邻近部位直接侵润感染所引起，如泌尿生殖系统、软组织、上呼吸道或胃肠道感染。常见致病菌为金黄色葡萄球菌及表皮葡萄球菌。但由于近年来抗生素的泛用及耐药菌株出现，体质弱、免疫力低下者，加上同时患有其他疾病者，一般的条件致病菌都有可能引起发病。易感因素有：糖尿病、风湿性关节炎、长期服用激素，1/4 患者有静脉滥用药物史。

二、临床表现及诊断

1. 临床表现

根据发病时症状的缓急，分为急性、亚急性和慢性三种类型，以急性常见。

(1) 急性：起病急骤，初起即有高热、寒战、头痛、神志模糊，甚至出现昏迷等严重中毒症状。局部症状腰背剧痛，椎旁肌肉痉挛，脊柱僵直呈板状，局部压痛以病变椎骨为甚，叩击痛明显。有时可出现腹痛、腹胀、腹肌紧张等。

(2) 亚急性：发病较急性型缓慢，全身毒血症状较轻，局部疼痛，脊柱活动受限。

(3) 慢性：发病缓慢，全身症状不明显，局部疼痛，病椎压痛，脊柱活动受限。

(4) 脊椎骨髓炎后期可形成软组织脓肿，穿破后形成窦道；有些发生病理性骨折和脱位，神经根受压与截瘫等并发症。截瘫大多发生在 1 ～ 2 月，但也有 1 周左右发生，尤其病变累及脊椎附件时，截瘫多早发。颈、胸椎病变易发生截瘫，腰椎病变常引起神经根痛。

2. 影像学检查

X 线检查：本病 X 线表现的典型特征是病椎椎体破坏、硬化、增生，椎间隙狭窄或消失，骨桥形成明显。一般早期无异常发现，发病后 2 ～ 4 周可见骨质疏松，以后骨质破坏，可见病椎有斑点状密度减低区，或融合成较大的骨质破坏，2 ～ 3 月出现骨质增生，此后两种变化同时存在，但以增生为主。早期常可出现周围软组织脓肿，颈部为咽后壁软组织增厚阴影，胸部可见纵隔呈棱形肿胀；在腰部由于脓肿向腰背部侵犯，较少见到腰大肌轮廓扩大。椎间盘破坏迅速，椎间隙变窄，椎体密度增加，逐渐硬化，形成大块骨桥，至后期，相邻椎体呈完全骨性融合。椎体可呈楔形，但很少发生严重塌陷，椎体压缩破坏多局限于 1 ～ 2 个椎体。一般无明显死骨。

3. 血液检查

急性：白细胞计数增高，中性核左移，血沉增快。血细菌培养呈阳性。慢性：白细胞不甚高，但血沉增高。

4. 穿刺活检

在组织病理学及细菌学诊断方面均具有确定意义，可为药物治疗提供依据。在 CT 扫描引导下穿刺有助于提高成功率，其阳性率要高于血液培养。

三、鉴别诊断

1. 脊椎结核

单纯性脊椎结核发病缓慢，全身症状可见低热盗汗、乏困无力与化脓性脊柱炎明显不同，X 线表现脊椎结核早期没有明显的骨质硬化，晚期虽有骨质增生、骨刺形成，但无宽、厚、致密的骨桥出现；脊椎结核合并窦道而有继发感染时，可与慢性化脓性脊柱炎相似，需做活检方能鉴别。

2. 伤寒性脊椎炎

伤寒性脊椎炎为亚急性炎症，腰背痛剧烈。有伤寒病史，白血球减少，血清肥达氏试验阳性。

3. 强直性脊椎炎

多见于青状年男性，患者腰脊柱板直，或成后凸。后期的典型 X 线表现为广泛而对称的韧带钙化，关节突关节强直，脊柱呈竹节样改变。骶髂关节的变化出现最早，不少患者除骶髂关节及脊柱外，髋关节、膝关节、坐骨结节、大粗隆或跟骨也有骨炎改变。临床表现无脓肿或窦道出现。

四、外科治疗原则

一般认为，手术治疗仅限于下列情况：①神经损害症状进行性加重；②骨质破坏明显、脊柱不稳及严重畸形；③有较大椎旁或硬膜外脓肿形成；④感染复发；⑤严重疼痛；⑥非手术治疗无效。手术的目的是为了清除感染灶、缓解疼痛、保存或改善神经功能及维持或恢复脊柱稳定。同身体其他骨骼化脓性骨髓炎一样，积极而彻底地清创是手术成功的关键，除极少数病情危重且脓肿较大的急性期患者可行单纯引流手术外，均应彻底清除脓液、坏死失活或怀疑坏死失活的组织，以及彻底引流脓肿。

1. 手术方法的选择

应根据病变部位和病情的严重程度来决定。对有明显椎旁脓肿及椎体广泛破坏者，应及早切开引流；对脊髓或马尾神经受压致神经损害者，应根据致压物与脊髓的关系选择前方或后方减压固定术；对已能改成经久不愈的窦道者，在控制感染后，可做病灶清除术，切口一期愈合。

2. 手术入路

由于病变主要累及椎间盘和椎体，前路手术显然更有利于清创、减压和重建。自Hodgson和Stock在20世纪50年代报道脊柱结核的前路手术以来，前路手术一直被广泛应用于脊柱感染的手术治疗，而一期或分期行后路融合手术则有助于重建脊柱的稳定。

对于前后路联合手术是一期还是分期完成也存在争论。以往后路融合手术多分期进行，其缺点在于需二次手术，故失血量大，并发症发生率高，住院及卧床时间长。因此一些作者主张一期完成前、后路手术以避免上述弊端。还有作者尝试前、后路同时手术以缩短手术时间，减少并发症。

3. 植骨

病灶清除手术无疑会进一步破坏脊柱的稳定性，因此脊柱稳定性的重建就十分必要。多数意见认为，局部病灶清除后应同时植骨行椎体间融合，以防脊柱发生后凸畸形，其理由是脊柱血供丰富，植入骨块比四肢更易成活。以自体骨作为椎体间植骨材料治疗脊柱感染最早由Wiltberger于1952年报道，此后在临床上得到广泛应用。目前多将自体髂骨植骨作为首选。此外，也有人报道采用异体骨作为植骨材料。应用异体骨不仅可以避免与自体植骨相关的植骨供区的并发症，而且可以缩短手术时间。研究表明自体植骨和异体植骨在疗效上没有明显的差别。

4. 内固定

脊柱化脓性骨髓炎的手术治疗是否应行内固定也存在较大分歧。自20世纪50年代脊柱结核的前路手术治疗成功开展后，前路清创植骨融合而不作内固定的手术方法即成为脊柱感染手术治疗的主流术式。这些手术虽可以恢复脊柱的生理曲度，但很难有效维持长期的稳定性，文献中对于植骨塌陷或移位，矫正丢失或假关节形成等并发症也常有报道。实际上，尽管许多学者指出了维持或重建脊柱稳定对于控制和根除感染的重要性，直到1990年后关于内固定在脊柱感染手术中应用的报道才逐渐增多。况且，手术中应用内固定并不一定就是术后感染复发的直接原因，原发病变的严重程度和手术的复杂性都可能导致手术的失败。

第四节　化脓性关节炎手术治疗

关节的化脓性感染称化脓性关节炎，属中医关节流注和骨痈疽范畴，可发生于任何年龄，多见于儿童。最常发生于髋、膝关节、其次为肩、肘、踝关节。一般病变为单发性，若在儿童可累及多个关节。

一、病因病理

关节感染的途径常为致病菌从身体其他部位的化脓性病灶，经血液循环传播至关节腔，即血源性播散，但亦有找不到原发病灶者。有时为关节附近的化脓性骨髓炎直接蔓延所致，这种情况多见于髋关节，不论是股骨上段或髂骨的化脓性骨髓炎均可蔓延至髋关节。细菌也可由外伤伤口直接进入关节。最常见的致病菌为金黄色葡萄球菌，约占85%以上；其次为链球菌、脑膜炎双球菌、大肠杆菌、肺炎双球菌等。关节感染后，由于机体抵抗力的强弱，致病菌毒力的大小和病程的长短不同，其关节渗出液的性质也有所不同。病变的发展大致可分为三个阶段，这种发展是一个逐渐演变的过程，并无明确的界限，有时某个阶段可单独存在。

1. 浆液性渗出期

感染后，首先引起关节滑膜充血、水肿、白细胞浸润。关节腔内有浆液性渗出液，是一种清晰的浆液性渗出液，内有大量的白细胞。在此阶段关节软骨没有被破坏，如果得到恰当及时的治疗，渗出液可以完全吸收，关节滑膜的炎症消退，关节功能可完全恢复，不遗留后遗症。

2. 浆液纤维蛋白性渗出期

此期关节滑膜炎症程度加剧，渗出液较前增多。渗出液中的细胞成分增多，黏稠浑浊，内含脓细胞、革兰氏染色可找到致病菌。滑膜发生炎性反应后，滑膜和血管对大分子蛋白的通透显著增加，随着关节炎症的加重，进入关节腔的血浆蛋白明显增加。关节内纤维蛋白的沉积可造成关节的永久性损害，且能使炎症不易消除。纤维蛋白沉着物粘在关节软骨表面后，将妨碍滑液内营养物质进入软骨和软骨内代谢产物的释放。纤维蛋白还通过趋化作用将白细胞引入关节内，吞噬纤维蛋白和其他颗粒状物质。中性多核白细胞释放大量溶酶体类物质，破坏软骨的基质，使胶原纤维失去支持，在负重和活动时受压力和碾磨而断裂。关节软骨的破坏使关节失去润滑的关节面，纤维蛋白还将形成关节内纤维性粘连，因此，关节炎症的严重程度和病程的长短，与关节内纤维蛋白沉着的多少有关。能否彻底清除纤维蛋白，将决定关节损害能否成为永久性，而关节软骨面的破坏和纤维粘连的形成，将决定着关节功能障碍的形成。

3. 脓性渗出期

关节腔内有黄色的脓液。死亡的白细胞释放出蛋白分解酶，溶解破坏关节软骨，炎症侵犯软骨下骨质。关节内积脓而压力增加，可以破坏韧带及关节囊引起穿孔，使关节周围软组织发生蜂窝织炎或形成脓肿，甚至穿破皮肤、形成窦道。治疗困难，可经久不愈。即使愈合，关节常发生纤维性或骨性强直。

二、临床表现

（一）全身症状

起病急骤，全身呈脓毒血症反应，食欲减退，高热，体温可达40℃左右，畏寒，出汗等急性感染症状。

（二）局部症状

关节部位疼痛剧烈，不能活动，红肿，皮温增高，患肢不能承重。身体较表浅的关节，如膝、肘、踝等，局部有明显红、肿、热和压痛，关节的积液亦较明显，常处于半屈曲位，使关节囊松弛，以减轻疼痛。位于深部的关节，如髋关节，因周围有较肥厚的肌肉，早期皮肤常无明显发红，但局部软组织常肿胀，关节处于屈曲、外展、外旋位，使关节囊较松弛而减少疼痛，而且常有沿大腿内侧向膝部内侧的放射性疼痛。肩关节受累时，患肢常处在稍外展位，腋窝部肿胀。化脓性关节炎由于关节囊被关节内的积液膨胀而扩大，可造成病理性半脱位或脱位，尤其是髋关节和膝关节更容易发生。化脓性关节炎当脓液穿破关节囊到周围软组织后，因关节内张力减低，疼痛有所减轻。如果关节腔内的脓液未能得到彻底的引流，则全身及局部的情况也不能得到改善。关节腔内的脓液穿破皮肤，形成窦道，则反复发作，演变成慢性化脓性关节炎。

（三）体格检查

全身症状有发热，心率加快。局部则见关节部位红肿，肤热，关节周围压痛，各个方向的被动活动均引起剧烈疼痛。可查到关节积液的表现，在膝关节可出现浮髌试验阳性，腕、肘、踝关节则有波动感，深部关节则不明显。

参考文献

[1] 陈晓梅，郭志祥 . 常见外科疾病诊疗学 [M]. 重庆：重庆大学出版社，2022.

[2] 袁智，周成富编 . 泌尿外科疾病诊疗指南 [M]. 北京：化学工业出版社，2022.

[3] 王雪菲，沈雄山 . 临床危重患者风险评估要点及安全防范措施 [M]. 武汉：华中科学技术大学出版社，2022.

[4] 肖建伟，李坤，吕斌，王国辉 . 实用临床外科疾病综合诊疗学 [M]. 青岛：中国海洋大学出版社，2021.

[5] 周保国 . 临床心血管外科疾病诊疗与护理 [M]. 北京：科学技术文献出版社，2021.

[6] 李文光 . 临床泌尿外科疾病新进展 [M]. 开封：河南大学出版社，2021.

[7] 张诚华，陈晓阳，潘志刚 . 全科医师诊疗与处方手册 [M]. 北京：中国医药科学技术出版社，2021.

[8] 段东奎 . 现代心胸外科治疗学 [M]. 开封：河南大学出版社，2021.

[9] 林善锬 . 现代肾脏病临床前沿焦点 [M]. 上海：复旦大学出版社，2021.

[10] 刘国成，罗毅平 . 产科危重症临床与护理实践 [M]. 广州：暨南大学出版社，2021.

[11] 平晓春，李孝光，邢文通 . 临床外科与诊疗实践 [M]. 汕头：汕头大学出版社，2021.

[12] 高贵云 . 实用临床外科诊疗新进展 [M]. 济南：山东大学出版社，2021.

[13] 杨东红 . 临床外科疾病诊治与微创技术应用 [M]. 北京：中国纺织出版社，2021.

[14] 张祁，吴科敏 . 普外科常见病临床诊疗方案与护理技术 [M]. 北京：中国纺织出版社，2021.

[15] 王宇，石德晶，王玉婷 . 五官科疾病诊疗精要 [M]. 北京：中国纺织出版社，2021.

[16] 吴超 . 现代临床儿科疾病诊疗学 [M]. 开封：河南大学出版社，2021.

[17] 陈宁恒，周剑，牛文洋，赵东，许邦仁 . 临床普通外科疾病诊断与治疗 [M]. 开封：河南大学出版社，2021.